U. von Hintzernstern und T. Bein

Praxisbuch Beatmung

Ulrich von Hintzenstern und Thomas Bein (Hrsg.)

Praxisbuch Beatmung

7. Auflage

Mit Beiträgen von: Thomas Bein, Regensburg; Frank Erbguth, Nürnberg; Claudia Fricke, Köln; Ulrich v. Hintzenstern, Forchheim; Thomas Köhnlein, Teuchern; Gerhard Laier-Groeneveld, Oberhausen; Bernd Landsleitner, Nürnberg; Kortina Lück, Eberswalde; Anton Obermayer, Bad Wurzach; Samir G. Sakka, Köln; Tobias Welte, Hannover

ELSEVIER

Elsevier GmbH, Hackerbrücke 6, 80335 München, Deutschland
Wir freuen uns über Ihr Feedback und Ihre Anregungen an books.cs.muc@elsevier.com

ISBN 978-3-437-23414-9
eISBN 978-3-437-18393-5

Wichtiger Hinweis für den Benutzer
Ärzte/Praktiker und Forscher müssen sich bei der Bewertung und Anwendung aller hier beschriebenen Informationen, Methoden, Wirkstoffe oder Experimente stets auf ihre eigenen Erfahrungen und Kenntnisse verlassen. Bedingt durch den schnellen Wissenszuwachs insbesondere in den medizinischen Wissenschaften sollte eine unabhängige Überprüfung von Diagnosen und Arzneimitteldosierungen erfolgen. Im größtmöglichen Umfang des Gesetzes wird von Elsevier, den Autoren, Redakteuren oder Beitragenden keinerlei Haftung in Bezug auf jegliche Verletzung und/oder Schäden an Personen oder Eigentum, im Rahmen von Produkthaftung, Fahrlässigkeit oder anderweitig, übernommen. Dies gilt gleichermaßen für jegliche Anwendung oder Bedienung der in diesem Werk aufgeführten Methoden, Produkte, Anweisungen oder Konzepte.

Für die Vollständigkeit und Auswahl der aufgeführten Medikamente übernimmt der Verlag keine Gewähr.
Geschützte Warennamen (Warenzeichen) werden in der Regel besonders kenntlich gemacht (®). Aus dem Fehlen eines solchen Hinweises kann jedoch nicht automatisch geschlossen werden, dass es sich um einen freien Warennamen handelt.

Bibliografische Information der Deutschen Nationalbibliothek
Die Deutsche Nationalbibliothek verzeichnet diese Publikation in der Deutschen Nationalbibliografie; detaillierte bibliografische Daten sind im Internet über http://www.d-nb.de/ abrufbar.

25 26 27 28 6 5 4 3

Um den Textfluss nicht zu stören, wurde bei Patienten und Berufsbezeichnungen die grammatikalisch maskuline Form gewählt. Selbstverständlich sind in diesen Fällen immer alle Geschlechter gemeint.

Planung: Dr. Andreas Dubitzky, München
Projektmanagement: Karin Kühnel, München
Redaktion: Sigrid Schäfer, Sindelfingen
Satz: Thomson Digital, Noida/Indien
Druck und Bindung: Rodona Industria Gráfica, S.L., Pamplona/ Spanien
Umschlaggestaltung: SpieszDesign, Neu-Ulm
Titelfotografie: © sudok1 istockphoto.com

Aktuelle Informationen finden Sie im Internet unter **www.elsevier.de.**

Vorwort

Die Beatmungsmedizin hat in den letzten Jahren durch Erkenntnisgewinn und technische Neuerungen eine noch größere Komplexität gewonnen. Neue Leitlinien und Empfehlungen versuchen, für die tägliche klinische Praxis die Umsetzbarkeit „individualisierter" Behandlungsstrategien auf dem Boden genereller Prinzipien zu erleichtern.

Deshalb haben die Herausgeber des *Praxisbuch Beatmung* die 7. Auflage zum Anlass genommen, den Inhalt des Buchs zu großen Teilen völlig neu zu strukturieren, um den Inhalt noch stringenter und kompakter präsentieren zu können.

Zusätzlich wurde – neben der Aufnahme aktueller evidenzbasierter Empfehlungen und Leitlinien – eine kritische Sichtung der aktuellen, umfangreichen intensivmedizinischen Literatur vorgenommen, mit der eigenen langjährigen Erfahrung der Autoren abgestimmt und in Hinsicht auf das klinisch notwendige Wissen pragmatisch gebündelt.

Ziel des Buchs ist auch weiterhin eine **praxisrelevante und prägnante Darstellung des komplexen Themas Beatmung.** Kurz und übersichtlich werden die Grundlagen für Beatmungstherapie, mögliche unerwünschte Effekte oder besondere Indikationen der großen Vielfalt an Strategien der klinischen Beatmung beleuchtet und adäquate Lösungsmöglichkeiten aufgezeigt. Spezielle Fragen aus der täglichen praktischen Arbeit rund um das Thema Beatmung werden zuverlässig beantwortet.

Was hat sich gegenüber der Vorauflage verändert?

Neben der Umarbeitung der Gliederung wurden alle Kapitel einer gründlichen Revision unterzogen und bei Bedarf aktualisiert oder ergänzt. Die Fallberichte wurden nach einem einheitlichen didaktisch orientierten Schema vollständig neu erstellt. Wichtige aktuelle Themen wie z. B. das *EIT-Lungenmonitoring* oder *neuere Methoden zur Steuerung der lungenprotektiven Beatmung* wurden erstmals aufgenommen.

Somit steht dem Leser mit der 7. Auflage ein Buch zur Verfügung, das alle wichtigen Aspekte des Themas Beatmung praxisnah, aktuell und umfassend darstellt.

Spardorf / Regensburg, im Sommer 2019
Ulrich v. Hintzenstern *Thomas Bein*

Danksagung

Das Projekt dieses Taschenbuchs zum Thema Beatmung geht auf eine Anregung von Tom Böttcher, Bad Waldsee, zurück, der maßgeblich an der konzeptionellen Entwicklung beteiligt war und auch die 1. Auflage des damaligen *Lightfaden Beatmung* als Lektor betreut hat.

Zuständig waren bei der 7. Auflage Herr Dr. Andreas Dubitzky für die Planung, Frau Karin Kühnel für das Lektorat und Projektmanagement (jeweils Urban & Fischer Verlag, Elsevier GmbH) und Frau Sigrid Schäfer, Sindelfingen für die Redaktion unseres Buchprojekts. Wir danken ihnen für die angenehme, problemlose und effiziente Zusammenarbeit.

Spardorf/Regensburg, im Sommer 2019

Ulrich v. Hintzenstern *Thomas Bein*

Autorenverzeichnis

Herausgeber

Prof. Dr. med. Thomas Bein
Universitätsklinikum Regensburg
Klinik für Anästhesiologie
Regensburg

Dr. med. Ulrich v. Hintzenstern
Klinikum Forchheim – Fränkische Schweiz
Abteilung für Anästhesie und Intensivmedizin
Forchheim

Weitere Autoren der 7. Auflage

Prof. Dr. med. Dipl.-Psych. Frank Erbguth
PMU-Klinikum Nürnberg
Universitätsklinik für Neurologie
Nürnberg

Claudia Fricke
Krankenhaus Merheim, Klinikum der Universität Witten / Herdecke
Operative Intensivstation
Köln

PD Dr. Thomas Köhnlein
Facharztzentrum Teuchern und Mitteldeutsche Fachklinik für Schlafmedizin
Teuchern

Prof. Dr. med. Gerhard Laier-Groeneveld
Klinik für Bronchial- und Lungenerkrankungen
Evangelisches Krankenhaus Niederrhein
Oberhausen

Dr. med. Bernd Landsleitner
Klinik Hallerwiese / Cnopfsche Kinderklinik
Abteilung für Anästhesie und Intensivmedizin
Nürnberg

Dr. med. Kortina Lück
Werner Forßmann Klinikum Eberswalde
Klinik für Anästhesiologie und Intensivmedizin
Abteilung für stationäre multimodale Schmerztherapie
Eberswalde

Dr.-Ing. Anton Obermayer
IMM GmbH
Bad Wurzach

Prof. Dr. med. Samir G. Sakka
Krankenhaus Merheim, Klinikum der Universität Witten / Herdecke
Klinik für Anästhesiologie und operative Intensivmedizin
Operative Intensivstation
Köln

Prof. Dr. med. Tobias Welte
Medizinische Hochschule Hannover
Klinik für Pneumologie
Hannover

Abkürzungen

A

A.	Arterie
AARC	American Association for Respiratory Care
Abb.	Abbildung
A/C	Assist/Control Ventilation
ADH	antidiuretisches Hormon
AF	Atemfrequenz
AG	Arbeitsgemeinschaft
ALA	American Lung Association
ALS	amyotrophische Lateralsklerose
ALV	Adaptive Lung Ventilation
AMV	Atemminutenvolumen
AMV	Assisted Mechanical bzw. Assist Mode Ventilation
AMV	Augmented Minute Volume
APRV	Airway Pressure Release Ventilation
APV	Adaptive Pressure Ventilation
ARDS	Acute Respiratory Distress Syndrome
ARI	akute respiratorische Insuffizienz
art.	arteriell
ASB	Assisted Spontaneous Breathing
ASV	Adaptive Support Ventilation
ATC	Automatic Tube Compensation
ATP	Adenosintriphosphat
ATS	American Thoracic Society
AZ	Allgemeinzustand

B

BAL	bronchoalveoläre Lavage
BDA	Berufsverband Deutscher Anästhesisten
bds.	beidseits, beidseitig
BE	Base Excess
BGA	Blutgasanalyse
BIPAP®	Biphasic Positive Airway Pressure (Dräger)
BiPAP®	Bi-level Positive Airway Pressure (Respironics)
BMI	Body Mass Index
BPD	bronchopulmonale Dysplasie
bzw.	beziehungsweise

C

C	Celsius
C	Compliance
C_{dyn}	dynamische Compliance
C_{stat}	statische Compliance
cal	Kalorie
CAM-ICU	Confusion Assessment Method for the Intensive Care Unit
CAP	Community-acquired Pneumonia
CFV	Constant Flow Ventilation
CIP	Critical Illness Polyneuropathy
cm	Zentimeter
CMV	Continuous/Controlled Mechanical/Mandatory Ventilation
CMV	Zytomegalievirus
CO_2	Kohlendioxid
COHb	Carboxyhämoglobin
COPD	Chronic Obstructive Pulmonary Disease
CPAP	Continuous Positive Airway Pressure
CPIS	Clinical Pulmonary Infection Score
CPP	Cerebral Perfusion Pressure
CPPB	Continuous Positive Pressure Breathing
CPPV	Continuous Positive Pressure Ventilation
CT	Computertomogramm

D

d.h.	das heißt
DGAI	Deutsche Gesellschaft für Anästhesiologie und Intensivmedizin
DGU	Deutsche Gesellschaft für Unfallchirurgie
Diff.-BB	Differentialblutbild
DIVI	Deutsche Interdisziplinäre Vereinigung für Intensiv- und Notfallmedizin
dl	Deziliter
DLV	Differential Lung Ventilation
DO_2	Oxygen-Delivery
DRG	Diagnosis Related Groups
Dt. Ges. f.	Deutsche Gesellschaft für
DU	Druckunterstützung

E

ECMO	Extracorporeal Membrane Oxygenation
EKG	Elektrokardiogramm
ERV	exspiratorisches Reservevolumen
evtl.	eventuell

F

f	Atemfrequenz
FEV	forciertes Exspirationsvolumen
F_IO_2	inspiratorische Sauerstoffkonzentration
FRC	funktionelle Residualkapazität
Freq.	Frequenz
FVC	forcierte Vitalkapazität

G

g	Gramm
GCS	Glasgow Coma Scale
ggf.	gegebenenfalls

H

h	Stunde
H_2O	Wasser
Hb	Hämoglobin
HBO	hyperbare Oxygenation
HCO_3	Bikarbonat
HF	Herzfrequenz
HFJV	High Frequency Jet Ventilation
HFNC	High-Flow Nasal Cannula
HFO	High Frequency Oscillation
HFOV	Hochfrequenzoszillationsbeatmung
HFPPV	High Frequency Positive Pressure Ventilation
HFV	High Frequency Ventilation
HME	Heat and Moisture Exchanger
HPV	hypoxische pulmonale Vasokonstriktion
HNO	Hals-Nasen-Ohren
HZV	Herzzeitvolumen

I

IC	inspiratorische Kapazität
ICP	Intracranial Pressure
ICR	Interkostalraum
ICU	Intensiv Care Unit
ID	Innendurchmesser
IFA	Inspiratory Flow Assistance
IKW	ideales Körpergewicht
ILV	Independent Lung Ventilation
IPPV	Intermittent Positive Pressure Ventilation
IPS	Inspiratory Pressure Support
IRV	inspiratorisches Reservevolumen
IRV	Inverse-Ratio Ventilation
ISB	intermittierende Selbstbeatmung
i.v.	intravenös

J

J.	Jahr(e)

K

kg	Kilogramm
KG	Körpergewicht
KI	Kontraindikation

M	
max.	maximal
mbar	Millibar
MedGV	Medizingeräteverordnung
MetHb	Methämoglobin
mg	Milligramm
min	Minute(n)
ml	Milliliter
mmHg	Millimeter Quecksilbersäule
MMV	Mandatory / Minimum minute ventilation
Mon.	Monat(e)
MP BetreibV	Medizinprodukte-Betreiberverordnung
MPG	Medizinproduktegesetz
MRSA	Methicillin-resistenter Staphylococcus aureus
MRT	Magnet-resonanztomogramm
MV	Minutenvolumen
N	
NAVA	Neurally Adjusted Ventilatory Assist
NIBP	Non-Invasiv Blood Pressure
NIPPV	Non-Invasive Positive Pressure Ventilation
NIV	Non-Invasive Ventilation
NO	Stickstoffmonoxid
O	
O_2	Sauerstoff
o.B.	ohne pathologischen Befund
o.g.	oben genannt
OP / op.	Operation / Operationssaal / operativ
P	
p	Druck
p_{aw}	Atemwegsdruck
$p_{\overline{aw}}$	Atemwegsmitteldruck
p_{max}	Höchstdruck
p_{peak}	Spitzendruck
p_{plat}	Plateaudruck
pCO_2	Kohlendioxidpartialdruck
p_aCO_2	arterieller Kohlendioxidpartialdruck
p_ACO_2	alveolärer Kohlendioxidpartialdruck
$p_{a\text{-}et}CO_2$	arterioendtidale Kohlendioxidpartialdruckdifferenz
$p_{\bar{E}}CO_2$	exspiratorischer Kohlendioxidpartialdruck
p_ECO_2	gemischt exspiratorischer Kohlendioxidpartialdruck
$p_{et}CO_2$	endtidaler Kohlendioxidpartialdruck
p_{exsp}	Exspirationsdruck
p_ICO_2	Kohlendioxidpartialdruck der Inspirationsluft
p_{insp}	Inspirationsdruck
p_vCO_2	venöser Kohlendioxidpartial-druck
p_aO_2	arterieller Sauerstoffpartialdruck
p_AO_2	alveolärer Sauerstoffpartialdruck
p_EO_2	Sauerstoffpartialdruck der Exspirationsluft
$p_{\bar{E}}O_2$	gemischt exspiratorischer Sauerstoffpartialdruck
p_IO_2	Sauerstoffpartialdruck der Inspirationsluft
p_{max}	Maximaldruck
p_{peak}	(Beatmungs-)Spitzendruck
p_{tp}	transpulmonaler Druck
p_vO_2	venöser Sauerstoffpartialdruck
$p_{\bar{v}}O_2$	gemischt venöser Sauerstoffpartialdruck
$p_{\bar{v}}CO_2$	gemischt venöser Kohlendioxidpartialdruck
Pa	Pascal
Pat.	Patient / in
PAV	Proportional Assist Ventilation
PB	Barometerdruck
PC-CMV	Pressure Controlled-CMV
PC-IRV	Pressure Controlled Inversed Ratio Ventilation
PCV	Pressure Controlled Ventilation
PCT	Procalcitonin
PEEP	Positive Endexpiratory Pressure
PHC	permissive Hyperkapnie
PLV	Pressure Limited Ventilation
pO_2	Sauerstoffpartialdruck

PPS	Proportional Pressure Support
PPV	Proportional Pressure Ventilation
PRVC	Pressure-Regulated Volume Control
PSV	Pressure Support Ventilation
PVC	Polyvinylchlorid
R	
R	Resistance
R_E	exspiratorische Resistance
R_I	inspiratorische Resistance
RASS	Richmond Agitation Sedation Score
Rö	Röntgen
RQ	respiratorischer Quotient
RR	Blutdruck nach Riva-Rocci
RSV	Respiratory Syncytial Virus
RTH	Rettungshubschrauber
RV	Residualvolumen
S	
s_aO_2	arterielle Sauerstoffsättigung
s_pO_2	partielle (pulsoximetrisch gemessene) s_aO_2
$s_{\bar{v}}O_2$	gemischt venöse Sauerstoffsättigung
SBC	Standardbikarbonat
SBT	Spontaneous Breathing Trial
SCMV	Synchronized CMV
Sek.	Sekunde(n)
SHT	Schädel-Hirn-Trauma
SIMV	Synchronized Intermittent Mandatory Ventilation
s.o.	siehe oben
sog.	sogenannte/s/r
StGB	Strafgesetzbuch
s.u.	siehe unten
T	
t	tempus (Zeit)
Tab.	Tabelle
tgl.	täglich
TIVA	Total Intravenous Anaesthesia
TLC	totale Lungenkapazität
U	
u.a.	unter anderem
u.U.	unter Umständen
V	
V	Volumen
V.	Vena
$\dot{V}$	Flow (Volumen/Zeit)
V.a.	Verdacht auf
v.a.	vor allem
VAP	Ventilator-Associated Pneumonia
VAPS	Volume-Assured Pressure Support
VAS	Visuelle Analog-Skala
VC	Vitalkapazität
VC-IRV	volume-controlled inversed ratio ventilation
VC-CMV	Volume-Controlled CMV
VCO_2	Kohlendioxidabgabe
V_D	Totraumvolumen
VILI	Ventilator Induced Lung Injury
VS	Volume Support
V_T	Tidalvolumen
Z	
z.B.	zum Beispiel
ZEEP	Zero Endexpiratory Pressure
Z.n.	Zustand nach
ZNS	zentrales Nervensystem
ZVK	zentraler Venenkatheter
z.T.	zum Teil

Abbildungsnachweis

Der Verweis auf die jeweilige Abbildungsquelle befindet sich bei allen Abbildungen im Werk am Ende des Legendentextes in eckigen Klammern. Alle nicht besonders gekennzeichneten Grafiken und Abbildungen © Elsevier GmbH, München.

F740–001	Schönhofer, B./et al.: Nichtinvasive Beatmung als Therapie der akuten respiratorischen Insuffizienz. In: Intensivmedizin und Notfallmedizin, Volume 46, Issue 1, pp 48–60, Februar 2009
F1020-001	Patel, R./et al.: Age and the onset of desaturation in apnoeic children, Volume 41, Issue 9, pp 771–774, Springer-Verlag, September 1994
G339	Tobin, M.J.: Principles and practice of mechanical ventilation. McGraw-Hill, New York. 3. A. 2012
L157	Susanne Adler, Lübeck.
L190	Gerda Raichle, Ulm.
M396	Prof. Dr. med. Thomas Bein, Regensburg.
M400	Dr. med. Ulrich von Hintzenstern, Forchheim
M402	Prof. Dr. med. Tobias Welte, Hannover.
P571	Claudia Fricke, Krankenhaus Köln-Merheim.
T403	Prof. Dr. Harald Mang, Erlangen.
T404	Prof. Dr. Dr. h.c. Jürgen Schüttler, Erlangen.
T612	Prof. Dr. Samir Sakka, Krankenhaus Merheim Klinik für Anästhesie.
V222	© Drägerwerk AG & Co. KGaA, Lübeck. Alle Rechte vorbehalten.
V227	prepress ulm, Digitale Buch-u. Werbedienstleistungen GmbH.
V348	VBM Medizintechnik GmbH, Sulz a.N.
V492	abavo GmbH, Buchloe
V814	Teleflex Incorporated, 2019

Inhaltsverzeichnis

1 Grundlagen

U. v. Hintzenstern, T. Bein, A. Obermayer, S.G. Sakka und K. Lück

Die moderne Beatmungsmedizin hat sich eine Vielzahl von physikalischen Termini, Abkürzungen oder Pseudobegriffen angeeignet, die die rasante technische und wissenschaftliche Entwicklung widerspiegeln. Allerdings sind viele Begriffe und Definitionen, die im Zusammenhang mit dem Thema „Beatmung" im klinischen Alltag oder z. T. in der medizinischen Fachliteratur verwendet werden, nach dem Verständnis der technischen Wissenschaften ungenau oder streng genommen sogar falsch (meist aufgrund der Unkenntnis exakter technischer Begriffe und Zusammenhänge, so z. B. die Verwendung des Begriffs „Ventilationszyklus" statt der physikalisch korrekten Bezeichnung „Ventilationsperiode" oder die Anwendung des Hagen-Poiseuille-Gesetzes für turbulente Strömungen in den Atemwegen). Da die exakte technische Terminologie jedoch für den klinischen Anwender oft mehr Verwirrung als Nutzen stiftet, wurden in diesem Rahmen aus Gründen der Anwenderpraktikabilität meist die bekannten „klinischen" Begriffe verwendet.

Die offizielle SI-Einheit für den Druck ist Pascal (Pa). Diese hat sich aber bisher im klinischen Bereich in Deutschland nicht durchsetzen können. Meist werden noch die Druckeinheiten mbar, cmH_2O und mmHg (Torr) verwendet.

$$100\ \text{Pa} = 1\ \text{hPa} = 1\ \text{mbar} \approx 1\text{cm}\ H_2O \approx 0{,}75\ \text{mmHg} \approx\ 0{,}75\ \text{Torr}$$
$$1\text{mmHg} = 1\ \text{Torr} \approx 1{,}36\ \text{HPa} \approx 1{,}36\ \text{mbar} \approx 1{,}36\ \text{cm}H_2O$$

1.1 Anatomie

U. v. Hintzenstern

Das **Respirationssystem** umfasst neben dem luftleitenden und gasaustauschenden Respirationstrakt sämtliche Strukturen, die an der Atmung beteiligt sind.

- Medulla oblongata, Rückenmark, Motoneurone, Atemmuskulatur, N. phrenicus, Zwerchfell
- Obere Atemwege: Nasenhöhle (Erwärmung und Anfeuchtung der Atemluft, Fremdkörperfilter und -transport in den Rachen), Pharynx, Larynx (Verschluss des Tracheobronchialbaums durch Glottis und Epiglottis)
- Untere Atemwege (▶ Abb. 1.1): Tracheobronchialbaum (mukoziliare Clearance; ▶ Abb. 1.2), Lungenparenchym (Surfactant)
- Pulmonale Zirkulation, alveolokapilläre Membranen (Gasaustausch), Lymphstrombahnen

1.2 Physiologie

U. v. Hintzenstern

Die menschliche Zelle benötigt zur Deckung ihres Energiebedarfs eine ständige Zufuhr von Nährstoffen und Sauerstoff zur Gewinnung von Adenosintriphosphat (ATP). Bei der Umwandlung werden Kohlendioxid und Wasser frei. Für Glukose sieht die Verstoffwechselung folgendermaßen aus:

$$C_6H_{12}O_6 + 6\ O_2 \rightarrow 6\ CO_2 + 6\ H_2O + 18\ \text{ATP}$$

Auf zellulärer Ebene sind **drei Voraussetzungen** erforderlich:

1. Intakte Funktion von Atemantrieb und Atemmuskulatur
2. Intakte Gasaustauscheinheit (Lungenparenchym)
3. Ausreichender O_2-Transport durch Blut und Kreislaufsystem

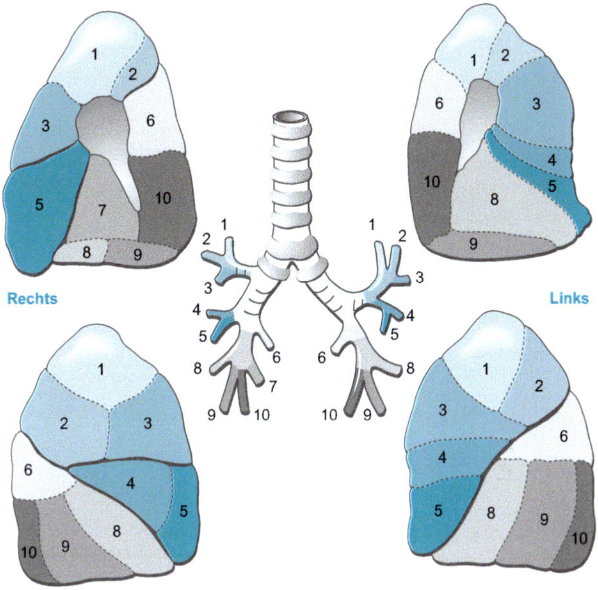

Abb. 1.1 Lungensegmente. [L190]

Der pulmonale Gasaustausch wird von den drei Faktoren *Ventilation*, *Diffusion* (bzw. Permeation) und *Perfusion* bestimmt (▶ Abb. 1.3).

1.2.1 Ventilation

U. v. Hintzenstern und A. Obermayer

Atemmechanik bei Spontanatmung

Inspiration

Am Beginn der **Inspiration** ist der Druck in der Lunge gleich dem Druck in der Umgebungsluft, d.h. null, da alle Drücke immer auf den Umgebungsdruck (Atmosphärendruck) bezogen werden. Durch Kontraktion der Inspirationsmuskulatur (v.a. Zwerchfell [▶ Abb. 1.4], äußere Zwischenrippenmuskeln) kommt es zu einer Volumenzunahme des Thoraxraums, die über den mit einer serösen Flüssigkeit gefüllten Pleuraspalt vom Rippenfell (parietale Pleura) auf das Lungenfell (viszerale Pleura) und damit auf die Lunge übertragen wird. Durch die Expansion der Lunge sinkt der intrapulmonale Druck (= Alveolardruck) unter den Wert des Atmosphärendrucks. Die daraus resultierende Druckdifferenz führt so zu einem Luftstrom (Flow/Atemstromstärke) in die Lunge. Gleichzeitig nimmt der subatmosphärische Druck im Pleuraspalt (= interpleuraler Druck), der durch die Retraktionskraft der Lunge bedingt ist, weiter ab, er wird also negativer. Die Differenz zwischen intrapulmonalem (alveolärem) und interpleuralem Druck wird als *transpulmonaler Druck* (p_{tp}) bezeichnet und ist ein Maß für die Retraktionskraft

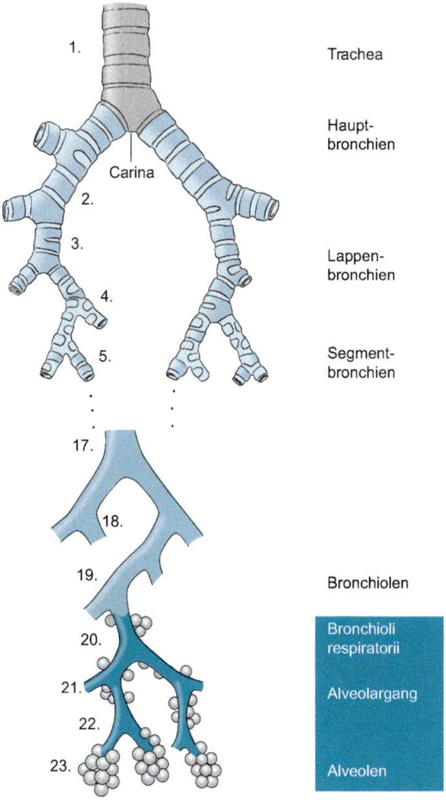

Abb. 1.2 Aufteilung des Tracheobronchialbaums. [L190]

des Lungengewebes (▶ Abb. 1.5). Am Ende der Inspiration stagniert die Kontraktion der Atemmuskulatur. Der Druck in der Lunge und der Druck in der Umgebungsluft sind dann wieder identisch.

Exspiration

Lässt die Kontraktion der Inspirationsmuskulatur nach, führt die Retraktionskraft der Lunge zu einem Alveolardruck, der über dem der Umgebung liegt. Die Luft strömt aus der Lunge, deren Volumen damit abnimmt. Am Ende der **Exspiration** fällt der intrapulmonale Druck wieder auf Atmosphärenniveau. Die Exspiration findet weitgehend passiv ohne Einsatz von Muskulatur statt.

Elastische und Strömungswiderstände

Bei der Atmung sind sowohl elastische als auch Strömungswiderstände zu überwinden.

Die **elastischen Widerstände** beruhen hauptsächlich auf den elastischen Bauelementen von Lunge, Thorax, Zwerchfell und Bauchdecke. Der elastische

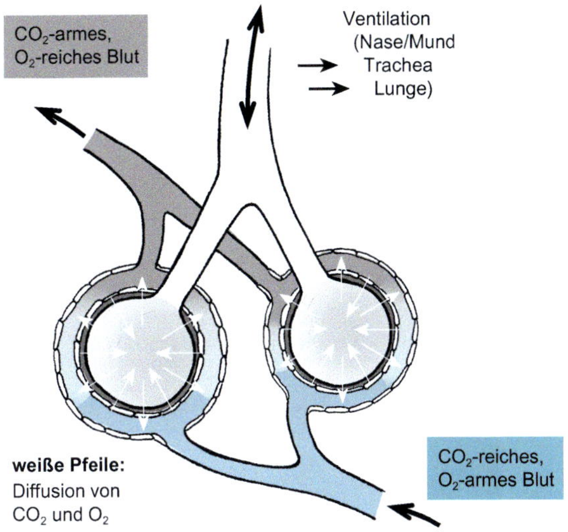

Abb. 1.3 Gasaustausch in der Lunge. [L190]

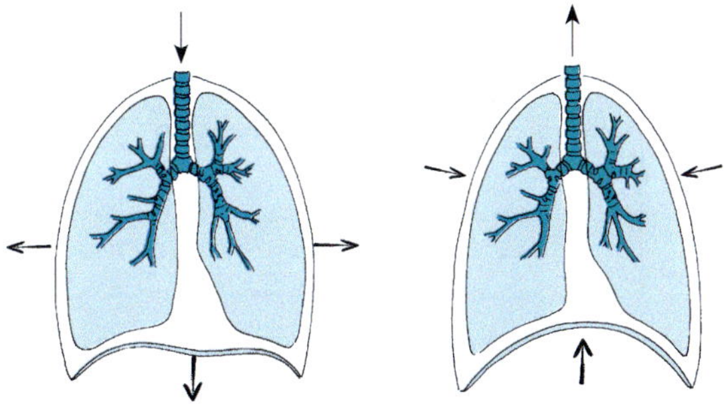

Abb. 1.4 Das Zwerchfell als Hauptatemmuskel. [L190]

Widerstand wird wesentlich herabgesetzt durch den *Surfactant*, der die Alveolen auskleidet und die Oberflächenspannung der Alveolen vermindert. Dieser Flüssigkeitsfilm verhindert den Kollaps der Alveolen und erlaubt Volumenänderungen der Lunge mit relativ geringen Drücken. Die elastischen Widerstände bestimmen die **Compliance** („Nachgiebigkeit") bzw. die Volumendehnbarkeit des Atemapparats. Sie sind letztlich verantwortlich für den Aufbau des interpleural negativen Drucks. Die Compliance drückt also die Volumenänderung aus, die durch entsprechende Druckänderungen erzielt wird (▶ Abb. 1.6):

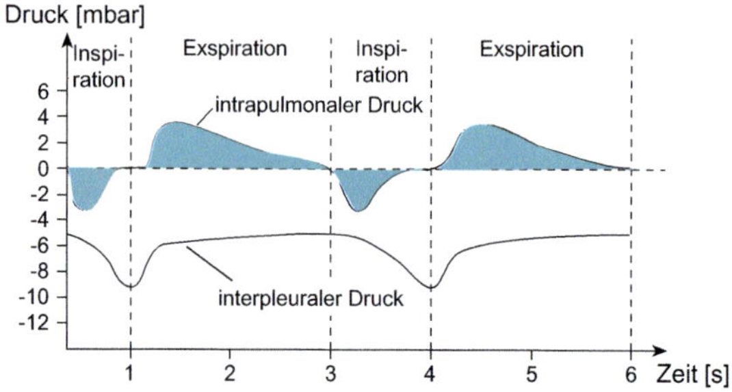

Abb. 1.5 Spontanatmung: Intrapulmonaler und interpleuraler Druck. [V227]

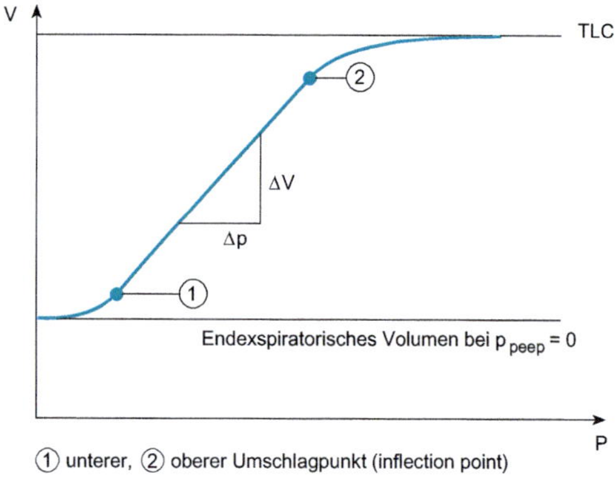

Abb. 1.6 Statische Compliance von Lunge und Thorax: Druck-/Volumen- bzw. Ruhedehnungskurve ($\Delta V = V_T$, $\Delta p = p_{plat} - PEEP$; Spontanatmung: $p = p_{tp}$, Beatmung: $p = p_{aw}$). TLC = totale Lungenkapazität. [M400]

$$C = \Delta V / \Delta p \ [l/mbar]$$

Der Normalwert beträgt beim Erwachsenen 70–100 ml/mbar, d.h. nach der Inspiration von 1 l Luft erhöht sich der intrapulmonale Druck um 10 mbar bei rein passiver Inspiration wie bei kontrollierter Beatmung.

Die **Strömungswiderstände,** teilweise auch als „visköse" Widerstände bezeichnet, werden durch ein Druckgefälle zwischen Atmosphäre und Alveolen überwunden. Der Atemwegswiderstand (**Resistance**) beschreibt das Verhältnis zwischen der Druckdifferenz Δp [mbar] und dem dadurch induzierten Luftstrom (Flow/Atemstromstärke) $\dot{V} = V/t$ [l/s]:

$$R = \Delta p / \dot{V} \ [mbar/(l/s)]$$

Der körperplethysmografisch bestimmte Normalwert für die Resistance beträgt 1–2 mbar/l/s.

Nach dem Hagen-Poiseuille-Gesetz für laminare (gleichmäßige) Strömungen gilt:

$$R = \frac{8 \times \varepsilon \times L}{\pi \times r^4}$$

L = Länge, r = Radius der durchströmten Atemwege, ε = Viskosität des Gases.

Die durch die Strömung ausgelöste Druckdifferenz zwischen Respirator und Patient variiert durch Änderungen des Flows $\dot{V}$ und/oder der Resistance R, die durch die drei Parameter L, ε und r definiert ist. Der Strömungswiderstand ist z. B. umgekehrt proportional zur vierten Potenz des Radius der durchströmten Röhre. Das heißt, der Widerstand verdoppelt sich, wenn der Radius um 16 % abnimmt, oder steigt auf das 16-Fache, wenn der Radius halbiert wird. Damit ist die Weite der Atemwege (z. B. Tubusinnendurchmesser!) der wichtigste, die Strömungswiderstände bestimmende Parameter. Ein Anstieg der Resistance findet sich u. a. bei der Konstriktion der glatten Bronchialmuskulatur, Bronchitis, Lungenödem sowie bei einer Verengung der Lumina durch Sekret, Ödemflüssigkeit und Fremdkörper.

Atemarbeit

Das Atemzugvolumen kann nur bewegt werden, wenn die Atemmuskulatur **Arbeit zur Überwindung der** elastischen (↑ ≈ Restriktion, z. B. Lungenödem) und viskösen (↑ ≈ Obstruktion, z. B. Emphysem) **Widerstände** leistet. Bei normaler Ruheatmung werden ca. drei Viertel der inspiratorischen Atemarbeit gegen die elastischen Widerstände und nur ca. ein Viertel gegen die Strömungswiderstände aufgewendet. Die Ausatmung ist in Ruhe ein passiver Vorgang, da die Arbeit zur Überwindung des exspiratorischen Strömungswiderstands von den in der Inspiration gedehnten elastischen Elementen verrichtet wird. Bei normaler Ruheatmung benötigt die Atemmuskulatur ca. 5 ml Sauerstoff pro Minute, d. h. ca. 2 % des gesamten Sauerstoffverbrauchs. Bei vertiefter und beschleunigter Atmung kann die Atemarbeit auf ein Vielfaches des Ruhewerts ansteigen und bis zu 20 % des Ruhegesamtumsatzes betragen. Bei schweren obstruktiven und restriktiven Veränderungen der Atemwege (z. B. exazerbierte COPD, Lungenödem, Pickwick-Syndrom, Emphysem) kann so die erforderliche Atemarbeit zum limitierenden Faktor für die körperliche Leistungsfähigkeit werden. Die Atemarbeit wird in der Einheit Joule gemessen.

Lungenvolumina und -kapazitäten

Der Gasgehalt der Lunge besteht aus einem mobilisierbaren, d. h. durch direkte Messung der Atemzüge erfassbaren Anteil, und einer kleineren Gasmenge (Residualvolumen), die am Ende einer maximalen Exspiration in der Lunge verbleibt (▶ Abb. 1.7). Die physiologischen Werte der Lungenvolumina und -kapazitäten sind abhängig von Alter, Geschlecht, Körpergröße, Körperposition und Körpergewicht (▶ Tab. 1.1).

Statische Lungenvolumina

Messung bei langsamer und maximaler Inspiration nach maximaler Exspiration.

- **Tidalvolumen (V_T):** Das pro Atemzug eingeatmete Luftvolumen. Alternative Begriffe: bei Spontanatmung Atemzugvolumen, bei maschineller Beatmung Atemhubvolumen.

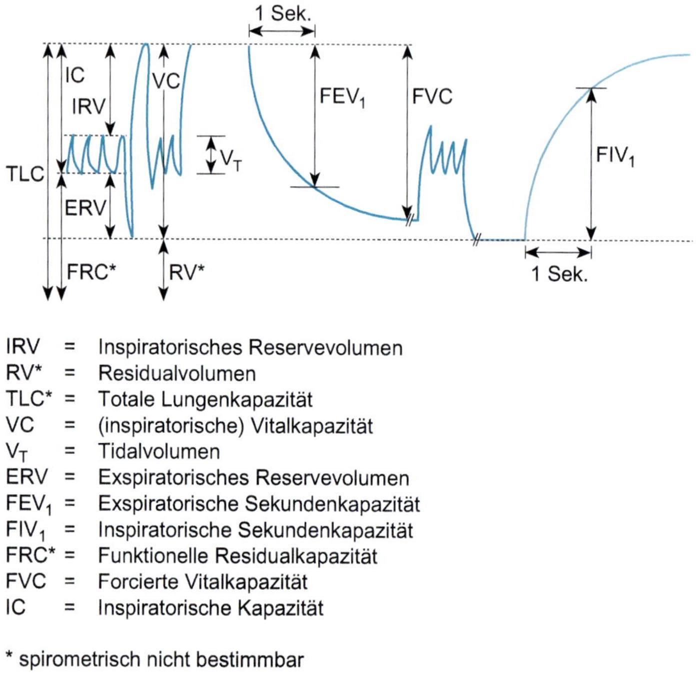

Abb. 1.7 Spirometrie. [L190]

Tab. 1.1 Normwerte der Lungenvolumina und -kapazitäten für einen 75 kg schweren, 25-jährigen Mann mit 180 cm Körpergröße.

Lungenvolumen bzw. -kapazität	Wert in ml
Tidalvolumen (V_T)	400
Inspiratorisches Reservevolumen (IRV)	3.200
Exspiratorisches Reservevolumen (ERV)	1.200
Residualvolumen (RV)	1.500
Inspiratorische Kapazität (IC)	3.600
Vitalkapazität (VC)	4.800
Funktionelle Residualkapazität (FRC)	2.700
Totale Lungenkapazität (TLC)	6.300

- **Inspiratorisches Reservevolumen (IRV):** Luftmenge, die am Ende einer normalen Inspiration noch zusätzlich eingeatmet werden kann.
- **Exspiratorisches Reservevolumen (ERV):** Luftmenge, die nach **normaler** Exspiration noch ausgeatmet werden kann.
- **Residualvolumen (RV):** Luftmenge, die nach **maximaler** Exspiration in der Lunge verbleibt.

Lungenkapazitäten

Kapazitäten sind Summen einzelner Lungenvolumina.

- **Inspiratorische Kapazität (IC)**: IRV + V_T.
- **Vitalkapazität (VC)**: IRV + V_T + ERV.
- **Totale Lungenkapazität (TLC)**: IRV + V_T + ERV + RV.
- **Funktionelle Residualkapazität (FRC)**: ERV + RV. Luftmenge, die nach einer normalen Exspiration in der Lunge verbleibt. Bestimmung durch Körperplethysmografie oder Gasverdünnung. Eine normale FRC verhindert den totalen exspiratorischen Alveolarkollaps und gewährleistet eine Art Pufferfunktion für den Gasaustausch, da sie etwa 6-mal so groß ist wie das V_T → relativ gleichmäßiger Gasaustausch während In- und Exspiration. Die FRC nimmt in Rückenlage sowie noch stärker in Narkose ab.

Dynamische Lungenvolumina

Messung bei forcierter, d. h. schneller und maximaler Exspiration nach maximaler Inspiration.

- **Forcierte Vitalkapazität (FVC) [l]:** < 30 % schwere, 30–60 % mittelgradige, 60–80 % leichte Restriktion (die Prozentangaben stellen das Verhältnis von Ist- zu Sollwerten dar).
- **Forciertes Exspirationsvolumen (FEV_1)[l]:** Das bei der FVC in der ersten Sekunde ausgeatmete Volumen („Einsekundenkapazität").
- FEV_1/FVC, **Tiffeneau-Wert [%]:** < 35 % schwere, 35–50 % mittelgradige, 50–70 % leichte Obstruktion.

Alveoläre und Totraumventilation

Die **Gesamtventilation** (Atemminutenvolumen, AMV) ergibt sich aus dem Produkt von Tidalvolumen V_T [l] und Atemfrequenz f [l/min]:

$$AMV = V_T \times f \; [l/min.]$$

Normalwerte für Erwachsene:

$$V_T = 0{,}4 - 0{,}7 \text{ l bzw. ca. } 7 \text{ ml/kg IKG}, f = 10 - 20/\text{min}$$

Totraumventilation: Der Anteil des Tidalvolumens, der sich im System der zuführenden Atemwege von der Mund- bzw. Nasenöffnung bis zu den Bronchiolen befindet, gelangt nicht in die Alveolen und kann daher nicht am Gasaustausch teilnehmen (*anatomischer Totraum*, ca. 150 ml). Dieser anatomische Totraum zuzüglich des Ventilationsvolumens nicht durchbluteter Alveolen *(alveolärer Totraum)* aufgrund pathologischer Zustände wird als *physiologischer* oder *funktioneller Totraum* bezeichnet.

Die **alveoläre Ventilation** errechnet sich aus der Differenz zwischen Tidalvolumen und funktionellem Totraum. Sie stellt den Teil der Gesamtventilation dar, der in den Alveolen am Gasaustausch teilnimmt.

! Das Atemminutenvolumen (AMV) ist für sich allein kein hinreichender Parameter zur Beurteilung einer adäquaten Ventilation. Entscheidende Größe für die Suffizienz der Atmung ist die **alveoläre Ventilation:**

- Verringerung des Tidalvolumens und Steigerung der Atemfrequenz bei konstantem AMV → Zunahme der Totraumventilation und konsekutive Abnahme der alveolären Ventilation.
- Steigerung des VT und Verringerung der Atemfrequenz bei konstantem AMV → Zunahme der alveolären Ventilation durch Abnahme der Totraumventilation.

1.2.2 Diffusion (Permeation)

U. v. Hintzenstern und A. Obermayer

Jedes Gas in einem Gasgemisch übt einen bestimmten Partialdruck aus, d. h. einen Teildruck, der seinem Volumenanteil im Gasgemisch entspricht. Die beiden Hauptanteile der Inspirationsluft sind Sauerstoff (ca. 21 %) und Stickstoff (ca. 79 %). Kohlendioxid ist nur zu 0,03 % enthalten. Da der Luftdruck auf Meereshöhe ca. 760 mmHg beträgt, gilt:

$$pO_2 = 760 \times 21\% = 159{,}6 \text{ mmHG}$$

Bei Aufnahme in die Lunge wird das eingeatmete Gas vollständig mit Wasserdampf gesättigt. Die Aufnahme von Wasserdampf führt (durch Volumenexpansion) zu einer „Verdünnung" der eingeatmeten Luft, d. h. die eingeatmete Sauerstofffraktion sinkt anteilig um den Betrag des Wasserdampfs. Da es sich bei Wasserdampf um Wasser in Gasform handelt, gelten auch für Wasserdampf die Gasgesetze. Bei 37 °C beträgt der pH_2O 47 mmHg in den Alveolen. Daher gilt:

$$p_IO_2 = (760 - 47) \times 21\%$$

d. h., für die mit Wasserdampf aufgesättigte Inspirationsluft beträgt der Sauerstoffpartialdruck ca. 150 mmHg.

In der **Alveole** befindet sich aber auch noch Kohlendioxid aus der vorangegangenen Exspiration (p_aCO_2 = p_ACO_2 = ca. 40 mmHg). Die eingeatmete Luft mischt sich also mit dem in der Lunge noch befindlichen Restgas. Die inspiratorische Sauerstofffraktion wird somit auch noch aufgrund des vorhandenen Kohlendioxids reduziert. Der effektive alveoläre Partialdruck von Sauerstoff berechnet sich damit folgendermaßen anhand der **Alveolargasgleichung:** $p_AO_2 = p_IO_2 - (p_ACO_2/RQ)$, d. h. der alveoläre Sauerstoffpartialdruck ist proportional dem inspiratorischen Sauerstoffpartialdruck und umgekehrt proportional dem alveolären (= arteriellen) Kohlendioxidpartialdruck. Unter dem **respiratorischen Quotienten** RQ versteht man das Verhältnis der pro Zeiteinheit an der alveolokapillären Membran ausgetauschten Kohlendioxid- und Sauerstoffmengen: $RQ = VCO_2/VO_2$. RQ wird für die Berechnung des p_AO_2 mit 0,8 angenommen. So ergibt sich: p_AO_2 = 150–(40 / 0,8) = 150–50 = 100 mmHg, d. h. in der Alveole sinkt der Sauerstoffpartialdruck (p_AO_2) durch Mischung mit Residualluft auf 100 mmHg ab.

Der **arterielle Sauerstoffpartialdruck** (p_aO_2) wird durch Shunt-Phänomene, also eine Zumischung von sauerstoffarmem Blut, auf ca. 90 mmHg reduziert. Zum einen wirkt ein anatomischer Shunt-Mechanismus, da ca. 2 % des HZV, nämlich Blut aus dem Bronchial- und Koronarkreislauf, nicht am Gasaustausch teilnehmen. Zum anderen stammt das sauerstoffarme Blut aus Lungenarealen, deren Alveolen perfundiert, aber nicht bzw. unzureichend ventiliert werden (niedriger Ventilations-Perfusions-Quotient). Nach Abgabe von Sauerstoff an das Gewebe beträgt der Sauerstoffpartialdruck im gemischtvenösen Blut (p_vO_2) nur noch 40 mmHg.

Berechnung des **maximalen alveolären Sauerstoffpartialdrucks** bei Hyperventilation unter Raumluftbedingungen (p_ACO_2 je nach Art und Dauer der Hyperventilation, pN_2 je nach Dauer [Denitrogenisierung], Größe der $AaDO_2$ [Lungenfunktion]):

$$p_AO_2 = [760 \text{ pB} - 47\, pH_2O - 20\ p_ACO_2 - 10\ pN_2] \times 0{,}21 = 143{,}4 \text{ mmHg}$$

Tab. 1.2 Partialdrücke [mmHg] in verschiedenen Phasen des Gasaustauschs.					
Gas	**Inspirationsluft**	**Alveolarluft**	**Arterielles Blut**	**Gemischtvenöses Blut**	**Exspirationsluft**
Sauerstoff	p_IO_2: 150	p_AO_2: 100	p_aO_2: 90	$p_{\bar{v}}O_2$: 40	p_EO_2: 115
Kohlendioxid	p_ICO_2: 0	p_ACO_2: 40	p_aCO_2: 40	$p_{\bar{v}}O_2$: 46	p_ECO_2: 30

Bei einer $AaDO_2$ von 10 mmHg entspräche das einem p_aO_2 von 133 mmHg.

Die **Sauerstoffdiffusion an der alveolokapillären Membran** wird primär von der Differenz der Partialdrücke (ca. 60 mmHg) in der Alveolarluft und im gemischtvenösen Blut der Lungenarterien bestimmt (▶ Tab. 1.2). Zusätzliche Faktoren sind die Membrandicke (Behinderung der Diffusion durch krankheitsbedingte Zunahme oder Ödeme) und die Größe der Diffusionsfläche (Abnahme der belüfteten und durchbluteten Alveolen durch Lungenemphysem und -embolie).

Da sich Kohlendioxid in Flüssigkeiten ca. 25-mal besser löst als Sauerstoff, läuft die Diffusion des Kohlendioxids bei einer Partialdruckdifferenz von 6 mmHg ca. 2,5-mal schneller ab als die des Sauerstoffs bei einer Partialdruckdifferenz von 60 mmHg.

1.2.3 Perfusion

U. v. Hintzenstern und K. Lück

Der Sauerstofftransport im arterialisierten Blut erfolgt zu 98,5 % durch chemische Bindung an Hämoglobin. Nur 1,5 % sind physikalisch gelöst.

Kohlendioxid wird zu ca. 90 % chemisch im Blut gebunden, der Rest liegt in physikalischer Lösung vor.

Durch die chemischen Bindungen werden die Transportkapazitäten des Blutes jeweils erheblich erhöht.

Hypoxische pulmonale Vasokonstriktion (HPV)

Synonyme: Euler-Liljestrand-Reflex, alveolokapillärer Reflex.

In minderbelüfteten Lungenarealen kommt es reflektorisch zur Vasokonstriktion und damit zur Umleitung der Perfusion in besser belüftete Regionen → Reduktion des Rechts-links-Shunts. Hemmung der HPV z. B. durch Vaso- und Bronchodilatatoren, Hyperventilation und volatile Anästhetika. Im Gegensatz zu tierexperimentellen Untersuchungen ist die Bedeutung der HPV in der menschlichen Lunge nicht völlig geklärt: die Steuerung der pulmonalen Perfusion scheint beim Menschen – v. a. in unterschiedlichen Stadien unterschiedlicher Lungenerkrankungen – wesentlich komplexer zu sein.

Sauerstoffbindungskapazität

Die max. Sauerstoffmenge, die 1 g Hämoglobin binden kann, beträgt 1,39 ml Sauerstoff. Eingeschränkt werden kann die Sauerstoffbindung z. B. durch Azidose, Hyperkapnie und Fieber (Rechtsverschiebung der Sauerstoffbindungskurve → erleichterte Sauerstoffabgabe an das Gewebe, ▶ Abb. 1.8). Zu einer Verstärkung der Sauerstoffbindung kommt es z. B. durch Alkalose, Hypokapnie und Hypothermie (Linksverschiebung der Sauerstoffbindungskurve → reduzierte Sauerstoffabgabe, ▶ Abb. 1.8).

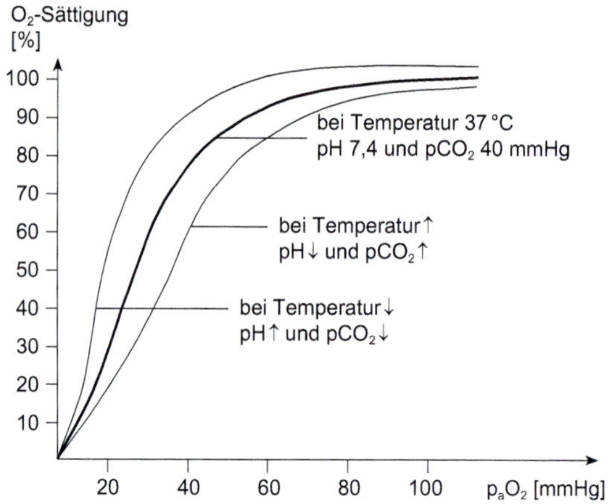

Abb. 1.8 Physiologischer Verlauf der **Sauerstoffbindungskurve** (Mitte) sowie Rechts- und Linksverschiebung. [L190]

Sauerstoffgehalt und Sauerstoffangebot

Sauerstoff wird an Erythrozyten bzw. an Hämoglobin gebunden transportiert. Die Menge des verfügbaren Hämoglobins bestimmt, wie viel Sauerstoff ins Blut aufgenommen werden kann:

Sauerstoffgehalt $cO_2 = Hb \times 1{,}39 \times S_aO_2$ [ml Sauerstoff/100 ml Blut].

Normalwerte für den Sauerstoffgehalt:

- Arteriell: 18–20 ml O_2/100 ml Blut
- Gemischtvenös: 14–15 ml O_2/100 ml Blut

Bei vollständiger Sättigung des Hb mit Sauerstoff (S_aO_2 = 100 %) ist die Menge des im Blut enthaltenen Sauerstoffs nur noch vom Hb-Gehalt abhängig.

Vergleich des Sauerstoffgehalts:

- *Beispiel 1:* Extreme Anämie (Hb 4 g/dl). Unter Beatmung mit 100 % O_2: p_aO_2 = 600 mmHg, S_aO_2 = 99 %.
  $c_aO_2 = 4 \times 1{,}39 \times 0{,}99 = 5{,}5$ ml O_2/100 ml Blut, d. h., der Sauerstoffgehalt ist trotz normaler Sauerstoffsättigung (S_aO_2 = 99 %) massiv erniedrigt.
- *Beispiel 2:* Kind mit angeborenem Herzfehler (Ventrikelseptumdefekt mit Eisenmenger-Syndrom: Primärer Links-rechts-Shunt → pulmonale Widerstandserhöhung mit konsekutiver Shunt-Umkehr → Zyanose): Unter Raumluftatmung bei einem Hb von 24 g/dl: S_aO_2 von 60 % sowie eine massive Zyanose.
  $c_aO_2 = 24 \times 1{,}39 \times 0{,}60 = 20{,}0$ ml O_2/100 ml Blut, d. h., der Sauerstoffgehalt ist trotz massiver Zyanose (S_aO_2 = 60 %) normal.

Schlussfolgerung: S_aO_2 und pO_2 sagen ohne Kenntnis des Hb wenig aus!

Das sauerstoffhaltige Blut muss aber noch durch die Kapillarstrecke befördert werden. Vom Herzzeitvolumen (HZV) und Hb hängt deshalb ganz wesentlich ab, wie viel Sauerstoff dort überhaupt verfügbar ist.

Das **Sauerstoffangebot** (Oxygen-Delivery, DO_2) bezeichnet die Menge Sauerstoff, die vom Blutstrom pro Zeiteinheit an das Gewebe geliefert wird. Sie entspricht dem Produkt aus Sauerstoffgehalt im arteriellen Blut (siehe oben) und Herzminutenvolumen (HZV / min):

$$DO_2 = \text{art. Sauerstoffgehalt} \times \text{Herzminutenvolumen}$$

$$DO_2 = Hb \times 1{,}39 \times SaO_2 \times 10 \times HZV\ [l/min]$$

Hinweis: Der Faktor 10 in der Formel dient zur Umrechnung von ml O_2/ 100 ml Blut (cO_2) auf ml O_2/ 1.000 ml Blut (DO_2).

Der ausgeblutete Patient aus Beispiel 1 hätte durch Steigerung seines HZV die Möglichkeit, trotz eines niedrigen Sauerstoffgehalts das Sauerstoffangebot zu verbessern. Tatsächlich steigern Patienten mit akuter Anämie erst das Schlagvolumen, dann die Herzfrequenz und erst zuletzt die Sauerstoffausschöpfung. In der Klinik (vor allem während Anästhesie und Operation) erzielt man diese Kompensation durch den Einsatz von Katecholaminen.

Sauerstoffbindungskurve

Die Sauerstoffsättigung (s_aO_2) des arteriellen Blutes gibt an, zu wie viel Prozent das Hämoglobin mit Sauerstoff gesättigt ist. Bei einer Sauerstoffsättigung von 100 % wäre alles zum O_2-Transport fähige Blut gesättigt. Bei einem p_aO_2 von 100 mmHg beträgt die Sauerstoffsättigung 97 %. Eine Sauerstoffsättigung von 100 % ist bei Ruheatmung unter Raumluftbedingungen aufgrund der Existenz von COHb und MetHb sowie anatomischer Shunt-Phänomene nicht möglich.

Die Beziehung zwischen dem p_aO_2 und der Sauerstoffsättigung wird durch die **Sauerstoffbindungskurve** (▶ Abb. 1.8) wiedergegeben, die einen S-förmigen Verlauf mit folgenden Charakteristika zeigt:

- Niedrige p_aO_2-Werte: Sehr steiler Kurvenverlauf, d. h. bereits eine geringe Zunahme des p_aO_2 ist mit einem starken Anstieg der Sauerstoffsättigung verbunden und umgekehrt. Ein p_aO_2-Abfall in diesem Bereich ist immer mit einer relativ großen Sauerstoffabgabe an das Gewebe verbunden.
- Hohe p_aO_2-Werte: Flacher Kurvenverlauf, d. h. die Sauerstoffsättigung wird von Veränderungen des p_aO_2 nur relativ gering beeinflusst → der Sauerstoffgehalt des Blutes wird bei p_aO_2-Schwankungen in diesem Kurvenbereich nur wenig betroffen.

Das **Sauerstoffangebot** an das Gewebe hängt ab von:

- der arteriellen Sauerstoffsättigung (s_aO_2),
- dem Hämoglobingehalt des Blutes,
- der Gewebeperfusion (abhängig vom Herzzeitvolumen und dem Grad der Vasokonstriktion des jeweiligen Gefäßsystems).

1.2.4 Regulation der Atmung

U. v. Hintzenstern

Die vegetative Steuerung der Atmung läuft über Neurone in der Medulla oblongata. Die Kontrolle der Atmung erfolgt vornehmlich anhand der Parameter pO_2, pCO_2 und pH durch zentrale und periphere Chemorezeptoren in der extrazellulären Flüssigkeit der Medulla oblongata und des Liquors bzw. im arteriellen System.

1.3 Akute respiratorische Insuffizienz (ARI)

T. Bein und U. v. Hintzenstern

Einschränkung der arteriellen Oxygenierung und/oder Minderung der Kohlendioxidelimination, die in der Regel eine Beatmung erforderlich machen.

> **!** Allgemeingültige Parameter, die eine Beatmungspflichtigkeit (Intubation/Maske) anzeigen, gibt es *nicht*. Neben dem Atemmuster (Atemfrequenz, Atemtiefe) spielen die Blutgase sowie der Vigilanzstatus eine große Rolle.
> Orientierend gilt: Eine beginnende Hypoxämie (p_aO_2 < 55 mmHg) in Kombination mit Hyperventilation (Atemfrequenz > 30/min) und/oder Bewusstseinsstörung sind wichtige Hinweise auf eine **drohende respiratorische Erschöpfung.**

Abhängig von der zugrunde liegenden Störung existieren verschiedene Mechanismen der akuten respiratorischen Insuffizienz (▶ Abb. 1.9).

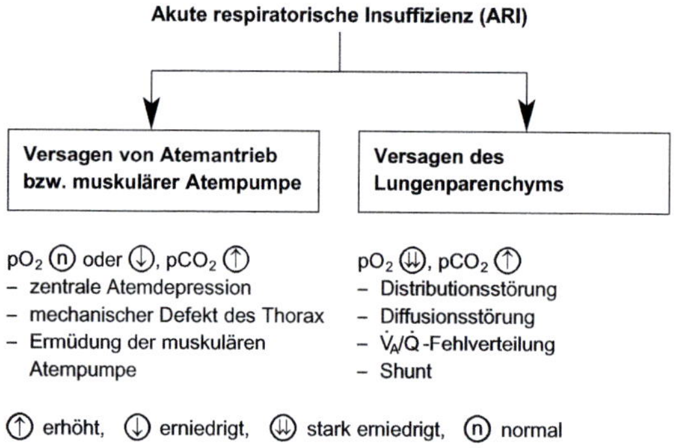

Abb. 1.9 Ursachen der akuten respiratorischen Insuffizienz. [M396]

1.3.1 Hypoxämie

Hypoxämie ist klinisch definiert als der Abfall des arteriellen pO_2 unter eine kritische Größe. Der Begriff **Hypoxie** wird in der Regel synonym verwendet, obwohl er streng genommen ein allgemeiner Ausdruck für Sauerstoffmangel ist. Im eigentlichen pathophysiologischen Sinne bedeutet Hypoxämie die Abnahme des arteriellen O_2-Gehalts (c_aO_2) unter einen kritischen Wert von etwa 11 ml/dl. Entsprechend der Formel für cO_2 (▶ 1.2.3) kann die Hypoxämie verschiedene **Ursachen** haben (▶ Tab. 1.3):

Tab. 1.3 Ursachen und allgemeine Grenzwerte der Hyoxämie.

Ursache	Grenzwert	s_aO_2	cO_2 (Norm- %)ist
Hypoxisch	P_aO_2 < 60 mmHg	90 %	70 %
Anämisch	Hb < 7 g/dl	96 %	50 %
Toxisch	Dys-Hb > 20 %	90 %	80 %

- Abnahme des p_aO_2. Einen absoluten Grenzwert kann man nicht angeben. Das limitierende Organ für die Toleranz einer Hypoxämie ist das Gehirn mit seiner spezifischen O_2-Versorgung. Gesunde Probanden tolerierten in Studien kurzfristig p_aO_2-Werte von 36 mmHg (s_aO_2 = 68 %), solche Werte dürften für kritisch kranke Intensivpatienten nicht adäquat sein. Als pragmatische Grenzwerte zur Vermeidung einer Hypoxämie im Intensivbereich gelten: **$p_aO_2 \geq$ 60 mmHg bzw. $s_aO_2 \geq$ 90 %** (Voraussetzung: keine schwerwiegende Anämie). Als Zielwert wird klinisch oft ein p_aO_2 = 100 – (Alter/3) [mmHg] angestrebt.
- Abnahme des Hämoglobin (Hb). Die anämische Hypoxämie tritt bei starkem Abfall des Hb ein, allerdings gibt es zahlreiche Kompensationsmechanismen (z. B. Erhöhung des Herzminutenvolumens). Auch für diese Größe lässt sich kein absoluter kritischer Wert angeben. Da Intensivpatienten häufig nicht über Kompensationsmöglichkeiten verfügen, gilt allgemein ein Grenzwert von **≥ 7 g/dl.**
- Toxische Hypoxämie entsteht durch Einschränkung des O_2-Bindungsvermögens des Hb durch Dyshämoglobin. Dies wird häufig im Rahmen von Vergiftungen, z. B. mit Kohlenmonoxid induziert, indem ein Anteil des Hb mit CO besetzt wird. Bei der toxischen Hypoxämie ist die Angabe von Grenzwerten noch schwieriger und die Pulsoxymetrie-Messung gibt ein falsch-positives Bild. Im Allgemeinen gilt ein **Dys-Hb-Wert von 20 %** als kritischer Wert, bei dessen Überschreitung eine Hypoxämie angenommen werden muss.

1.3.2 Hyperkapnie

Hyperkapnie bezeichnet die Erhöhung des CO_2-Gehalts im Blut. Auch für dieses Atemgas ist kein absoluter Grenzwert anzugeben, allgemein wird ein p_aCO_2 von ≥ 46 mmHg als Hyperkapnie definiert. Begleitend kommt es meist zur Azidose mit pH-Erniedrigung (▶1.5.4). Klinische Symptome der akuten Hyperkapnie sind Bewusstseinsstörungen (bis hin zur Bewusstlosigkeit), systemische und intrazerebrale Vasodilatation, Reduktion der myokardialen Pumpfunktion, Anstieg des pulmonalarteriellen Drucks und Einschränkung der Nierenfunktion. Die häufigste Ursache einer Hyperkapnie ist die alveoläre Hypoventilation. In den letzten Jahren hat sich die Einstellung zur Behandlung/Tolerierung der Hyperkapnie erheblich gewandelt:

- Im Rahmen der Beatmungsmedizin wird eine moderate permissive Hyperkapnie zugunsten einer lungenprotektiven Beatmung favorisiert (▶ 1.4.5, ▶ 4.1). Die Grenzen einer solchen permissiven Hyperkapnie/Azidose sind allerdings nicht klar, von Patient zu Patient unterschiedlich und Gegenstand lebhafter wissenschaftlicher Diskussion.
- Eine „moderate" permissive Hyperkapnie entwickelt einigen Studienergebnissen zufolge antiinflammatorische und zytoprotektive Effekte, überwiegend durch verminderte Expression pro-inflammatorischer Zytokine. Aber auch hier ist die Bestimmung eines verbindlichen Grenzwertes bisher nicht möglich.

! Während maschineller Beatmung wird eine **moderate Hyperkapnie/Azidose** (arterieller pH > 7,25) zugunsten einer lungenprotektiven Beatmung empfohlen. Darüber hinaus bewirkt die moderate Hyperkapnie/Azidose antiinflammatorische Effekte und begünstigt die Abgabe von Sauerstoff ins Gewebe (Bohr-Effekt). Bei Herzinsuffizienz und/oder koronarer Erkrankung oder akuter Niereninsuffizienz kann die akute Hyperkapnie schädlich sein; die Auswirkungen auf systemische und pulmonale Hämodynamik sind individuell unterschiedlich. Eine akute, ausgeprägte, anhaltende Hyperkapnie/Azidose beeinträchtigt auch bei Nierengesunden die Nierenfunktion.

1

Tab. 1.4 Aktuelle Berlin-Definition des ARDS

Zeitlicher Verlauf	Beginn ≤ 1 Woche bei bekannter Ursache oder neuer oder verstärkter Symptome
Röntgen-Thorax	Bilaterale Infiltrate, die sich nicht vollständig durch Pleuraergüsse, Atelektasen oder Rundherde erklären lassen
Ursache des Lungenversagens	Respiratorisches Versagen nicht ausschließlich über Herzinsuffizienz oder Volumenüberschuss erklärbar. Ausschluss eines hydrostatischen Ödems
Einschränkung der Oxygenierung (p_aO_2/F_iO_2) bei PEEP ≥ 5 cmH_2O	*Mildes ARDS:* 300–200 mmHg *Moderates ARDS:* 199–100 mmHg *Schweres ARDS* < 100 mmHg

1.3.3 Sonderfall: Schweres akutes Lungenversagen (ARDS)

Beim **schweren akuten Lungenversagen** (*Acute Respiratory Distress Syndrome* [ARDS]) handelt es sich um eine Sonderform der akuten respiratorischen Insuffizienz. Im Gefolge eines direkten Lungenschadens (Lungenkontusion oder -blutung, Pneumonie, Aspiration, Inhalationstrauma) oder eines indirekten kritischen Ereignisses (Massivtransfusion, Unterkühlung, akute Inflammation anderer Organsysteme) kommt es zur massiven Inflammationsreaktion der Lunge mit Permeabilitätsödem, Surfactant-Verlust, Destruktion der alveolo-kapillären Einheit, Perfusionsstörungen und Atelektasen. Das ARDS ist meist mit ausgeprägter Hypoxämie und Hyperkapnie verknüpft, erfordert die maschinelle Beatmung und bei schwersten Formen die extrakorporale Lungenunterstützung (▶ 4.3) und kann in eine chronische (fibrosierende) Form übergehen. Trotz aller Therapieverbesserungen der letzten Jahre ist die Letalität im Gefolge eines ARDS hoch (ca. 40 %).

Im Jahr 2012 haben Experten eine neue Definition des ARDS („Berlin-Definition" des ARDS, ▶ Tab. 1.4) und einen Behandlungsalgorithmus vorgestellt, der – abhängig vom Schweregrad – verschiedene Therapieoptionen vorschlägt (▶ Abb. 1.10).

1.4 Beatmung

1.4.1 Ziel der Beatmung

U. v. Hintzenstern

- Zufuhr von O_2, Elimination von CO_2 (▶ 1.2), zur Herstellung „physiologischer" Partialdrücke für O_2, CO_2 sowie eines entsprechenden pH (▶ Tab. 1.2)
- Vermeidung eines beatmungsinduzierten Lungenschadens (*Ventilator Induced Lung Injury* = VILI, ▶ 1.4.3)
- Schnellstmögliche Entwöhnung vom Beatmungsgerät, d. h. Übernahme von Atemarbeit und Atemsteuerung durch den Patienten

Randbedingungen:

- In der Regel: Intubation des Patienten → Erhöhung des Atemwiderstands (von Bedeutung insbesondere in der Phase der Entwöhnung → Übernahme der Atemarbeit durch den Patienten)

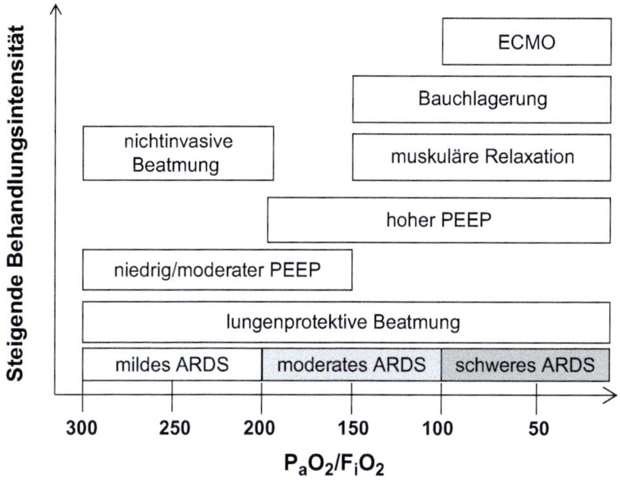

Abb. 1.10 Therapie-Management des ARDS (modifiziert nach ND Ferguson). [G339]

- Ausschaltung der Atemgasanfeuchtung und -erwärmung im Nasen-/Rachenraum und in der Trachea bei Beatmung über Tubus/Trachealkanüle → Atemgasklimatisierung (▶ 8.6) erforderlich
- Unter bestimmten Bedingungen (z. B. COPD) nichtinvasive Beatmung (▶ 2.14)

1.4.2 Prinzip der Beatmung

U. v. Hintzenstern und A. Obermayer

Beatmung (engl.: *ventilation*, *respiration*) bedeutet die Übernahme der Atemarbeit der Inspirationsmuskulatur durch eine Maschine (engl.: *ventilator, respirator*). Die Exspiration verläuft auch unter Beatmung passiv. Teilweise werden auch die Begriffe „künstliche Beatmung" (engl.: *artificial respiration*) oder „maschinelle Beatmung" (engl.: *mechanical ventilation*) verwendet, um die Beatmung stärker von der Atmung (engl.: *breathing*) oder „Spontanatmung" (engl.: *spontaneous breathing*) abzugrenzen (vgl. IPPV bzw. IPPB = Intermittent Positive Pressure Ventilation bzw. Breathing). In der deutschsprachigen Terminologie wird dagegen der Ausdruck „Ventilation" als Überbegriff für die Beatmung, Spontanatmung und deren Mischformen verwendet.

Maschinelle Beatmung mit positivem Druck

Mithilfe eines Beatmungsgeräts wird ein **Überdruck in den Atemwegen** erzeugt, d. h. der intrapulmonale Druck (Alveolardruck) steigt über den Wert des Atmosphärendrucks. Gleichzeitig steigt der intrapleurale Druck an (▶ Abb. 1.11). Der gegenüber der Umgebungsluft erhöhte Druck führt zu einem Lufteinstrom in der Lunge. Um den inspiratorischen Gasfluss bzw. die dazu erforderliche Druckdifferenz aufrechtzuerhalten, muss der Respiratordruck fortlaufend hoch gehalten werden → der max.

1

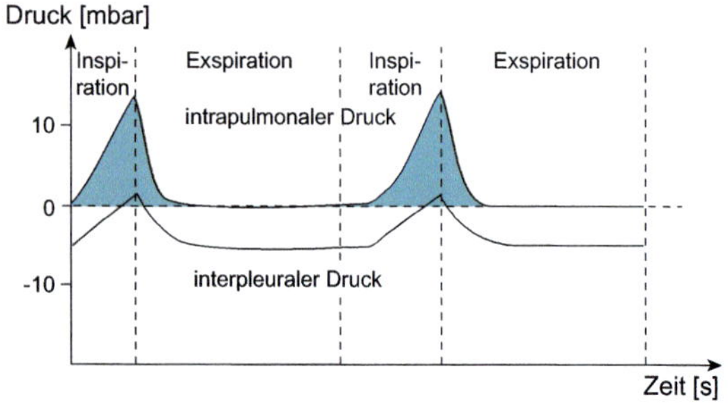

Abb. 1.11 Maschinelle Beatmung: intrapulmonaler und intrapleuraler Druck (Druckverhältnisse bei Spontanatmung ▶ Abb. 1.5).[V 227]

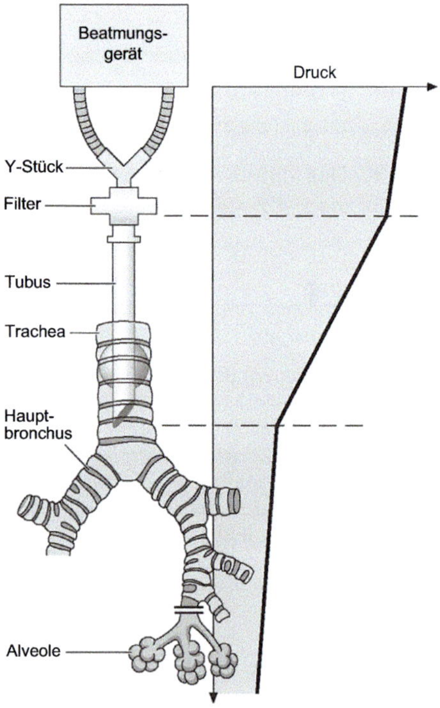

Abb. 1.12 Druckabfall am Tubus. [L190]

intrapulmonale Druck wird bei der maschinellen Beatmung – im Gegensatz zur Spontanatmung – immer erst am Ende der inspiratorischen Gasflussphase erreicht. Nach Beendigung der Inspirationsphase fällt der intrapulmonale Druck wieder auf sein Ausgangsniveau ab.

Cave: Während des in- und exspiratorischen Gasflusses muss bei der Beatmung mit positivem Druck deutlich unterschieden werden zwischen dem Druckverlauf im Atemsystem des Respirators (angezeigter Beatmungsdruck) und dem im Regelfall nicht messbaren intrapulmonalen Druck, da zur Aufrechterhaltung des Gasflusses ein Druckunterschied („Gefälle“) zwischen dem Respirator und dem intrapulmonalen Atemwegssystem erforderlich ist.

Der **Spitzendruck** ist der Druck, der am Y-Stück wirkt. Der zeitgleiche Druck an der Bifurkation ist wesentlich geringer (▶ Abb. 1.12). Der Spitzendruck darf deshalb nicht als intrapulmonal wirksamer Druck diskutiert werden. Als Anhaltspunkt für den mittleren intrapulmonalen Druck kann der Plateaudruck herangezogen werden. Der alveoläre Druck sollte bei Diskussionen der Ventilationsform nicht verwendet werden, da er wegen der schwierigen Geometrie der Atemwege messtechnisch nicht zugänglich ist. Zur fortlaufenden Bewertung der Compliance und Resistance ist nicht nur die Dokumentation des Spitzen-, sondern auch die des Plateaudrucks sowie des PEEP-Werts empfehlenswert.

Beatmung mit negativem Druck (historischer Exkurs)

Bei der **Unterdruckbeatmung** liegt der Patient in einem Tankrespirator („Eiserne Lunge“), nur der Kopf liegt außerhalb dieser Kammer. Bei dieser Beatmungsmethode wird die Spontanatmung imitiert, indem im Tank ein Unterdruck erzeugt wird, der zu einer Ausdehnung von Thorax und Lunge führt. Die daraus resultierende Differenz zwischen dem negativen intrapulmonalen Druck und dem Atmosphärendruck bewirkt einen Sog, sodass Umgebungsluft über Mund oder Nase in die Alveolen des Patienten strömt.

Die Unterdruckbeatmung war die klassische und lebensrettende Ventilationsform bei alveolärer Hypoventilation aus extrapulmonaler Ursache (Poliomyelitis, Barbituratvergiftung), d. h. Übernahme der physiologischen Atemarbeit (▶ Abb. 1.13). Wegen des hohen Aufwands, der mit der Unterdruckbeatmung verbunden ist, hat die Methode jedoch keinen Eingang in die moderne Intensivmedizin dieser Erkrankungen gefunden. Der Einsatz von Tankrespiratoren zur Beatmung aus pulmonaler Indikation ist dadurch limitiert, dass sie eine hohe Atemarbeit, wie sie die Folge von erhöhter Resistance (intubierter Patient!) und verminderter Compliance (Atelektase, Lungenödem, Pneumonie) ist, nur unzureichend leisten können.

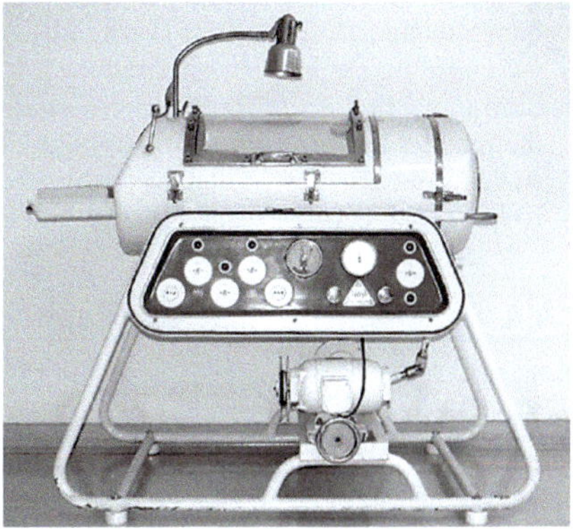

Abb. 1.13 „FMS Respirette“ (Eiserne Lunge für Säuglinge und Kleinkinder). [T404]

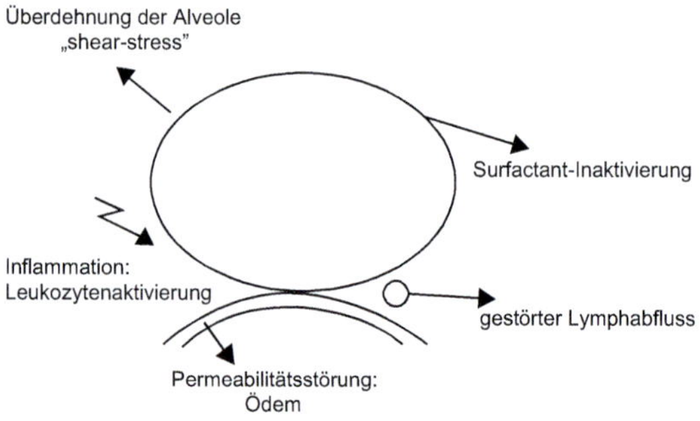

Abb. 1.14 Pathophysiologie des beatmungsinduzierten Lungenschadens (VILI). [M396]

1.4.3 Beatmungsinduzierter Lungenschaden (VILI)

T. Bein

Seit ca. 20 Jahren ist durch tierexperimentelle und klinische Untersuchungsdaten zunehmend herausgestellt worden, dass jegliche Form einer positiven Druckbeatmung schädlich für die Lunge ist. (**beatmungsinduzierter Lungenschaden** = *Ventilator Induced Lung Injury* [VILI]). Dieser Schaden tritt – vor allem bei vorgeschädigter Lunge – in Abhängigkeit von der „Aggressivität" der Beatmung auf und ist besonders durch hohe Tidalvolumina induziert, aber auch hohe Beatmungsdrücke oder -druckdifferenzen tragen zur Lungenschädigung bei (▶ Abb. 1.14). Als Antwort auf diese pathophysiologischen Erkenntnisse wird das Konzept der lungenprotektiven Beatmung (▶ 1.4.5 und ▶ 3.5) propagiert.

Die fünf wesentlichen **Mechanismen** des VILI sind:

- Volutrauma: Überdehnung der Alveole ab einem $V_T > 6$ ml/kg „ideales" Körpergewicht.
- Trauma durch hohe Druckdifferenz zwischen positiv-endexspiratorischem Druck (PEEP) und inspiratorischem Plateaudruck *(Driving Pressure).*
- Barotrauma: Schädigung durch erhöhte inspiratorische Drücke. Als Schwellenwert wird $p_{max} = 35$ mbar angenommen.
- Biotrauma: Freisetzung schädlicher Zytokine durch aggressive Beatmung (hauptsächlich durch polymorphkernige Granulozyten vermittelt).
- Atelektrauma: zyklische endinspiratorische Dehnung mit endexspiratorischem Kollaps (v. a. bei zu niedrig gewähltem PEEP).

1.4.4 Beatmungsinduzierter Diaphragmaschaden (VIDD)

T. Bein

Neben den in den letzten Jahren ausführlich untersuchten beatmungsassoziierten Schäden der Lunge rückt derzeit ein anderer „Kollateralschaden" der Beatmung in den Vordergrund: Im Tiermodell konnte gezeigt werden, dass kontrollierte Beatmung innerhalb kurzer Zeit zur morphologischen Veränderung der Zwerchfellmuskulatur führt (**beatmungsinduzierter Zwerchfellschaden,** *Ventilator Induced Diaphragmatic Dysfunction* [VIDD]). Die wesentlichen Mechanismen bestehen in Zwerchfellmuskelatrophie, strukturellen Schäden in den Muskelfasern und oxidativem Stress. Auch bei Menschen wurde kürzlich gezeigt, dass die kontrollierte mechanische Beatmung > 24h zu einem signifikanten Verlust der diaphragmalen Muskelmasse (Abnahme des Faserquerschnittes der Myofibrillen) führt.

! Kontrollierte Beatmung führt am Diaphragma innerhalb kurzer Zeit zu einem erheblichen Verlust morphologischer und funktioneller Kapazität, der eine lange Regenerationszeit nach sich zieht. Der Vorbeugung solcher Verluste und dem frühzeitigen Training mittels unterstützter Spontanatmung kommt daher besondere Bedeutung zu.

1.4.5 Prinzipien der lungenprotektiven Beatmung

T. Bein

Die klinische Bedeutung des VILI hat zu einem wesentlichen Umdenken in der „Beatmungsphilosophie" geführt: Neben der Sicherstellung des Gasaustausches muss die Vermeidung eines beatmungsinduzierten Lungenschadens oberste Priorität haben. Die **Prinzipien der lungenprotektiven Beatmung** sind:

- Die Höhe des Tidalvolumens richtet sich ausschließlich nach der Körpergröße (Ermittlung des „idealen" Körpergewichts), da sich die Größe der Lunge ausschließlich an der Körpergröße orientiert (▶ 4.1).
- Die Entwicklung einer moderaten Hyperkapnie/Azidose wird billigend („permissiv") in Kauf genommen (▶ 5.4.8). Als Richtwerte können ein arterieller p_aCO_2 von ≤ 60 mmHg und ein pH von ≥ 7,25 angenommen werden.
- Die Reduktion des Tidalvolumens erfordert eine Akzeptanz höherer Atemfrequenzen als bisher (Richtwert für die Grundeinstellung der Atemfrequenz: 18–20/min).

Neuere Methoden zur Steuerung der lungenprotektiven Beatmung: Driving Pressure und transpulmonaler Druck

In den letzten Jahren wurden zunehmend – über die Limitation von Tidalvolumen (Vermeidung Volutrauma) und inspiratorischem Spitzendruck (Vermeidung Barotrauma) hinaus – Methoden zur Steuerung der lungenprotektiven Beatmung propagiert, die eine physiologische und dynamische Basis haben und somit auf aktuelle Änderungen der Lungen(patho)physiologie reagieren können. Dieses Konzept – vor allem für die Frühphase einer schwer geschädigten Lunge (z. B. schweres ARDS mit Beginn < 72 h) vorgesehen – setzt allerdings eine ausreichende Kenntnis der Grundlage dieser Parameter und eine intensive Überwachung und ggf. Anpassung der Beatmungseinstellung voraus.

Driving Pressure. Zur Steuerung der lungenprotektiven Beatmung wird neuerdings die Überwachung des Driving Pressure (Δp = inspiratorischer Plateaudruck – PEEP) propagiert. In einer aktuellen retrospektiven Auswertung der Daten von mehreren Beatmungs-Studien zeigte sich, dass ein Δp < 14 mbar im Sinne einer kleineren Druckdifferenz zwischen inspiratorischem Plateaudruck und PEEP mit einer besseren Überlebensprognose von beatmeten Patienten verknüpft war im Vergleich zu Patienten mit $\Delta p \geq$ 14 mbar. Offensichtlich war dieser Parameter besser geeignet zur Steuerung der Beatmung als die Einstellung eines lungenprotektiven Tidalvolumens allein.

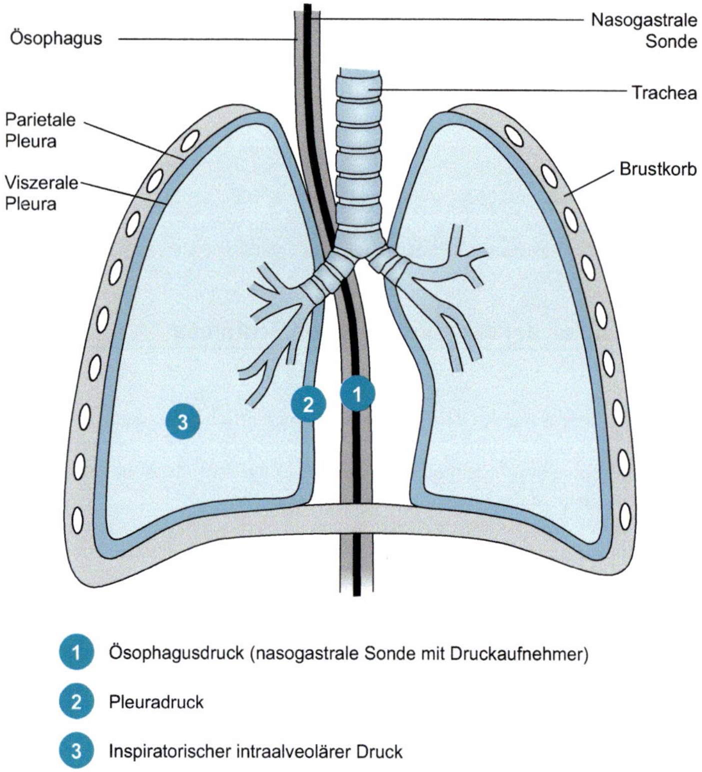

Abb. 1.15 Ösophagus-, Pleura- und inspiratorischer Alveolardruck. [L157]

Transpulmonaler Druck. Der transpulmonale Druck (p_{tp}) stellt beim beatmeten Patienten die Druckdifferenz zwischen inspiratorischem Alveolardruck (p_A)und dem Pleuradruck (p_{PL}): $= p_{tp} = p_A - p_{PL}$ dar. Er ermöglicht somit die Abschätzung des Druckaufwands der positiven Beatmung und stellt eine Beziehung zwischen Lungendehnbarkeit und Dehnbarkeit des Brustkorbs (Thoraxwand) her. Da der Pleuradruck nur tierexperimentell und nicht im klinischen Alltag messbar ist, wird näherungsweise der Ösophagusdruck verwendet (▶ Abb. 1.15). Der Ösophagusdruck ist über spezielle Magensonden messbar, die mit einem Druckaufnehmer ausgestattet sind, der bei korrekter Platzierung auf Höhe des Zwerchfelles den Ösophagusdruck misst. Für diesen wurde im Tierexperiment gezeigt, dass er näherungsweise dem Druck der am Mediastinum anliegenden Pleura entspricht. In mehreren Studien wurde gezeigt, dass die Einstellung der Beatmung über den transpulmonalen Druck – insbesondere für eine individualisierte PEEP-Einstellung – geeignet ist.

Elektrische Impedanztomographie (EIT) ▶ 1.5.3

Manche Beatmungsmediziner befürworten die Rückkehr zur volumenkontrollierten Beatmung, um ein lungenprotektives Tidalvolumen konsequent umzusetzen. Dieser Vorschlag wird derzeit in der Praxis nicht umgesetzt. Allerdings ist zu berücksichtigen, dass die druckkontrollierte Beatmung keine dauerhafte und konsequente Garantie eines als lungenprotektiv festgelegten Tidalvolumens zulässt.

Auch für diese Prinzipien gibt es wenige und gut begründete Ausnahmen, z. B. das schwere akute Schädel-Hirn-Trauma, bei dem die Vermeidung posttraumatischer zerebraler Folgeschäden (z. B. im Gefolge einer Hyperkapnie) eine noch höhere Priorität als die Lungenprotektion aufweisen kann.

1.4.6 Terminologie

U. v. Hintzenstern, A. Obermayer und T. Bein

Babylonische Sprachverwirrung: „Wohlauf, lasset uns herniederfahren und ihre Sprache daselbst verwirren, dass keiner des andern Sprache verstehe!" (1. Buch Mose, 11.Kap., V. 7).

Die gesamte **Beatmungsterminologie** ist für die meisten Anwender immer schwerer zu verstehen, da sie bisher noch keine einheitliche Klassifikation für Beatmungsgeräte und Beatmungsformen aufweist. Stattdessen herrschen Widersprüche, inkonsequente Klassifikationsansätze und Probleme durch ungenaue Übersetzung englischer Begriffe vor. Viele Firmen ziehen es vor, angeblich neue Beatmungsformen unter dem Gesichtspunkt des Marketings zu benennen und haben keinerlei Interesse an einer einheitlichen, transparenten Terminologie, die dem Anwender einen Vergleich der verschiedenen Beatmungsformen bzw. -geräte anhand weniger, definierter Begriffe erlaubt. Insbesondere bei modernen Beatmungsformen „drängt" es viele Hersteller geradezu, diese für ihr Gerät mit einer eigenen, eingetragenen Marke zu bezeichnen. So wird der Anwender bei der biphasischen Ventilation mit einer Vielzahl von herstellerspezifischen Bezeichnungen konfrontiert, z. B. BIPAP (Dräger), Bi-Vent (Siemens), BiLevel (Puritan Bennett) und PCV+ bzw. PSIMV+ (Hamilton). Ein weiteres Problem besteht darin, dass die Bildung eines „soliden" und umfassenden Konzepts für die Beatmungsterminologie bisher aufgrund der rasanten technischen Entwicklung der mikroprozessorgesteuerten Beatmungsgeräte nicht möglich war.

Das von *Robert L. Chatburn* entwickelte Klassifikationssystem (Chatburn et al. [2014] A Taxonomy for Mechanical Ventilation: 10 Fundamental Maxims) ist ein übersichtliches, logisch aufgebautes System mit einigen interessanten Ansätzen, hat aber im deutschsprachigen Raum bisher kaum Eingang in die Fachliteratur bzw. noch überhaupt keine Verwendung im Sprachschatz der Anwender und Gerätehersteller gefunden. Deshalb wird in diesem Rahmen kein einheitliches Terminologiekonzept vorgestellt, sondern es werden nur einige wenige, für das Verständnis der Ventilationsformen erforderliche Ausdrücke z. T. in Anlehnung an die Chatburn-Klassifikation (Termini wie z. B. „trigger variable" in Klammern) definiert.

Die DIN EN ISO 4135 (2002–03) „Anästhesie- u. Beatmungsgeräte – Begriffe" ist in Überarbeitung und die ISO/CD 19223 „Lung ventilators and related equipment – Vocabulary and semantics" in Vorbereitung zur Veröffentlichung.

▶ Tab. 1.5 zeigt eine Übersicht der in Deutschland gebräuchlichen Terminologie.

1

Tab. 1.5 Terminologie der Ventilationsformen der in Deutschland eingesetzten Respiratoren.

Abkürzung	Engl. Bedeutung	Definition
ALV	Adaptive Lung Ventilation	Druckkontrollierte SIMV-Beatmung mit ständiger automatischer Anpassung verschiedener Beatmungsparameter. Synonym für ASV
APRV	Airway Pressure Release Ventilation	Biphasische Beatmung mit unterschiedlichen Zeiten und Spontanatmung
APV	Adaptive Pressure Ventilation	Zusatz zu druckkontrollierten Modi mit Garantie eines vorgewählten V_T
ASB	Assisted Spontaneous Breathing	Druckunterstützte Beatmung, Synonym für PSV
ASV	Adaptive Support Ventilation	Berechnung eines Zielatemmusters (Otis-Formel) vom Gerät, dabei Interpretation der Spontanatmung und Einhaltung eines AMV
ATC	Automatic Tube Compensation	Option zur Kompensation des tubusbedingten Strömungswiderstands, Spontanatmungsmodus
Automode	Automode	Kombination von kontrollierten und augmentierenden Atemhilfen mit ständiger Patientenanpassung
BIPAP	Biphasic Positive Airway Pressure	Simultane Kombination von unterstützter Spontanatmung und druckkontrollierter Beatmung auf wechselnden PEEP-Niveaus
BiLevel	–	Gemischter Modus, Synonym für BIPAP
CMV	Controlled Mechanical Ventilation	Übernahme der gesamten Atemarbeit durch den Respirator, häufig Synonym für volumenkontrollierte Beatmung
CPAP	Continuous Positive Airway Pressure	Spontanatmung mit einem kontinuierlichen positiven Inspirationsdruck
DuoPAP	–	Gemischter Modus, ähnlich BIPAP
HFNC	High Flow Nasal Cannula	Verabreichung eines Luft-O_2-Gemischs mit hohem Fluss über eine Nasenkanüle zur Atemunterstützung
IRV	Inversed Ratio Ventilation	Modus mit Umkehr des Atemzeitverhältnisses (Verkürzung der Exspirationszeit)
MMV	Mandatory Minute Ventilation	Kombination von Spontanatmung und kontrollierter Beatmung, Garantie des Mindest-MV
NAVA	Neurally Adjusted Ventilatory Assist	Unterstützter Spontanatmungsmodus mit Steuerung durch diaphragmale Aktivität
NIV	Non-Invasive Ventilation	Nichtinvasive (Masken-)Beatmung
PAV	Proportional Assist Ventilation	Druckunterstützte Spontanatmung mit individueller Anpassung an Patientenbedürfnisse
PCV	Pressure Controlled Ventilation	Druckkontrollierte Beatmung
PC-IRV	Pressure Controlled Inversed Ratio Ventilation	IRV im druckkontrollierten Modus
PPS	Proportional Pressure Support	Druckunterstützendes Verfahren proportional zur Einatemanstrengung des Patienten

Tab. 1.5 Terminologie der Ventilationsformen der in Deutschland eingesetzten Respiratoren.

Abkürzung	Engl. Bedeutung	Definition
PPV	Proportional Pressure Ventilation	Synonym für PPS
PRCV	Pressure Regulated Volume Controlled Ventilation	Gemischte kontrollierte Form, bei der sich der Beatmungsdruck automatisch der aktuellen Compliance der Lunge anpasst
SIMV	Synchronized Intermittent Mandatory Ventilation	Kombination von kontrollierter Beatmung und Spontanatmung
VC-IRV	Volume Controlled Inversed Ratio Ventilation	IRV im volumenkontrollierten Modus
VS	Volume Support	Sonderform einer assistierten, variabel druckunterstützten, flowgesteuerten Spontanatmung

Ventilationszyklus

Der **Ventilationszyklus** ist der Zeitraum vom Beginn der Inspiration bis zum Ende der Exspiration. Ein Ventilationszyklus lässt sich in folgende Phasen bzw. Zeitpunkte gliedern:

- Inspiration
- Umschaltung von Inspiration auf Exspiration
- Exspiration
- Umschaltung von Exspiration auf Inspiration

Bei manchen Ventilationsformen findet nicht während der gesamten Inspiration oder Exspiration ein Gasfluss statt, sodass dann ggf. die Inspiration oder Exspiration nochmals in eine Gasfluss- und eine Pausenphase (z.B. inspiratorische Pause) unterteilt werden können.

- Die Atem- oder **Beatmungsfrequenz** ist die Anzahl der Atemzüge oder -hübe pro Minute.
- Das **Atemzeit-** oder I:E-**Verhältnis** ist der Quotient aus Inspirations- und Exspirationsdauer. Beispiel: Atemzyklus: 5 Sek., Inspirationsdauer: 2,5 Sek., Exspirationsdauer: 2,5 Sek. ≈ Atemfrequenz = 12/min, I:E-Verhältnis = 1 : 1.

Durch Druck, Volumen, Flow oder Zeit werden Beginn, Verlauf und Ende der einzelnen Ventilationsphasen festgelegt.

Jeder einzelne Ventilationszyklus kann klassifiziert werden anhand der folgenden Parameter:

- Auslösung der Inspiration
- Inspiratorische Zielgröße
- „Begrenzung" (Alarm- und Sicherheitsparameter)
- Umschaltung von Inspiration auf Exspiration
- Exspiratorische Zielgröße
- Wechsel von einer Ventilationsform auf eine andere

Auslösung der Inspiration (Trigger Variable)

Wird der Beginn der Inspiration durch Messung eines bestimmten Druck-, Flow- oder Volumenmesssignals ausgelöst, so handelt es sich immer um eine patienteninduzierte Inspiration. Bei einer maschineninduzierten Auslösung legt der Parameter **Zeit** das Ende der Exspiration und damit den Beginn der Inspiration fest.

Inspiratorische Zielgröße (Control Variable)

Bei jeder Beatmungsform werden am Beatmungsgerät eine inspiratorische Zielgröße (Druck, Volumen oder Flow) und ihr zeitlicher Verlauf festgelegt.

- Zielgröße **Druck** (u. U. zusätzlich zeitlicher Verlauf des Drucks): Flow und Volumen sind abhängig von der Compliance und Resistance des Patienten sowie der inspiratorischen Flowzeit.
- Zielgröße **Volumen** (sowie zeitlicher Verlauf des Flows): Druck ist abhängig von der Compliance und Resistance des Patienten.
- Zielgröße **Flow:**
  - Flow und Zeit: Das Volumen ist vom vorgegebenen Flow abhängig, der Druck ist abhängig von der Compliance und Resistance des Patienten.
  - Flow und Druck: Das Volumen ist abhängig von der Compliance und Resistance des Patienten.

Alarm- und Sicherheitsparameter („Begrenzung“, Limit Variable)

Für Druck, Volumen und Flow können aus Sicherheitsgründen Maximalwerte festgelegt werden, die nicht überschritten werden können. Je nach Gerät haben sie entweder keinen Einfluss auf die Beendigung der Inspirationsphase oder ihr Erreichen führt zu einer automatischen Sicherheitsumschaltung auf die Exspiration.

Umschaltung von Inspiration auf Exspiration (Cycle Variable)

Jede Inspiration wird dadurch beendet, dass eine der vier möglichen Zyklusvariablen Druck, Flow, Volumen oder Zeit einen definierten Wert erreicht und dadurch die Exspiration auslöst. Die meisten Beatmungsgeräte arbeiten „zeitgesteuert“: Umschaltung auf Exspiration erfolgt nach Ablauf der Inspirationszeit, die z. B. durch die Vorgabe der Atemfrequenz und des I:E-Verhältnisses festgelegt wird.

Exspiratorische Zielgröße (Baseline Variable)

Als exspiratorische Zielgröße kann der endexspiratorische Druck allein (Flow = 0) oder in Kombination mit dem Flow (exspiratorischer Konstant-Flow zur Erleichterung der nachfolgenden Spontanatmung) festgelegt werden.

Wechsel von einer Ventilationsform auf eine andere (Conditional Variable)

Ist eine Ventilationsform aus mehreren Ventilationsformen zusammengesetzt (z. B. SIMV aus Beatmung und Spontanatmung), muss die Steuerung des Ventilators anhand des Erreichens eines festgelegten Werts eines Parameters (Druck, Flow, Volumen oder Zeit) entscheiden, wann sie welche Ventilationsform anwendet. Beispiel: Festlegung anhand definierter Parameter im SIMV-Modus, ob der Patient einen Atemhub durch das Gerät erhält oder ob er spontan atmen kann.

Ventilationstyp (Breath Type)

Je nachdem, ob die Parameter der Inspiration durch die Beatmungsmaschine oder durch den Patienten gesteuert werden, lassen sich anhand der vier möglichen Kombinationen jeweils Ventilationstypen definieren (▶ Tab. 1.6). Ein vereinfachtes Konzept betrachtet nur das Umschaltkriterium für die Auslösung der Inspiration und das Umschaltkriterium von Inspiration auf Exspiration und sieht deshalb nur zwei Typen vor, nämlich den mandatorischen (mandatorisch = „zwangsweise“;

Tab. 1.6 Definition von Ventilationstypen anhand der Steuerung der Parameter der Inspiration durch Maschine bzw. Patient.

Ventilationstyp	Parameter: Steuerung		
	Umschaltung E → I	Aktion (Inspiration)	Umschaltung I → E
Mandatorisch	Maschine	Maschine	Maschine
Assistiert	Patient	Maschine	Maschine
Unterstützt	Patient	Maschine	Patient
Spontan	Patient	Patient	Patient

Umschaltung maschinengesteuert) und den spontanen (Umschaltung patientengesteuert) Ventilationstyp.

Ventilationsform/-modus (Ventilator Mode)

Eine bestimmte Ventilationsform wird definiert anhand der Ventilationstypen und der spezifischen Besetzung der jeweiligen Parameter. Jeder Atemzyklus einer Beatmungsform lässt sich als **Beatmungsmuster,** d. h. als Zeitdiagramm von Druck, Flow und Volumen darstellen.

Chatburn-Klassifikation

Chatburn verwendet drei Basiskomponenten, um die Modi von mechanischen Ventilationsformen zu beschreiben:

- Kontrollvariable des Atemhubs (Maximen 1-3)
- Atemsequenz (Maximen 4-8)
- Zielvariablen-Schema (Maxime 9)

Anhand von **10 grundlegenden „Maximen“** lassen sich die unterschiedlichen Beatmungsmodi vergleichen:

1. Definition eines Atemzugs als Fluss-Zeit-Kurve: Zyklus aus einem positiven (Inspiration) und negativem Fluss (Exspiration).
2. Definition eines assistierten Atemzugs: Teilweise oder vollständige Übernahme der Atemarbeit durch den Ventilator.
3. Die Beatmung erfolgt druck- oder volumenkontrolliert.
4. Kriterien, die eine Inspiration auslösen (triggern) und beenden, definieren die Atemzüge.
5. Trigger- und Steuerereignisse können durch den Patienten oder durch den Ventilator initiiert werden.
6. Anhand der Trigger- und Steurereignisse werden Atemzüge als spontan oder mandatorisch klassifiziert.
7. Beatmungsgeräte verfügen über drei Grundbeatmungsformen: Kontinuierliche mandatorische Beatmung (CMV), intermittierende mandatorische Beatmung (IMV) sowie kontinuierliche Spontanatmung (CSV).
8. Beatmungsgeräte verfügen über fünf Grundbeatmungsmuster: Volumenkontrollierte CMV und IMV, druckkontrollierte CMV und IMV sowie druckkontrollierte CSV.
9. Bei jedem Beatmungsmuster lassen sich verschiedene Typen anhand von Zielvariablen unterscheiden (▶ Tab. 1.7).
10. Ein Beatmungsmodus wird anhand seiner Kontrollvariable, seiner Atemsequenz sowie seiner Zielvariablen klassifiziert.

1

Tab. 1.7 Zielvariablen nach Chatburn.

Begriff	Abkürzung	Beschreibung
Sollwert	s	Vollständige Einstellung der Parametermuster von Druck (druckkontrollierte Modi) oder Volumen und Flow (volumenkontrollierte Modi)
Dual	d	Automatische Umschaltung zwischen Volumen- und Druckkontrolle innerhalb eines Inspirationszyklus
Servo	r	Die Ventilatorleistung folgt automatisch einer variierenden Eingangsgröße
Adaptiv	a	Abhängig von den unterschiedlichen Patientenzuständen setzt das Beatmungsgerät Zielwerte zwischen den Atemzügen ein
Biovariabel	b	Inspirationsdruck und Tidalvolumen werden vom Beatmungsgerät nach dem Zufallsprinzip eingestellt
Optimal	o	Das Beatmungsgerät passt die Zielwerte der Einstellungen einem Gesamtleistungsmerkmal (z. B. Atemarbeit) mittels Minimierung oder Maximierung an
Intelligent	i	Die Steuerungsalgorithmen basieren auf künstlicher Intelligenz

1.4.7 Technik der Beatmungsgeräte

U. v. Hintzenstern und A. Obermayer

Auf der AARC-Consensus Conference wurde ein einfaches und didaktisch gelungenes Schema vorgestellt, mit dem die Beatmungsgeräte aufgrund weniger technischer Merkmale klassifiziert werden können:

- Energieversorgung: O_2/Druckluft (Farbkodierung) und/oder Elektrizität (Wechsel- oder Gleichstrom, Batterie)
- Antriebsmechanismus: externe oder interne Gaskompression; Kontrollventile pneumatisch oder elektromagnetisch
- Kontrollschema:
  - Steuerung: mechanisch, pneumatisch, hydraulisch, elektrisch, elektronisch
  - Kontrollparameter: Druck, Flow, Volumen
  - Umschaltkriterium für die Auslösung der Inspiration, Begrenzungsparameter, Umschaltkriterium von Inspiration auf Exspiration, endexspiratorischer Druck
  - Parameter für den Wechsel von einer Ventilationsform auf eine andere
- Kontrollparameter-Zeit-Diagramm: Kurvenverlauf (rechteckig, dezelerierend, akzelerierend, sinusförmig, exponentiell)
- Alarmsysteme
- Farbkodierung der Gasanschlüsse (▶ Tab. 1.8)

Tab. 1.8 Gasspezifische Anschlüsse.

Gasart	Farbe nach EN 740	Steckverbindung
Sauerstoff	weiß	sechskant
Lachgas	blau	rund
Druckluft	weiß-schwarz	vierkant
Vakuum	gelb	achteck

1.4.8 Positiv endexspiratorischer Druck (PEEP)

U. v. Hintzenstern und A. Obermayer

Bei **PEEP** (Positive End-expiratory Pressure) wird durch entsprechende Einstellung am Beatmungsgerät das endexspiratorische Druckniveau auf einen Wert > 0 angehoben → Verhinderung des endexspiratorischen Kollapses von Alveolen (Atelektrauma) → Vergrößerung der FRC sowie Recruitment endexspiratorisch verschlossener Alveolarbezirke → Verbesserung des Ventilations-/Perfusionsverhältnisses → Abnahme der intrapulmonalen Shunt-Durchblutung. Im klinischen Alltag wird der Begriff PEEP nur bei maschineller Beatmung verwendet. Bei Spontanatmungsverfahren spricht man von *CPAP* (Continuous Positive Airway Pressure).

Im Gegensatz dazu sind bei ZEEP (Zero End-expiratory Pressure) der Atemwegsdruck und der Atmosphärendruck am Ende der Exspirationsphase identisch. Es gibt keine klinische Empfehlung für die Anwendung von ZEEP.

Air Trapping („dynamische Hyperinflation"): Während der Auto-PEEP (intrinsischer PEEP, ▶ 1.5.3) durch eine intrapulmonale, dynamische Druckkonstanz gekennzeichnet ist, baut sich beim Air Trapping durch Akkumulation von Ausatemluft ein von Atemhub zu Atemhub ansteigender Atemwegsdruck auf → Gefahr eines Barotraumas. Ursache: Meist Atemwegswiderstände, z.B. exspiratorisch kollabierte Bronchien, Kondenswasser in den Atemschläuchen, abgeknickte Beatmungsschläuche oder verlegter Tubus → Verlängerung der erforderlichen exspiratorischen Flowzeit über die eingestellte Exspirationszeit → das Tidalvolumen kann nicht vollständig ausgeatmet werden → ständige Erhöhung des Spitzen- und Plateaudrucks bis zum Erreichen der oberen Druckgrenze bzw. des eingestellten Arbeitsdrucks des Beatmungsgeräts.

1.4.9 Trigger

U. v. Hintzenstern und A. Obermayer

Einrichtung des Beatmungsgeräts, die aus Druck-, Volumen- und/oder Flow-Änderungen die spontane Inspiration des Patienten erkennt → ggf. bei Erreichen der eingestellten Triggerschwelle (siehe unten) Umschaltung in die Inspirationsphase und Auslösung eines maschinellen Beatmungshubs.

- Inspiratorischer Sog: Vom Patienten aufgebrachter inspiratorischer Flow.
- **Triggerschwelle:** Druck-, Volumen- oder Flow-Wert, der zum Ansprechen des Triggers überschritten oder unterschritten werden muss.
- **Triggerlatenzzeit:** Zeit, die vom Erreichen des Triggerschwellenwerts bis zum Einsetzen der maschinellen Inspiration vergeht.
- **Erwartungsfenster:** Zeitraum, in dem die Triggerfunktion aktiv ist.
- **Relativer Drucktrigger:** Der am Respirator eingestellte Triggerschwellenwert bezieht sich auf den ebenfalls eingestellten endexspiratorischen Atemwegsdruck (PEEP oder CPAP). Die Triggerschwelle wird daher als Unterdruck unter dem PEEP- oder CPAP-Wert eingestellt. Bei Änderung der PEEP-/CPAP-Einstellung wird die Triggerschwelle automatisch parallel mitgeführt. Die Skala für die Einstellung des relativen Drucktriggers weist nur Zahlenwerte oder mit einem „Minus" gekennzeichnete Zahlenwerte auf.
- **Absoluter Drucktrigger:** Der Triggerschwellendruckwert wird immer auf den Druck null bezogen (positive und negative Werte möglich). Da für den Patienten der von ihm aufzubringende Unterdruck unter das PEEP-/CPAP-Niveau maßgebend ist, muss der absolute Drucktrigger immer, also insbesondere auch

bei Änderungen, an dieses Niveau angepasst werden. Ein absoluter Drucktrigger kann durch positive und negative Einstellwerte am druckgesteuerten Respirator erkannt werden.

- **Flowtrigger:** Nahezu alle modernen Ventilatoren verfügen über gasflussgesteuerte Trigger, da durch Mikroprozessoren bereits geringe Veränderungen des Gasflusses – induziert durch eine Atemanstrengung des Patienten – rasch erkannt werden können. In diesem Sinne stellt der Flowtrigger die geringste Anstrengung und damit den besten Komfort dar.
  - *Aktiver Flowtrigger:* Während der exspiratorischen Pause wird durch das Beatmungsgerät ein Trigger-Flow geliefert.
  - *Passiver Flowtrigger:* Es ist ein Gasfluss im System vorhanden. Der eingestellte Flowtriggerwert muss durch den inspiratorischen Sog des Patienten überschritten werden, um einen mandatorischen Atemhub oder eine Atemunterstützung auszulösen.

> ! **Fehleinstellungen beim absoluten druckgesteuerten Trigger**
> Wird beim absoluten Trigger die Anpassung an einen erhöhten endexspiratorischen Druck vergessen, so erhöht sich der Triggerschwellenwert genau um den Betrag der PEEP-Änderung. Das bedeutet, dass der Patient eine größere Atemanstrengung erbringen muss, um den kontrollierten Beatmungshub auszulösen. Eine unterbliebene Angleichung des absoluten Triggers bei Erniedrigung des PEEP-Werts führt zur Eigentriggerung des Geräts. Neuere Geräte sind zur Vermeidung dieser Fehleinstellungen mit einem relativen Trigger ausgerüstet.
> **Cave:** Ein absoluter Trigger bezieht sich auf den Druck null. Bei Veränderungen des endexspiratorischen Drucks muss er angepasst werden. Ein relativer Trigger bezieht sich immer auf den endexspiratorischen Druck. Bei Veränderungen passt er sich automatisch an den neuen endexspiratorischen Druck an.

1.5 Überwachung des Beatmungspatienten

Allgemeine Überwachung: Wiederholte körperliche Untersuchung des Patienten mit oder ohne technische Hilfsmittel (Stethoskop, Thermometer, Röntgengerät).

Monitoring: Kontinuierliche Messung von Schlüsselgrößen vitaler Funktionen, Alarmierung bei signifikanter Parameteränderung sowie Trenddarstellung der Messwerte zur Beurteilung von Therapie und Prognose.

> ! Beatmete Patienten müssen **kontinuierlich** überwacht werden! Die Überwachung des Patienten mit einfachen Methoden ohne Hilfsmittel führt oft weiter als die Fixierung auf Messwerte von komplexen Monitoringgeräten (oft schwierige Interpretation, Artefakte, Kalibrierfehler).

1.5.1 Allgemeine Überwachung

U. v. Hintzenstern

Vitalfunktionen

Grundlage jeder intensivmedizinischen Überwachung ist die engmaschige Überprüfung, Dokumentation und Interpretation der **Vitalfunktionen** des Patienten.

Nach Möglichkeit immer zuerst den Patienten befragen. Gemeinsame Visite von Ärzten und Pflegenden.

Bewusstsein

Patient ansprechen: „Wie geht es Ihnen?", ggf. dabei Weckreiz ausüben: Patienten (vorsichtig!) an den Schultern schütteln, in eine Hautfalte in der Orbitagegend oder in die Achselfalte kneifen → Antwort oder motorische Reaktion?

Ist der Patient wach und bezüglich Zeit, Ort und seiner Person orientiert oder verlangsamt, schläfrig, schwer erweckbar oder komatös? Hat der Patient Medikamente erhalten, die sein Bewusstsein beeinflussen?

Puls

Normalwert für Erwachsene: 60–90/min. Puls regelmäßig oder unregelmäßig? Frequenz und Rhythmus am EKG-Monitor visualisierbar. Pulsqualität aber nur mit dem tastenden Finger erfassbar: Schwach bis fadenförmig → RR ↓ oder HZV ↓ oder kräftig und pochend → RR ↑ oder HZV ↑.

Atemfrequenz

Normalwert für Erwachsene: ca. 18/min. Mögliche Ursachen für

- **Tachypnoe** (AF > 30/min): Hypoxämie, Fieber, metabolische Azidose, Angst, Schmerzen
- **Bradypnoe** (AF < 10/min): Atemdepression (Sedativa, Analgetika), Hypothermie, Schädel-Hirn-Trauma

> ! Dokumentation nicht nur der Atemfrequenz des Beatmungsgeräts bei beatmetem Patienten, sondern auch der Atemfrequenz des spontan atmenden Patienten!

Stress, vegetatives System

Schwitzen, Nesteln, motorische Unruhe, Hypertonie und Tachypnoe können sowohl Ausdruck von Stress („Kampf mit dem Beatmungsgerät?") als auch Ausdruck von Schmerzen und Angstzuständen sein. Nicht selten verbirgt sich hinter diesen Symptomen ein Delir.

Temperatur

- Fieber (oft Zeichen für eine Infektion) → Stoffwechsel ↑ und Sauerstoffverbrauch ↑
- Hypothermie (oft bei Patienten aus dem OP oder der Notfallambulanz) → Stoffwechsel ↓, Sauerstoffverbrauch ↓ und Kohlendioxidproduktion ↓. Kältezittern produziert Wärme, benötigt aber viel Energie. Periphere Vasokonstriktion minimiert Wärmeverluste, kann aber hämodynamisch ungünstig sein wegen des erhöhten systemischen vaskulären Widerstands.

Körperliche Untersuchung

Die körperliche Untersuchung ist ein essenzieller Bestandteil der Überwachung des beatmeten Patienten:

- Herleitung der Indikation für spezielle Überwachungsmaßnahmen
- Einziges Mittel, um bei einem Alarm eines Monitors oder Beatmungsgeräts innerhalb von Sekunden zwischen einem Fehlalarm und einer echten Bedrohung des Patienten zu unterscheiden

Inspektion

Beobachtung des Patienten für ca. 30 Sek. → Informationen über Geschlecht, Alter, Größe, Gewicht, Körperhaltung bzw. Lagerung, Hautfarbe (Zyanose!), Thoraxform und Atemmuster (Atemarbeit!) sowie evtl. über Schmerzen oder Atemnot des Patienten.

Thoraxform: Fassthorax (bei COPD), Kyphose, Skoliose, Kyphoskoliose, Kielbrust, Trichterbrust, Z. n. medianer Sternotomie oder lateraler Thorakotomie, Thoraxdrainagen, Verbände?

Atemmuster:

- Physiologische Inspiration: Vorwölbung des Bauchs, dann Seitwärtsbewegung der unteren Rippen und schließlich Hebung des Sternums (passive Ausatmung in umgekehrter Reihenfolge)
- Pathologische Atemformen:
  - Paradoxe Atmung (Einziehung des Bauchs während der Inspiration bei Ausfall der Zwerchfellfunktion)
  - Inverse paradoxe Atmung bei verlegten Atemwegen
  - Respiratorischer Alternans (abwechselndes Überwiegen von Zwerchfell- und Thoraxatmung bzw. periodischer Wechsel von normaler und paradoxer Atmung)
  - Einsatz der in- bzw. exspiratorischen Hilfsmuskulatur (exzessive Atemarbeit!)
  - Asymmetrische Thoraxexkursionen
  - Schnelle, flache Atmung, Rapid Shallow Breathing Index ($f/V_T > 100$) : AF > 30/min und $V_T < 0{,}3$ l
  - Extrem langsame und tiefe Atmung
  - Lippenbremse (Ausatmung durch die gespitzten Lippen)
  - Abweichung vom normalen Atemzeitverhältnis (Inspiration : Exspiration : Pause = 1 : 1 : 1)
  - Husten
  - Drang, sich aufzusetzen, Atmung nur im Sitzen möglich (Orthopnoe)

Palpation

Untersuchung durch beidseitiges Auflegen der Handflächen auf den rechten und linken Hemithorax → Prüfung der Symmetrie der Thoraxbewegung und des Stimmfremitus (nur bei nichtintubierten Patienten). Charakteristisches Knistern unter den tastenden Fingern deutet auf ein Hautemphysem hin.

Perkussion

Abklopfen des Thorax und Beurteilung der erzeugten Schallphänomene. Normalbefund: Sonorer Klopfschall über dem gesamten Brustkorb. Eine Zunahme des Luftgehalts bewirkt einen hohlen Klang (hypersonorer Klopfschall bei Emphysem und Pneumothorax), ein verminderter Luftgehalt bewirkt einen dumpfen Klang (abgeschwächter Klopfschall bei Atelektase, Pneumonie und Pleuraerguss). Vergleichende Perkussion durch systematisches, gleichmäßiges Abklopfen des rechten und linken Hemithorax und Beurteilung der Symmetrie des Klopfschalls. Abgrenzende Perkussion zur Beurteilung der Zwerchfellverschieblichkeit bei In- und Exspiration sowie der Herz- und Leberkonturen.

> ! Die **Eindringtiefe des Klopfschalls** beträgt nur ca. 5 cm → bei besonders muskelkräftigen oder adipösen Menschen ist die Lunge mittels Perkussion kaum zu erreichen.

Auskultation

- Das normale Atemgeräusch ist leise und weich, die Inspiration geht ohne Pause in die Exspiration über, von der nur der Beginn zu hören ist (Vesikulär- oder Bläschenatmen).
- Bei Kindern ist das Vesikuläratmen verschärft (pueriles Atmen), bei älteren Menschen abgeschwächt.
- Das Strömungsgeräusch über der Luftröhre ist lauter und rauer als das normale Atemgeräusch (tracheales Atmen).
- Das tracheale Atemgeräusch kann bei einer verbesserten Schallleitung durch Flüssigkeit (Lungenödem) oder Entzündung (Pneumonie) auch über der Lungenperipherie auftreten (Bronchialatmen). Es ist sowohl inspiratorisch als auch exspiratorisch zu hören und weist eine Pause zwischen beiden Atemphasen auf.
- Abgeschwächte oder fehlende Atemgeräusche ergeben sich bei der Verlegung größerer Bronchien oder bei aus anderen Gründen nicht belüftetem Lungengewebe (z. B. Atelektase, Pneumothorax, Pleuraerguss).

Pathologische Nebengeräusche

- Kontinuierliche Nebengeräusche (frühere Begriffe: trockene Nebengeräusche wie Giemen, Pfeifen, Brummen und Schnurren) als Folge einer Strömungslimitierung durch endo- oder exobronchiale Obstruktion. Auftreten bevorzugt exspiratorisch.
- Diskontinuierliche Nebengeräusche (früherer Begriff: feuchte Rasselgeräusche). Grobblasige Rasselgeräusche (laut und niederfrequent) entstehen beim Durchtritt von Luft durch Flüssigkeit in den zentralen Atemwegen (Bronchiektasen, Bronchitis, Sekretretention). Feinblasige Rasselgeräusche ergeben sich bei Obstruktion durch Flüssigkeit in den peripheren Atemwegen oder als Entfaltungsknistern bei Lungenödem, Pneumonie, Atelektase oder Fibrose.
- Atemsynchrone Reibegeräusche sind nur bei trockener Rippenfellentzündung (Pleuritis sicca ohne Erguss) auskultierbar.
- Stridor (auch ohne Stethoskop hörbar!) imponiert als stöhnendes bis pfeifendes inspiratorisches Geräusch. Ursache: Stenose im Larynx- oder Tracheabereich.

Thorax-Röntgenbild

Indikation beim beatmeten Patienten: weiterführende Diagnostik bei respiratorischer Insuffizienz, Verlaufsbeobachtung von Transparenzminderungen (Atelektase, Erguss, Infiltrat) oder zum Ausschluss einer Komplikation (Pneumothorax) nach einer invasiven Maßnahme (zentraler Venenkatheter, Pleuradrainage). Ergänzung der körperlichen Untersuchung und Unterstützung der Indikationsstellung zu anderen bildgebenden Verfahren wie Thoraxsonografie und Thorax-CT (▶ Tab. 1.9).

Cave: Es gibt keine Indikation einer „täglichen Routineaufnahme"!

1.5.2 Herz-Kreislauf-Monitoring

U. v. Hintzenstern und S.G. Sakka

Bei beatmeten Patienten ist ein **kontinuierliches Monitoring** von Herzfrequenz, EKG, Blutdruck, s_pO_2 und exspiratorischem Kohlendioxid-Partialdruck essenziell, um festzustellen, ob das Beatmungsgerät entsprechend seiner Einstellungen arbeitet und welche Auswirkungen die Beatmung (neben anderen therapeutischen Maßnahmen) auf die kardiopulmonale Situation des Patienten hat. Alarmauslösung, wenn die gemessenen Größen einen vorgegebenen Bereich verlassen.

1

Tab. 1.9 Unterschiede zwischen Bettaufnahme und Standardtechnik.		
Kriterium	**Bettaufnahme**	**Standardtechnik (im Stehen)**
Zwerchfellstand	Hoch	Tief und flach
Lungenvolumen	Vermindert	Maximal
Herzgröße	Vergrößert	Annähernd korrekt
Lungendurchblutung	Gleichmäßig	Schwerkraftabhängig
Pleuraerguss	Verteilt sich dorsal („Milchglasphänomen“)	Sammelt sich im kostodiaphragmalen Recessus
Atelektase	Meist schwerkraftbedingt dorsal, nicht abgrenzbar	Anatomisch definiert, damit gut abgrenzbar

! **Fehlalarme** können durch Bewegungen des Patienten oder Artefakte ausgelöst werden. Trotzdem darf die Alarmfunktion bei beatmeten Patienten nie abgeschaltet werden! Moderne Monitore verfügen über Alarme mit einer zeitlich begrenzten Unterdrückbarkeit (kann die Ursache der Alarmauslösung nicht in einem definierten Zeitraum behoben werden, so beginnt der Alarm von Neuem). Bei einem „echten“ Alarm kann schnelles und richtiges Handeln für den Patienten lebensrettend sein! Modernes und komplexes Monitoring erfordert gut ausgebildetes Personal und kann bei der frühzeitigen Erkennung und Lokalisierung von Problemen helfen.

Monitoring des Herz-Kreislauf-Systems bei beatmeten Patienten:

▸ Abb. 1.16

- Basismonitoring:
  - EKG: Steuerung der „4 Pumpen des Herzens“ (siehe unten).
  - Pulsoxymetrie: arterielle O_2-Sättigung (▸ 1.5.3).
  - Exspiratorische pCO_2-Messung (▸ 1.5.3).
  - Intermittierende, nicht-invasive oder invasiv-arterielle Blutdruckmessung (siehe unten).
- Widerstände im Herz-Kreislauf-System:
  - Pulmonal-vaskulärer Widerstand: Dieser wird aufgrund der Beatmung verändert. Je höher der intrapulmonale Druck, desto größer wird der pulmonal-vaskuläre Widerstand → vom rechten Herzen ist Arbeit zur Überwindung des Gefäßwiderstands im Kreislaufsystem aufzubringen.
  - Der systemisch und der pulmonal-vaskuläre Widerstand können sich krankheitsbedingt bzw. durch Medikamentenwirkungen verändern.
- Zur Abschätzung der Widerstandsveränderungen kann ein **invasives Kreislaufmonitoring** erforderlich sein:
  - $R = \Delta p / \dot{V}$ → zur Bestimmung des Widerstands sind der Druck [mbar] vor und hinter dem Widerstand sowie der Volumenstrom [l/s] zu bestimmen.
  - Mittels invasiver Blutdruckmessung und Pulmonaliskatheter können Messungen des Drucks an vier Punkten und des Volumenstroms an einer Stelle des vereinfachten Herz-/Kreislaufmodells vorgenommen werden → Berechnung des systemisch und pulmonal vaskulären Widerstands.

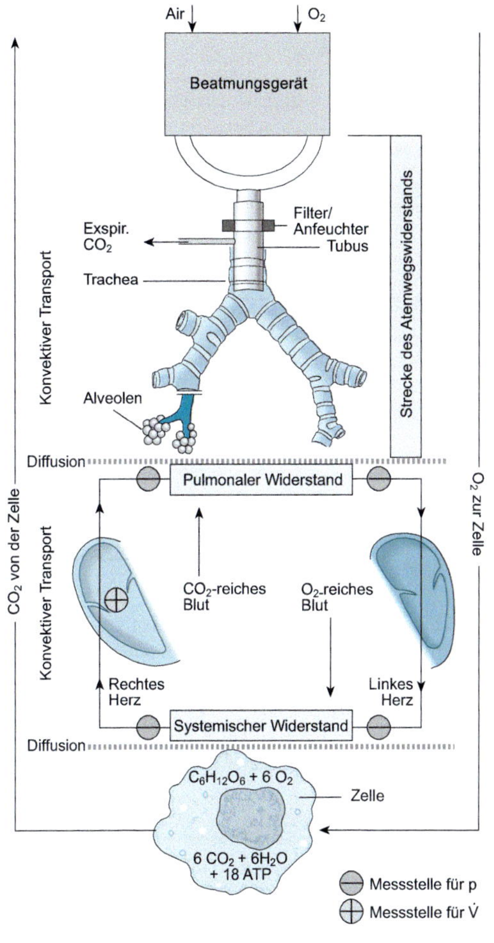

Abb. 1.16 Schema des Herz-Kreislauf-Systems. [L190]

EKG-Monitoring

Kontinuierliche Ableitung des EKG bei allen beatmeten Patienten zur Früherfassung einer Bradykardie, Tachykardie, Arrhythmie, Myokardischämie (Brustwandableitung V5) oder Schrittmacherfehlfunktion. Zusätzlich Bestimmung der Atemfrequenz aus atemsynchronen Thoraximpedanzänderungen über die EKG-Elektroden.

> **!** Etwa 50 % aller chirurgischen Patienten zeigen postoperativ Herzrhythmusstörungen. Harmlose Rhythmusstörungen (z. B. Extrasystolie) können Vorboten gefährlicher Störungen sein → Ausschluss möglicher Ursachen wie Elektrolytimbalancen oder einer respiratorischen Insuffizienz.

1

Blutdruckmessung

Nichtinvasive Blutdruckmessung

Parameter: peripherer systemischer arterieller Blutdruck. Die Messung erfolgt heute meist mittels automatischer Blutdruckmessgeräte. *Vorteile:* Unterliegen nicht den subjektiven Einflüssen des Untersuchers, häufige und regelmäßige Messung möglich. *Nachteile:* Unzuverlässigkeit bei kreislaufinstabilen Patienten, gelegentlich schmerzhaftes Aufpumpen der Manschette bei hohem Blutdruck. In Zweifelsfällen oder bei unzuverlässigen automatischen Messungen muss manuell gemessen werden. Die Wahl einer adäquaten Manschettenbreite ist mitentscheidend für die „Qualität" und Reliabilität der Messung!

Invasive oder direkte Blutdruckmessung

Indikation: Kritisch kranke Patienten (v. a. beatmete oder kardiopulmonal instabile Patienten). Kontinuierliche Messung des Blutdrucks in verschiedenen Abschnitten des Gefäßsystems: Zentral-venös, pulmonal-arteriell und systemisch-arteriell. Gleichzeitig Möglichkeit der wiederholten arteriellen Blutgasanalyse.

! **Pulmonalarterienkatheter** gestatten neben dem Monitoring verschiedener Drücke, des Herzzeitvolumens und ggf. der gemischtvenösen Sauerstoffsättigung die Berechnung einer Reihe hämodynamischer Zielgrößen für den rationalen Einsatz von Volumenersatzmitteln, Vasodilatatoren und Sympathikomimetika.

Verfahren, die die Thermodilution und Pulskonturanalyse kombinieren (PiCCO® bzw. EV 1000 [Fa. Edwards]), erlauben eine kontinuierliche HZV-Messung sowie die Abschätzung des intrathorakalen Blutvolumens und des extravaskulären Lungenwassers.

Die zentral-venöse Sättigung wird derzeit zur nichtinvasiven Erfassung eines Low-output-Syndroms propagiert (pathologischer Bereich < 65 %).

1.5.3 Respiratorisches Monitoring

U. v. Hintzenstern, K. Lück, T. Bein und S.G. Sakka

Blutgasanalyse

Die **Blutgasanalyse** dient zur Diagnostik und Therapiekontrolle bei Störungen des Gasaustauschs und des Säure-Basen-Haushalts (▶ Tab. 1.10).

Der **p_aO_2/F_IO_2-Quotient** *(Oxygenierungs-/Horovitz-Index)* ermöglicht die Beurteilung der Oxygenierung unabhängig von der F_IO_2.

Tab. 1.10 Normwerte der Blutgasanalyse (BGA).

Direkt gemessene Parameter	Abgeleitete Parameter
pH: 7,40 ± 0,05	HCO_3^- (Bikarbonat): 22–28 mmol / l
p_aCO_2: 40 ± 5 mmHg	SBC (Standardbikarbonat): 22–26 mmol / l
p_aO_2: 60–80 mmHg bei einer F_IO_2 von 0,21 (abhängig insbesondere vom Lebensalter). Ziel: p_aO_2 = 100 - (Alter [J] / 3)	BE (Base Excess, Basenabweichung): ± 2 mmol / l

Beispiel: p_aO_2 = 100 mmHg bei F_IO_2 = 0,5 : p_aO_2/F_IO_2-Quotient = 200 mmHg

Ein p_aO_2/F_IO_2-Quotient < 100 mmHg spiegelt eine kritisch eingeschränkte Oxygenierung mit Lebensbedrohung wider, die in der Regel eine umgehende Strategie (z. B. PEEP-Modifikation, Bauchlage, ECMO-Anlage) erfordert.

Störungen des Gasaustauschs

- Respiratorische **Partialinsuffizienz** (bei Erkrankungen des Lungenparenchyms): p_aO_2 ↓, p_aCO_2 normal oder ↓
- Respiratorische **Globalinsuffizienz** (bei Störungen des Atemantriebs oder der Atemmechanik): p_aO_2 ↓, p_aCO_2 ↑

Störungen des Säure-Basen-Haushalts

- Respiratorische **Azidose** (z. B. bei Opioidintoxikation, Guillain-Barré-Syndrom, Myasthenie, Asthma, Lungenödem, Rippenserienfraktur): pH ↓, p_aCO_2 ↑
- Respiratorische **Alkalose** (z. B. Hyperventilationssyndrom, Sepsis [respiratorische Kompensation der metabolischen Azidose], mäßig ausgeprägte Lungenerkrankungen aufgrund reflektorischer Stimulation durch Hyp-oxie): pH ↑, p_aCO_2 ↓

Für die Interpretation einer Blutgasanalyse sollten drei Faktoren bekannt sein:

- Inspiratorische Sauerstoffkonzentration (F_IO_2)
- Hämoglobinkonzentration (Hb)
- Herzzeitvolumen (HZV)

Die ersten zwei Faktoren können problemlos bestimmt werden, das Herzzeitvolumen dagegen kann in der Regel unter klinischen Bedingungen, d. h. ohne entsprechendes Monitoring (z. B. TEE, Pulmonalis- oder PiCCO®-Katheter bzw. EV 1000 [Fa. Edwards]) nur als „normal“, „hoch“ oder „niedrig“ eingeschätzt werden.

Abnahmeort

Grundsätzlich kann eine Blutgasanalyse (BGA) aus arteriellem, venösem und kapillärem Blut angefertigt werden.

Die **kapilläre Analyse** liefert bei guter Arterialisierung (Wärme, durchblutungsfördernde Salben) Resultate, die mit denen einer arteriellen Probe vergleichbar sind. Die kapilläre Probe hat sich v. a. in der Neonatologie gehalten (schwierige Punktion der dünnkalibrigen Arterien!), wo jedoch die kontinuierliche transkutane Überwachung von pO_2 und pCO_2 als nichtinvasives Verfahren dominiert. Bei Erwachsenen sollte immer eine arterielle bzw. venöse Analyse bevorzugt werden, da in vielen Fällen, in denen eine BGA indiziert erscheint, eine verminderte periphere Perfusion die Aussagekraft einer kapillären Probe von vornherein einschränkt.

Arterielle oder venöse Blutgasanalyse? Die **arterielle Analyse** reflektiert die Diffusion von O_2 und CO_2 nur über die pulmonale Diffusionsstrecke. Ohne die Kenntnis der inspiratorischen O_2-Fraktion ist eine arterielle Blutgasanalyse deshalb wertlos. Es lassen sich Aussagen über die Diffusionsstrecke und mithilfe des Hämoglobingehalts über das O_2-Angebot machen. Ob das Angebot den Anforderungen des Organismus entspricht, wird durch eine arterielle Analyse jedoch nicht geklärt. Veränderungen der Diffusionsstrecke (z. B. Pneumonie) oder Beimischungen venösen Blutes zum arterialisierten Blut (intra- und extrapulmonale Shunts) führen dazu, dass der arterielle pO_2 deutlich unter dem alveolären pO_2 liegt (arterio-alveoläre Differenz). Die **venöse Blutgasanalyse** hingegen reflektiert das Geschehen in der Kapillarstrecke. Hier wird aus dem arteriellen Blut O_2 in das Gewebe abgegeben und verbraucht. Der Anteil des nichtoxygenierten Hämoglobins steigt, die

O_2-Sättigung sinkt. Unter normalen Bedingungen schöpft der Organismus so viel O_2 aus, bis die gemischtvenöse O_2-Sättigung 70–75 % beträgt. Sinkt die venöse O_2-Sättigung, kann dies ein wichtiges Zeichen für ein zu geringes Angebot sein. Ursachen könnten sein:

- Zu geringes Herzzeitvolumen (z. B. Low-output-Syndrom)
- Anämie
- Erhöhter O_2-Verbrauch (z. B. Fieber, Sepsis, maligne Hyperthermie)

In diesen Fällen muss das O_2-Angebot angehoben werden. Nur durch eine simultane Bestimmung der arteriellen und venösen Blutgase kann ein differenziertes Bild des O_2-Transports gezeichnet und das Verhältnis zwischen O_2-Angebot und O_2-Bedarf abgewogen werden.

Anmerkung: Das Serum-**Laktat** als Indikator einer O_2-Minderversorgung weist zwei Nachteile auf:

- Es reagiert relativ spät, d. h. der Anstieg erfolgt erst, wenn das O_2-Angebot schon unter einen kritischen Wert gesunken ist. Zu diesem Zeitpunkt sind bereits Organschäden möglich.
- Einem Anstieg der Laktatkonzentration können auch andere Ursachen als ein O_2-Defizit zugrunde liegen (Krampfanfälle, körperliche Belastung, bestimmte Stoffwechselerkrankungen, Leberfunktionsstörungen).

! Periphere **arterielle Verweilkanülen** mit Spülsystem stellen einen einfachen und dauerhaften Zugangsweg für arterielle Blutgasproben dar und ermöglichen die direkte kontinuierliche Blutdruckmessung.

Oxymetrie

Optische Methode zur Bestimmung des oxygenierten Hämoglobins im Blut. Grundlage: Die verschiedenen Formen von Hämoglobin, z. B. oxygeniertes (O_2Hb) und desoxygeniertes Hämoglobin (Hb), Methämoglobin (MetHb) und Carboxyhämoglobin (COHb) absorbieren Licht verschiedener Wellenlängen. Oxymeter für den In-vitro-Gebrauch (CO-Oxymeter) verwenden vier verschiedene Wellenlängen und können damit alle vier Hb-Formen und den gesamten Hb-Gehalt quantifizieren. Die In-vivo-Verwendung von Spektrophotometern mit zwei Wellenlängen ist normalerweise völlig ausreichend, da MetHb und COHb selten in klinisch relevanten Größen auftreten.

Pulsoxymetrie

Pulsoxymeter messen die arterielle Sauerstoffsättigung (s_pO_2 = partielle s_aO_2) kontinuierlich und nichtinvasiv mittels Licht zweier Wellenlängen (rot und infrarot), einer für Oxyhämoglobin (O_2Hb) und einer für desoxygeniertes Hämoglobin (Hb):

$$s_pO_2[\%] = (O_2Hb)/(O_2Hb + Hb) \times 100$$

Der Aufnehmer, der die Lichtquelle und den Detektor enthält, kann an jedem pulsierenden Gefäßbett angebracht werden (Erwachsene und Kinder: Finger, Zehen, Nase und Ohrläppchen; Säuglinge und Neugeborene: Hände, Füße, Penis und Wangen). Pulsoxymeter besitzen im Bereich zwischen 70 und 100 % Sauerstoffsättigung eine Genauigkeit von wenigstens ± 2 % (95 % Vertrauensgrenze), sofern nichtsignifikante Mengen an fetalem oder CO-Hämoglobin vorliegen. Das bedeutet,

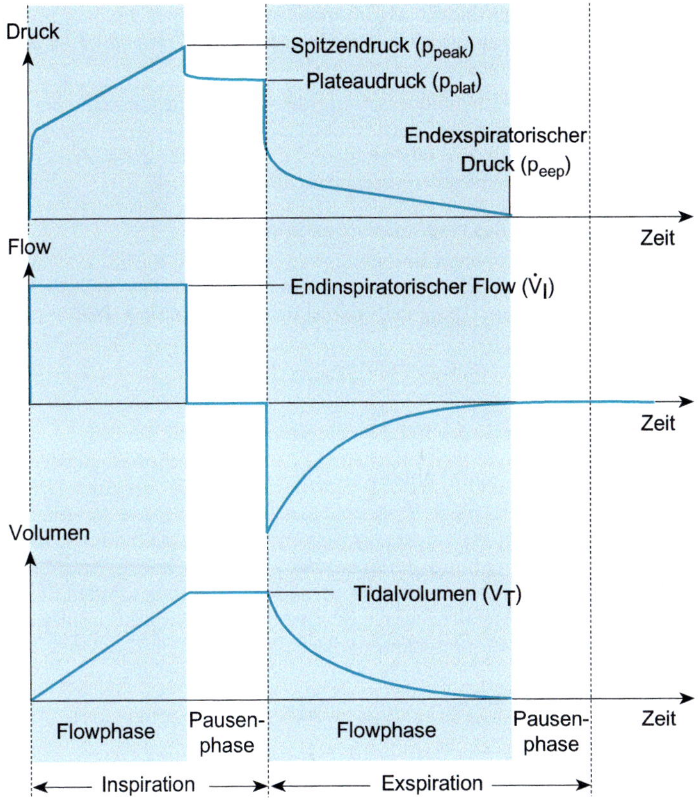

Abb. 1.20 Druck-, Flow- und Volumenverlauf eines Beatmungshubs mit konstantem Inspirationsflow: Berechnung der inspiratorischen Resistance (R_I) aus der Druckdifferenz zwischen Spitzen- und Plateaudruck sowie dem Inspirations-Flow; Berechnung der effektiven statischen Compliance (C_{stat}) aus dem Tidalvolumen sowie der Druckdifferenz zwischen Plateau- und endexspiratorischem Druck. [T403]

Resistance unter Beatmung

Die **inspiratorische Resistance** unter Beatmung (R_I) errechnet sich aus dem Quotienten der Druckdifferenz zwischen Spitzen- (p_{peak}) und Plateaudruck (p_{plat}) und dem endinspiratorischen Flow ($\dot{V}$ ▶ Abb. 1.20):

$$R_I = (p_{peak} - p_{plat})/(\dot{V})$$

Diese Berechnung wird bevorzugt bei der Beatmung mit einem konstanten Inspirationsflow durchgeführt. Da die inspiratorische Resistance während der inspiratorischen Flow-Phase berechnet wird, ist darauf zu achten, ob der Wert der angezeigten Resistance vom inspiratorischen Gasfluss abhängig ist.

Die **exspiratorische Resistance** (R_E) wird zu Beginn der exspiratorischen Flow-Phase über herstellerspezifische Algorithmen berechnet. Bei der Interpretation von Änderungen der exspiratorischen Resistance ist die Compliance zu berücksichtigen.

Der größte Anteil der (in- und exspiratorischen) Resistance entfällt bei nicht-obstruktiven Patienten auf den Trachealtubus. Bei Ausschluss einer Verlegung des Trachealtubus genügt als Verlaufsparameter bei der bronchospasmolytischen Behandlung beatmeter Patienten der inspiratorische Spitzendruck.

Statische Compliance des respiratorischen Systems

Die **statische Compliance** unter Beatmung (C_{stat}) ergibt sich (▶ Abb. 1.20) aus dem Verhältnis des exspiratorisch gemessenen Atemhubvolumens (V_T) und der Druckdifferenz zwischen Plateau- (p_{plat}) und endexspiratorischem Druck (PEEP):

$$C_{stat} = (V_T)/(p_{plat} - PEEP)$$

Der endexspiratorische Druck PEEP ist die Summe aus dem am Beatmungsgerät eingestellten externen oder extrinsischen PEEP und dem intrinsischen oder dynamischen PEEP ($PEEP = PEEP_E + PEEP_I$). Intrinsischer PEEP oder Auto-PEEP entsteht unter Beatmung, wenn die Exspirationszeit für eine passive Ausatmung bis auf das normale FRC-Niveau nicht ausreicht und die nächste Einatmung beginnt, bevor alle Abschnitte der Lunge die Atemruhelage erreicht haben. Auto-PEEP ist die Regel bei Patienten mit akuter oder chronischer Atemwegsobstruktion oder Beatmung mit hohen Atemfrequenzen oder verlängerter Inspirationsphase, z. B. einer absoluten Exspirationszeit unter 1,5 Sek. Die Formel für C_{stat} lautet dann:

$$C_{stat} = (V_T)/[p_{plat} - (PEEP_E + PEEP_I)]$$

Dynamische Compliance

Für die **dynamische Compliance** (C_{dyn}) existieren herstellerspezifische Definitionen. Sie reflektiert die Impedanz des Systems Patient/Beatmungsgerät, d. h. sowohl die Strömungswiderstände als auch die elastischen Retraktionskräfte. Diese „dynamische Charakteristik“ entspricht dem Quotienten aus exspiratorisch gemessenem Atemhubvolumen und der Differenz aus Spitzen- und endexspiratorischem Druck:

$$C_{dyn} = (VT)/(p_{peak} - PEEP)$$

PEEP und Auto-PEEP müssen beim Einsetzen für PEEP in die Gleichung wieder entsprechend berücksichtigt werden (siehe oben). Die dynamische Compliance oder Charakteristik ist eine Hilfskonstruktion für Beatmungsfälle, bei denen eine endinspiratorische Pause nicht vorgesehen ist oder das Beatmungsgerät kein manuelles endinspiratorisches Verschlussdruckmanöver erlaubt.

Werden die Druck- und Volumenschwankungen nicht am Trachealtubus, sondern im Beatmungsgerät gemessen, erhält man die **effektive Compliance.** Sie beinhaltet zusätzlich die innere Compliance des Respirators, der Befeuchterkaskade, des HME-Filters und der Beatmungsschläuche.

Die innere Compliance beträgt bei den üblichen Erwachsenenbeatmungssystemen etwa 3–4 ml/mbar, d. h. pro mbar inspiratorischem Beatmungsdruck muss das Tidalvolumen um 3–4 ml vermindert in die obigen Gleichungen eingesetzt oder der Wert als effektive Compliance gekennzeichnet werden.

Wichtig: Letztlich spielt die Richtigkeit der Algorithmen eine untergeordnete Rolle, weil diese atemmechanischen Parameter bestenfalls als Verlaufsparameter angesehen werden und alleine keine therapieentscheidende Bedeutung besitzen.

2 Ventilationsformen

U. v. Hintzenstern, A. Obermayer, T. Köhnlein, T. Bein und T. Welte

Für die meisten **Ventilationsformen** sind mehrere Begriffe bzw. Abkürzungen in Gebrauch. Oft existieren auch deutsche und englische Versionen nebeneinander (▶ Tab. 1.5).

2

Aus Gründen der Praktikabilität wurden die einzelnen Ventilationsformen jeweils unter dem Begriff verzeichnet, mit dem sie im klinischen Alltag am häufigsten benannt werden, d. h. meist mit der englischen Abkürzung.

Die verschiedenen Ventilationsformen lassen sich anhand der jeweils vom Patienten zu erbringenden Atemarbeit einteilen (▶ Abb. 2.1):

- Bei der *kontrollierten* oder *mandatorischen Beatmung* ist der Patient völlig passiv, d. h. das Beatmungsgerät übernimmt 100 % der zu leistenden Atemarbeit (Full Ventilatory Support).
- Das andere Extrem ist die reine *Spontanatmung* (Spontaneous Breathing), bei der der Patient die gesamte Atemarbeit und -steuerung völlig eigenständig leistet.
- Dazwischen liegen alle anderen Ventilationsformen, die die im Regelfall unzureichende Spontanatmung in höchst unterschiedlichem Ausmaß assistieren oder unterstützen (Partial Ventilatory Support).

Hierbei ist zu beachten: Die kontrollierte Beatmung ersetzt den durch Erkrankung oder Analgosedierung bestehenden Ausfall des Atemzentrums. Bei augmentierender „Spontan"-Atmung löst der Patient zwar die (Be-)Atmung aus, aber bei entsprechend hoch gewählter Druckunterstützung übernimmt die Maschine weitestgehend die Atemarbeit. Das heißt, der Beatmungsmodus „unterstützte Spontanatmung" ist meist nur eine „Schein"-Spontanatmung! Erst bei einer entsprechend niedrigen Druckunterstützung wird sie eine „echte" Spontanatmung.

Übersicht über die klinisch wichtigsten Beatmungsformen ▶ Abb. 2.2

2.1 Kontrollierte Beatmung

U. v. Hintzenstern und A. Obermayer

Synonyme: Mandatorische Beatmung, **CMV** (Continuous/Controlled Mechanical/ Mandatory Ventilation), bei ZEEP: **IPPV** (Intermittent Positive Pressure Ventilation), bei PEEP: **CPPV** (Continuous Positive Pressure Ventilation).

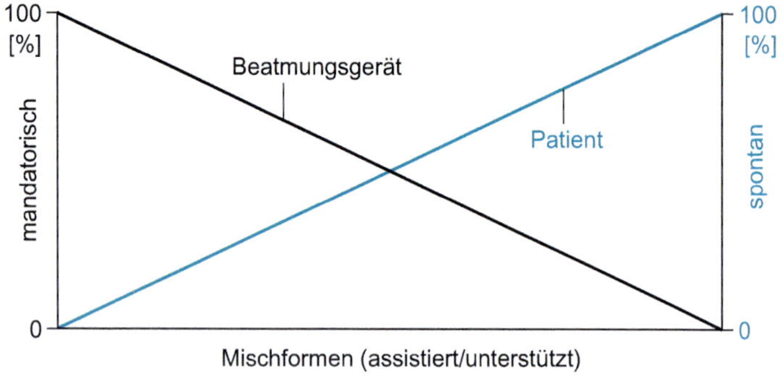

Abb. 2.1 Unterscheidung der Ventilationsformen anhand der Atemarbeit. [M400]

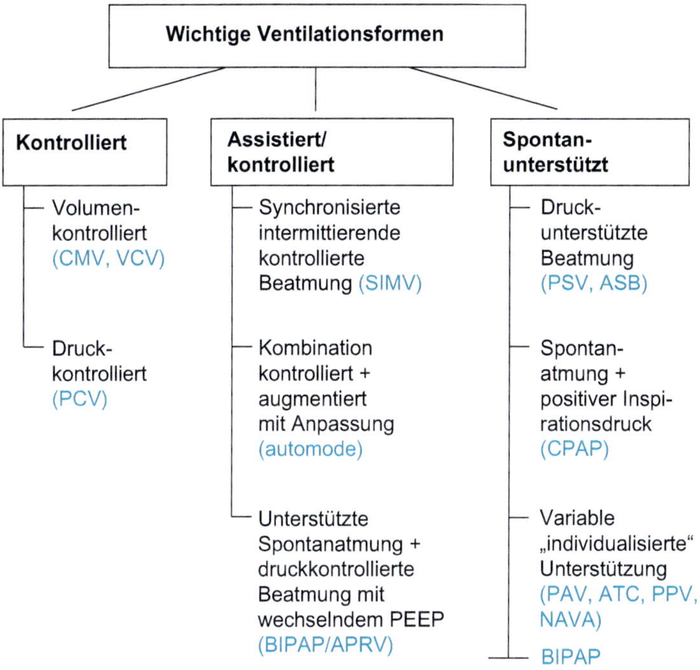

Abb. 2.2 Übersicht über die klinisch wichtigsten Beatmungsformen. [V492]

Bei der **kontrollierten Beatmung** werden der Atemantrieb und die Atemarbeit vollständig vom Beatmungsgerät übernommen. Die Passivität des Patienten beruht entweder auf seiner Grunderkrankung (z. B. SHT) oder auf iatrogener Manipulation (Sedierung, Muskelrelaxation, Hyperventilation). Wegen der Gefahr der Atemmuskelatrophie muss diese Beatmungsform auf den geringstmöglichen Zeitraum beschränkt bleiben. Daraus ergibt sich eine relativ enge **Indikation für den Einsatz der kontrollierten Beatmung:**

- Minimierung des Sauerstoffverbrauchs des Patienten (z. B. im kardiogenen Schock).
- Ermöglichung einer Erholung der Atemmuskulatur bei manifester Ermüdung („Muscle Fatigue-Syndrom“).
- Beatmung mit engen Grenzen einer p_aCO_2-Zieleinstellung (z. B. beim akuten Schädel-Hirn-Trauma).
- Lungenprotektive Beatmung in der Frühphase des ARDS.

2.1.1 Volumenkontrollierte Beatmung

Synonyme

VC-CMV (Volume-Controlled CMV), volumenkonstante (zeitgesteuerte) Beatmung, VCV (Volume-Controlled ventilation).

Charakteristik

- Ein vorgegebenes Tidalvolumen wird dem Patienten während der eingestellten Inspirationszeit verabreicht.
- Der Druck als abhängiger Parameter resultiert aus der Compliance und Resistance des Patienten.
- Ist der Inspirationsflow so hoch, dass das Tidalvolumen vor Ablauf der Inspirationszeit appliziert wird, schließt das Inspirationsventil. Bis zum Ende der Inspirationszeit sind damit Inspirations- und Exspirationsventil geschlossen → inspiratorische Pause bzw. „No-Flow-" oder Plateauphase (Ausbildung eines Druckplateaus bei p_{plat} im Druck-Zeit-Diagramm).

Einstellgrößen am Beatmungsgerät

- Atemfrequenz
- Tidal- bzw. Atemminutenvolumen
- Inspirationsflow
- Inspirationszeit z. B. mittels Atemfrequenz und I:E-Verhältnis

Fakultativ:

- PEEP
- Triggerschwelle → assistierte/kontrollierte Beatmung (▶ 2.2)

Klinische Aspekte

- Klassische Form der Beatmung.
- Einfache Ventilationsform bei Patienten ohne Lungenerkrankungen, die kontrolliert beatmet werden müssen: Patienten in Narkose oder mit SHT (Volumenkonstanz als Voraussetzung für eine p_aCO_2-gesteuerte Beatmung zur Senkung des Hirndrucks).
- Die Etablierung des Konzepts der lungenprotektiven Beatmung (▶ 1.4.5) könnte allerdings eine Renaissance der VC-CMV bewirken, da sie – unabhängig von der aktuellen Compliance – die Verabreichung eines niedrig vorgewählten Tidalvolumens garantiert.
- **Cave:** Abhängig von Tidalvolumen, Inspirationszeit, Resistance und Compliance können (extrem) hohe Beatmungsdrücke entstehen:
  - Insbesondere bei parenchymatösen Lungenerkrankungen wie ARDS, Pneumonie oder Kontusion mit inhomogener Ausprägung der pathologischen Veränderungen besteht die Gefahr starker regionaler Lungenüberblähung mit entsprechenden Schädigungen (▶ 1.4.3).
  - Um das Risiko von Barotraumen zu verringern, sollte die Alarmgrenze für den oberen Druckalarm möglichst knapp über dem Spitzendruck eingestellt werden. **Cave:** Bei der Überdruckbeatmung muss deutlich unterschieden werden zwischen dem Druckverlauf im Atemsystem des Respirators (angezeigter Beatmungsdruck) und dem im Regelfall nicht messbaren intrapulmonalen Druck, der der klinisch relevante Druck ist!
  - Bei der Wahl des Tidalvolumens sollte ein Wert von 6 ml/kg ideales KG nicht überschritten werden. Beispiel: Patient mit 76 kg ideales KG: $V_T < 500$ ml.
- Da die Plateauphase bei der kontrollierten Beatmung keine nachweisbaren Vorteile bringt, sollte der Flow so niedrig gewählt werden, dass die endinspiratorische Pause möglichst kurz ist. Außerdem lässt sich durch die Verlängerung der inspiratorischen Flow-Phase der Spitzendruck p_{peak} senken.

Bei der volumenkontrollierten Beatmung ist bei vielen Ventilatoren sowohl ein Rechteck-Flow als auch ein dezelerierender Flow einstellbar, der allerdings fixiert ist und nicht die aktuellen Druckverhältnisse berücksichtigt (▶ Abb. 2.3).

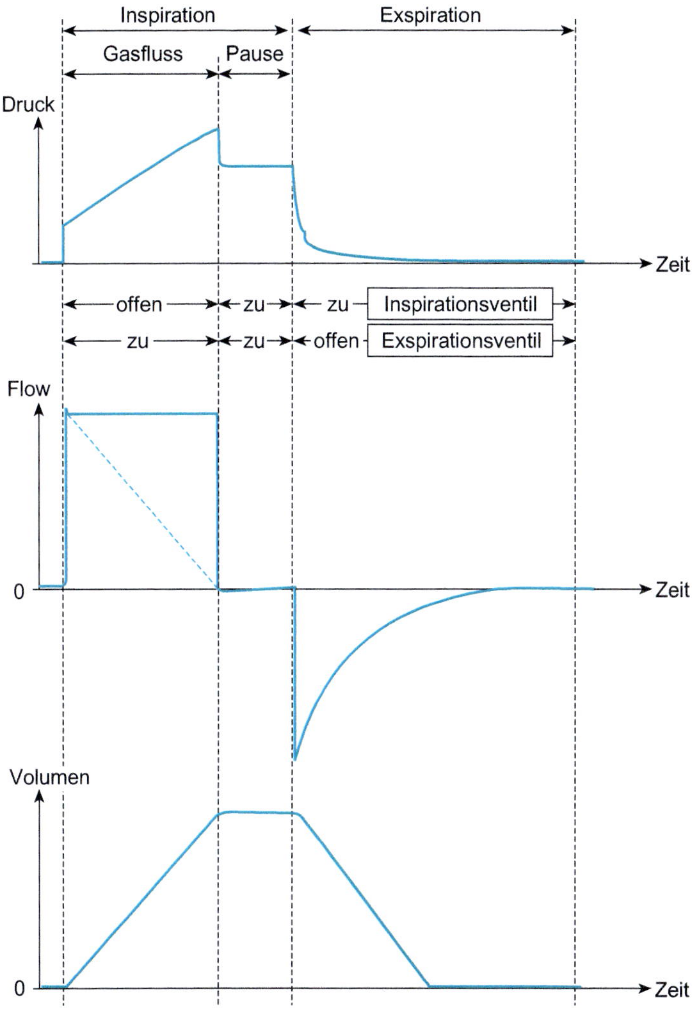

Abb. 2.3 VC-CMV (volumenkontrollierte Beatmung). [M400]

Sonderfall: Drucklimitierte Beatmung (Dräger)

Synonym

PLV (Pressure-Limited Ventilation).

Charakteristik

Bei Erreichen des eingestellten Werts p_{max} wird der Flow so weit reduziert, dass p_{max} nicht überschritten werden kann, d. h. die Druckspitze $p > p_{max}$ wird „abgeschnitten" (▶ Abb. 2.4).

2

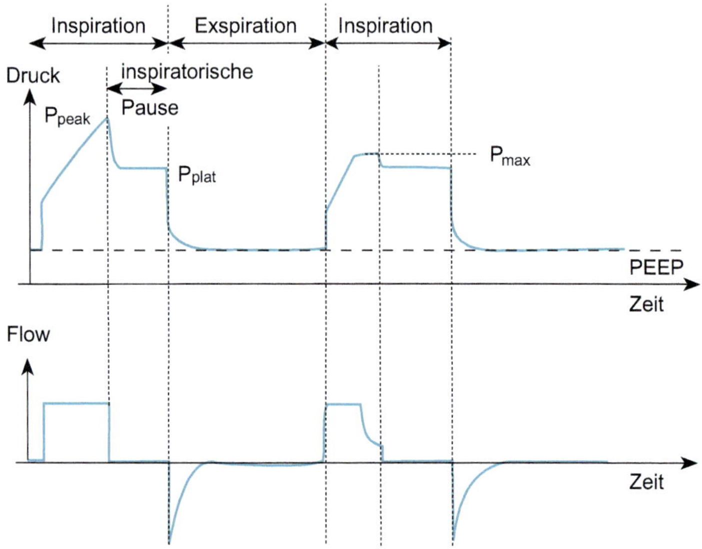

Abb. 2.4 PLV (drucklimitierte Beatmung). [M400]

Einstellgrößen am Beatmungsgerät

- Atemfrequenz
- Tidal- bzw. Atemminutenvolumen
- Inspirationsflow, Flow-Zeit
- Inspirationszeit z.B. mittels Atemfrequenz und I:E-Verhältnis
- Maximaldruck (p_{max})

Fakultativ:

- PEEP
- Triggerschwelle → assistierte/kontrollierte Beatmung (▶ 2.2)

Klinische Aspekte

- Ist p_{max} in Bezug zur Compliance des Patienten zu niedrig gewählt, kann das eingestellte Tidalvolumen nicht appliziert werden → volumeninkonstante Beatmung.
- In Verbindung mit einer SIMV ist der Inspirationsflow wegen der parallelen Spontanatmung des Patienten ausreichend hoch (45–90 l/min) einzustellen.

2.1.2 Druckkontrollierte Beatmung

Synonyme

PC-CMV (Pressure-Controlled-CMV; ▶ Abb. 2.5), druckkonstante (zeitgesteuerte) Beatmung, PCV (Pressure-Controlled Ventilation).

Charakteristik

Der eingestellte Druck wird mittels eines exponentiell dezelerierenden Flowmusters, das aus der Anpassung an die Resistance und Compliance entsteht, rasch erreicht und bis zum Ende der Inspirationszeit/Flow-Zeit konstant gehalten.

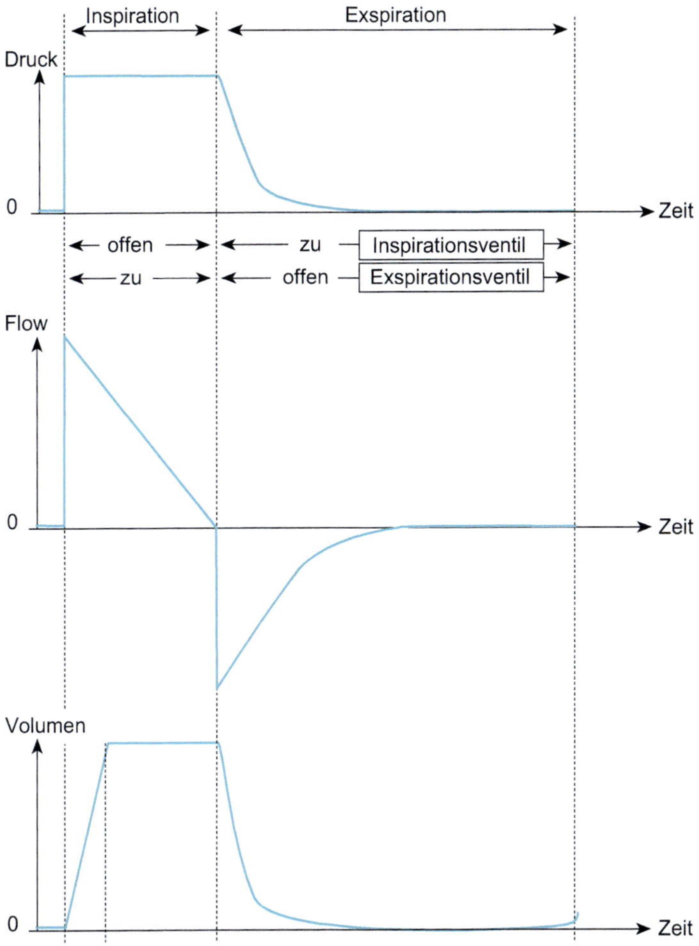

Abb. 2.5 PC-CMV (druckkontrollierte Beatmung). [M400]

Einstellgrößen am Beatmungsgerät

- Atemfrequenz
- Inspirationszeit z. B. mittels Atemfrequenz und I:E-Verhältnis
- Inspirationsdruck (p_{insp})/inspiratorisches Druckniveau

Fakultativ:

- Triggerschwelle → assistierte/kontrollierte Beatmung (▶ 2.2)

Klinische Aspekte

- *Vorteil:* Festlegung der maximalen Atemwegsdrücke → typische Indikationen: Parenchymatöse Lungenerkrankungen wie ARDS, Pneumonie oder Kontusion mit inhomogener Ausprägung der pathologischen Veränderungen.

- Die druckkontrollierte Beatmung ist mit dem Konzept der lungenprotektiven Beatmung kombinierbar (▶ 1.4.5). Sie vermindert die Gefahr der Überdehnung „gesunder", gut belüfteter Alveolen bei gleichzeitiger Rekrutierung von Gasaustauschflächen durch schonende Belüftung „langsamer" Alveolen.
- *Nachteil:* Das applizierte Volumen kann nicht durch Einstellung am Beatmungsgerät definiert werden, sondern ist abhängig von der Compliance und Resistance des Patienten sowie von der inspiratorischen Flow-Zeit (→ Atemminutenvolumen) und muss daher sorgfältig überwacht werden. Die Alarmgrenzen sind patientenadaptiert einzustellen.
- **Cave:** Bei druckgesteuerter Beatmung kann das Tidalvolumen wechseln, sodass eine „lungenprotektive" Garantie ($V_T \leq 6$ ml/kg KG) nicht gegeben ist.
- In Kombination mit IRV (▶ 2.7) anwendbar.
- p_{max} darf nach lungenprotektiven Regeln maximal 30–35 mbar betragen.

Sonderformen der druckkontrollierten Beatmung

Manche Hersteller bieten spezielle Ausführungsformen der druckkontrollierten Beatmung zur Erleichterung der Anwendung an. Beim Start der Beatmungsform sucht das Gerät den Beatmungsdruck aus, der die Lieferung des eingestellten Tidalvolumens ermöglicht. Weiterhin erfolgt bei diesen Spezialformen eine fortlaufende Adaptation des notwendigen Beatmungsdrucks an wechselnde Compliance- und Resistance-Verhältnisse. Diese Beatmungsformen sind nicht mit einer reinen volumenkontrollierten Beatmung vergleichbar, da die Beatmung mit einem dezelerierenden Flow erfolgt, der von der Compliance und Resistance abhängig ist. Es werden **herstellerspezifische Bezeichnungen** verwendet:

- Siemens: PRVC (Pressure-Regulated Volume Control)
- Dräger: Autoflow®
- Hamilton: APV (Adaptive Pressure Ventilation), CMV + (volumenkonstante druckregulierte Beatmung)

Beispiel: PRVC (Pressure-Regulated Volume Control)

Synonym

Druckgeregelte volumenkontrollierte Beatmung.

Charakteristik

- Ziel dieser automatischen Druckregelung ist die Applikation des vorgewählten Tidalvolumens innerhalb der Inspirationszeit/Flow-Zeit mit konstantem Druck.
- Bei jedem Ventilationszyklus wird das inspiratorische Druckniveau den momentanen lungenmechanischen Eigenschaften des Patienten angepasst.
- Beträgt die Differenz zwischen dem Spitzendruck und dem Wert für die „obere Druckgrenze" weniger als 5 mbar, wird ein Alarm ausgelöst und ein geringeres Tidalvolumen appliziert als vorgewählt.
- Bei Erreichen des Werts für die „obere Druckgrenze" wird automatisch ein Alarm ausgelöst und auf Exspiration umgeschaltet.

Einstellgrößen am Beatmungsgerät

- Atemfrequenz
- Tidal- bzw. Atemminutenvolumen
- Obere Druckgrenze

Bei intaktem Atemantrieb gilt diese Spontanatmungsform derzeit als geeignete Weaning-Methode für die klinische Routine, da hierdurch die muskuläre Atempumpe trainiert wird und durch schrittweise Reduktion des inspiratorischen Drucks eine graduelle „Übertragung" der Ventilation auf den Patienten erfolgt, bis eine Extubation möglich ist. Andererseits ist hiermit keine individualisierte, an die Diaphragmaaktivität angepasste „breath-by-breath"-Unterstützung möglich.

Die druckunterstützte Spontanatmung ist auch kombinierbar mit anderen Entwöhnungsverfahren (z. B. SIMV).

Beachte: ASB mit hoher Druckunterstützung (> 14 mbar) ist nur eine „Schein"-Spontanatmung, da zwar der Atemhub vom Patienten ausgelöst wird, die Atemarbeit jedoch nahezu vollständig vom Respirator übernommen wird. Die Kraft und Funktion der muskulären Atempumpe wird hiermit nicht beansprucht oder trainiert. Streng genommen handelt es sich um eine vom Patienten getriggerte kontrollierte Beatmung mit nahezu passiver Zwerchfellfunktion.

Einstellgrößen am Beatmungsgerät

- Druckunterstützungsniveau
- Inspiratorisches Flowprofil
- Druckanstiegszeit
- Triggerempfindlichkeit
- Atemfrequenz (→ Definition der Atemzykluszeit → zusätzliches Kriterium für die Sicherheitsumschaltung von Inspiration auf Exspiration)

Fakultativ:

- CPAP (= PEEP)

Klinische Aspekte

- Einstellung der Druckunterstützung:
  - > 10 mbar: Verbesserung der Ventilation durch Erzielung größerer Tidalvolumina.
  - < 10 mbar: Kompensation der durch Trachealtubus, Beatmungsschläuche, Befeuchterkaskade und Inspirationsventil verursachten zusätzlichen inspiratorischen Atemarbeit.
- Klassisches Verfahren (alleine oder in Kombination mit SIMV) zur Entwöhnung, da der Patient die Kontrolle über Inspirationsflow, Inspirationszeit und Tidalvolumen behält.
- Nachteil: Das Verfahren garantiert keine Mindestventilation und berücksichtigt nicht die aktuelle Zwerchfellaktivität.

Sonderfall: VS (Volume Support)

Synonym

VAPS (Volume-Assured Pressure Support).

Charakteristik

Spontanatmung mit automatisierter Druckunterstützung → Anpassung der Druckunterstützung an wechselnde lungenmechanische Eigenschaften oder Einatmungsbemühungen des Patienten → Ventilationsgarantie. Bei Apnoe Umschaltung auf PRVC (Pressure-Regulated Volume Control, ▶ 2.1.2).

Einstellgrößen am Beatmungsgerät

- Triggerempfindlichkeit
- Atemfrequenz

- Inspirationsdauer
- Inspirationsanstiegszeit
- Tidal- bzw. Atemminutenvolumen

Klinische Aspekte

- Bei hoher Atemfrequenz (Schmerzen, Durchgangssyndrom) besteht die Gefahr einer Hechelatmung mit insuffizienter Totraumventilation.
- Der klinische Stellenwert als Form einer „modernen" Druckunterstützung ist derzeit noch unklar.

2.5 NAVA (Neurally Adjusted Ventilatory Assist)

T. Bein

Synonym

Neurodiaphragmal gesteuerte unterstützte Spontanatmung.

Charakteristik

Die bisher zur Verfügung stehenden unterstützten Spontanatmungsverfahren nutzen zwar die eigenen „spontanen" Atemanstrengungen des Patienten, allerdings ist die Art der Atemunterstützung aber zumeist „uniform" und berücksichtigt nur unzureichend die spezifische diaphragmale Aktivität. Es kommt daher bei druckunterstützter Beatmung (PSV) häufig zum „Overdrive" (Patient bekommt zu viel Atemunterstützung im Vergleich zur diaphragmalen Aktivität) oder – für den Weaning-Prozess sehr unerwünscht – zur unzureichenden Unterstützung mit chronischer Überforderung.

Aus diesem Grund wurde nach Verfahren gesucht, die die individuelle diaphragmale Aktivität „breath-by-breath" aufnehmen und eine synchrone Unterstützung durch das Beatmungsgerät veranlassen. Mit **NAVA** ist möglicherweise ein solcher Beatmungsmodus gefunden, obwohl die Anwendung in der klinischen Praxis noch einige Probleme aufwirft.

Bei NAVA erfolgt die Ableitung der elektrischen Aktivität des Diaphragmas („EKG des Zwerchfells") über Ringelektroden, die auf eine spezielle Magensonde aufgebracht sind. Die von den Ringelektroden empfangenen diaphragmalen elektrischen Signale werden gefiltert, verarbeitet und dem Beatmungsgerät zugeführt, das je nach Stärke des Signals einen entsprechenden unterstützenden Atemhub abgibt. Die resultierende Druckunterstützung ist somit direkt proportional zur diaphragmalen Aktivität des Patienten und wird kontinuierlich an die aktuelle Signalstärke angepasst.

Ziel ist die verbesserte Synchronisierung zwischen Patient und Beatmungsgerät sowie die effizientere Entlastung der muskulären Atempumpe.

Klinische Aspekte

- Die bisherigen Studien zur klinischen Anwendbarkeit von NAVA sind ermutigend. Bei Patienten mit erschwertem Weaning oder schwerer COPD führte die NAVA-Beatmung offensichtlich zum schnelleren Training der Atemmuskulatur.
- In letzter Zeit wurden wissenschaftliche Beiträge publiziert, in denen über die erfolgreiche Kombination von NAVA mit nichtinvasiver Beatmung berichtet wurde.

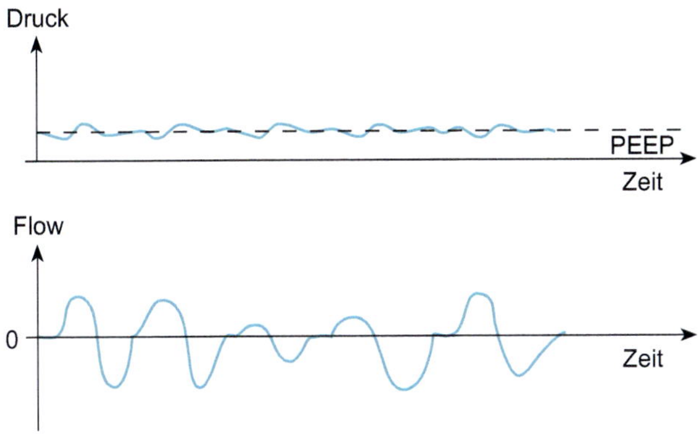

Abb. 2.10 CPAP. [M400]

- Insgesamt handelt es sich um ein attraktives Konzept, allerdings fehlen noch prospektiv-randomisierte Studien und die sichere, routinierte Anwendung in vielen Kliniken. Darüber hinaus besteht ein erhöhter Pflegeaufwand, z. B. Patient-Nurse-Ratio 1:1.

2.6 CPAP (Continuous Positive Airway Pressure)

U. v. Hintzenstern und A. Obermayer

Synonym

CPPB (Continuous Positive Pressure Breathing).

Charakteristik

Aufrechterhaltung eines positiven Atemwegsdrucks während des gesamten Spontanatmungszyklus (▶ Abb. 2.10). Kombinierbar mit allen Spontanatmungsverfahren. Unterschied zur ASB-Beatmung: Nur PEEP, aber keine Druckunterstützung.

Einstellgrößen am Beatmungsgerät

CPAP-Niveau. **Cave:** Kennzeichnung der Bedienungselemente beachten (teilweise über „PEEP/CPAP" oder nur „PEEP")!

Klinische Aspekte

Indikation: Verbesserung der Oxygenierung durch Erhöhung der FRC und Eröffnung von atelektatischen Bezirken.

Cave:

- Kein CPAP bei Patienten mit SHT (→ kontrollierte Beatmung)
- Patienten mit COPD: ⅔ des gemessenen Auto-PEEP als CPAP-Niveau
- „High-flow-Systeme" (kontinuierlicher hoher Frischgasfluss):
  - Weniger Atemarbeit vom Patienten erforderlich als bei „Demand-flow-Systemen"
  - Mangelnde Anfeuchtung der Atemluft
  - Hoher Frischgasverbrauch
- „Demand-flow-Systeme": Gerätebedingte Atemarbeit (zumindest Druckdifferenz zur Öffnung des Inspirations- und Exspirationsventils) erforderlich

2.7 IRV (Inverse-Ratio Ventilation)

U. v. Hintzenstern, A. Obermayer und T. Bein

Synonym

Beatmung mit umgekehrtem I:E-Verhältnis.

Charakteristik

Im Prinzip ist die IRV keine eigenständige Ventilationsform, sondern eine Umkehrung des Atemzeitverhältnisses während druckkontrollierter Beatmung, charakterisiert durch eine Verlängerung der Inspirationsphase (I:E > 1).

Einstellgröße am Beatmungsgerät

I:E-Verhältnis.

Klinische Aspekte

- Einsatz der Zeitkonstanten (Verlängerung der Inspiration) während PCV kann zur Wiedergewinnung von schlecht belüfteten Alveolen am Gasaustausch führen.
- Bessere Belüftung von Lungenarealen mit erhöhter Resistance.
- Verkürzte Exspirationszeit → Auto-PEEP und/oder Air Trapping → FRC-Erhöhung in pathologisch veränderten Lungenbezirken → sog. „individual PEEP" → Rekrutierung kollabierter Alveolen.
- Verlängerte Inspirationszeit → Verbesserung des Gasaustauschs.
- Anstieg des mittleren Atemwegsdrucks.
- Verbesserung der Oxygenierung.
- **Cave:** Eine Verkürzung der Exspirationsphase kann eine „dynamische", ständig zunehmende Hyperinflation und Überblähung zur Folge haben (▶ 1.4.8)!
- Negative Auswirkungen auf das Herz-Kreislauf-System durch Erhöhung des intrathorakalen Drucks → Vorlast des rechten Herzens ↓ → ggf. invasives Monitoring erforderlich.
- Die Messung des Auto-PEEP mittels Okklusionsmethode beruht auf einer unzulässigen Vereinfachung der Verhältnisse und erlaubt keine Beurteilung des Auto-PEEP in den pathologisch veränderten Alveolarbezirken.
- Häufig tiefe Sedierung des Patienten erforderlich.
- Der Einsatz der IRV im volumengesteuerten Modus ist nicht sinnvoll, da der Effekt der Zeitkonstanten nur im speziellen dezelerierenden Flow des druckgesteuerten Modus zum Tragen kommt, bei dem sehr rasch (< 1 Sek.) nach Erreichen des inspiratorischen Maximaldrucks auf „lungenschonenden" dezelerierenden Fluss umgeschaltet wird. Dies ist im volumengesteuerten Modus nicht der Fall: Der Respirator appliziert das voreingestellte Volumen ohne „Rücksicht" auf die Compliance, was eine akut erkrankte Lunge weiter schädigen kann.
- Sorgfältige Überwachung des Minutenvolumens.
- *Kontraindikationen:* Kein Einsatz bei Patienten mit Asthma oder COPD wegen Gefahr der weiteren Lungenüberblähung.
- Eine generelle Überlegenheit der IRV gegenüber konventionellen Beatmungsverfahren konnte bisher nicht nachgewiesen werden.
- **Cave:** Eine Umkehrung des I:E-Verhältnisses auf > 2 : 1 erzeugt meist mehr Schaden (Überblähung, Kreislaufdepression) als Nutzen!
- In der aktuellen S3-Leitlinie zur Beatmung wird der Einsatz von IRV – abgesehen von begründeten Ausnahmen – als generelle Strategie *nicht* empfohlen!

2

2.8 BIPAP (Biphasic Positive Airway Pressure)

U. v. Hintzenstern, A. Obermayer und T. Bein

Synonyme

Bi-Vent, BiLevel, PCV+ bzw. PSIMV+ (mit DU).

BIPAP® ist eine eingetragene Marke der Firma Dräger. Außerhalb des deutschsprachigen Raums bezeichnet BIPAP immer eine nichtinvasive Beatmungsform. „Unser“ BIPAP® wird international als **APRV** (▶ 2.9) bezeichnet.

! BiPAP® (BiPAP = Bi-Level Positive Airway Pressure) ist der Markenname eines druckunterstützenden Beatmungsgeräts der Firma Respironics Inc. für die nichtinvasive Maskenbeatmung. Im deutschsprachigen Raum ist dieses Gerät unter dem Namen „BiPAP® Vision“ im Einsatz (Vorgängergerät des Respironics V60).

Charakteristik

Kombination aus zeitgesteuertem Wechsel zweier Druck-(PEEP-)Niveaus, wobei auf beiden Druckniveaus eine Spontanatmung möglich ist. Durch Variation der Höhe und der zeitlichen Dauer der Druckniveaus lässt sich die Invasivität von der mandatorischen Beatmung bis zur Spontanatmung reduzieren. Ohne Spontanatmungsaktivität des Patienten entspricht BIPAP einer druckkontrollierten Beatmung. Mit teilweiser Spontanatmung auf dem unteren Druckniveau entspricht BIPAP einer PC-SIMV. Mit kontinuierlicher Spontanatmungsaktivität entspricht BIPAP einer Spontanatmung auf zwei wechselnden CPAP-Niveaus (▶ Abb. 2.11).

Einstellgrößen am Beatmungsgerät

- Oberes Druckniveau (p_{insp})
- Unteres Druckniveau (PEEP)
- Atemfrequenz
- Verhältnis zwischen T_I und T_E (PEEP hoch und PEEP niedrig)

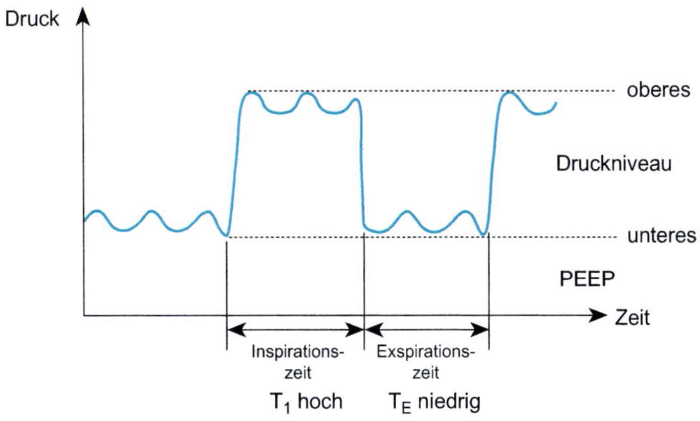

Abb. 2.11 BIPAP. [M400]

Fakultativ:
- Druckunterstützung

Klinische Aspekte
- Atemminutenvolumen ▶ 1.2.1
- Durch Angleichung der Druckniveaus insbesondere zum Weaning geeignet.
- Nach Studienergebnissen soll der frühzeitige Einsatz von BIPAP mit gleichzeitiger Spontanatmung („superimposed spontaneous breathing") zum erfolgreichen Weaning nach schwerem Lungenversagen mit (Langzeit-)Beatmung beitragen.
- $BIPAP_{Assist}$: Die Inspirationshübe entsprechen denen von BIPAP, jedoch erfolgt der Wechsel vom oberen auf das untere Druckniveau nicht synchron zur Exspiration des Patienten. Die Dauer des oberen Druckniveaus wird von dem für die Inspirationszeit eingestellten Wert bestimmt. Während der gesamten Beatmung kann spontan geatmet werden. Jede erkannte spontane Atembemühung des Patienten löst einen synchronisierten Beatmungshub aus. Spätestens nach Ablauf der Inspirationszeit, die durch die eingestellten Werte für die Frequenz und die Inspirationszeit festgelegt ist, startet das Gerät einen Inspirationshub.

2.9 APRV (Airway Pressure Release Ventilation)

U. v. Hintzenstern, A. Obermayer und T. Bein

Charakteristik

Spontanatmung auf erhöhtem Druckniveau mit kurzfristiger Absenkung (0,5–1,5 Sek.) auf ein niedrigeres Druckniveau („BIPAP in Kombination mit IRV"; ▶ Abb. 2.12).

Einstellgrößen am Beatmungsgerät
- Inspirationszeit
- Exspirationszeit

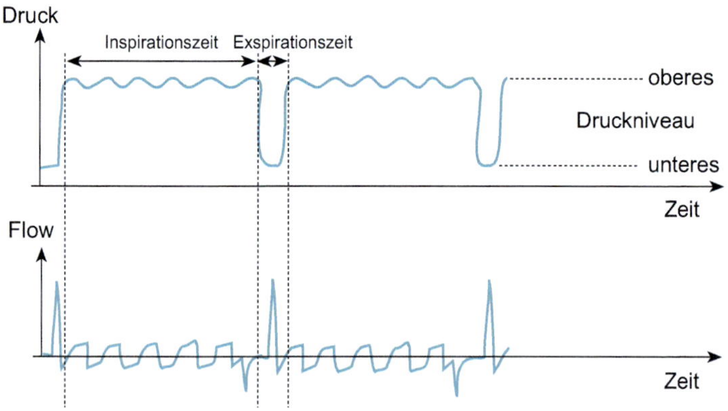

Abb. 2.12 APRV. [M400]

- Oberes Druckniveau (p_{max})
- Unteres Druckniveau (PEEP)

Fakultativ:

- Druckunterstützung

Klinische Aspekte

- APRV ist eine Methode, beim schweren Lungenversagen Spontanatmungsanteile in die kontrollierte Beatmung zu integrieren.
- Sowohl tierexperimentell als auch klinisch-wissenschaftlich konnte gezeigt werden, dass die Integration hochfrequenter kleiner Spontanatemhübe („Hecheln“) die Aktivität und Dynamik des Zwerchfells fördert, zur Reduktion von Atelektaseflächen beiträgt und den Entwöhnungserfolg fördert.

Beispiel für APRV-Einstellung beim ARDS-Patienten nebst abgeleiteter Beatmungsparameter ▶ Abb. 2.13. Die abgeleiteten Parameter im Beispiel ergeben sich folgendermaßen:

$$V_T = (p_{hoch} - p_{niedrig}) \times C_{stat} \text{ sowie}$$

$$f = \frac{60 \text{ Sek}}{T_{hoch} + T_{niedrig}}$$

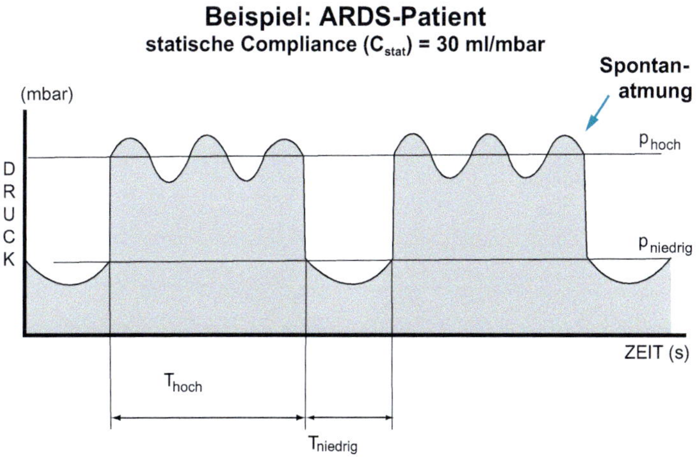

p_{hoch}	= 28 mbar	Abgeleitete Parameter:
PEEP = $p_{niedrig}$	= 12 mbar	V_T = 16 × 30 = 480 ml
T_{hoch}	= 4 Sek.	f = 60 : 5,5 = 11/Min.
$T_{niedrig}$	= 1,5 Sek.	AMV = 5,3 l/Min.
Rampe	= 0,5 Sek.	

Abb. 2.13 APRV bei ARDS mit Einstellung der Beatmungsparameter. Die Herkunft der abgeleiteten Parameter wird im Text erläutert. [M400]

2.10 MMV (Mandatory Minute Ventilation)

U. v. Hintzenstern und A. Obermayer

2

Synonyme

Mandatorische Minutenbeatmung, AMV (Augmented Minute Volume), MMV (Minimum Minute Volume).

Charakteristik

Kombination aus Spontanatmung und mandatorischer Beatmung. Kontrollierte Beatmungshübe werden nur appliziert, wenn ein vorgewähltes Atemminutenvolumen durch die spontane Ventilation nicht erreicht wird (▶ Abb. 2.14).

Einstellgrößen am Beatmungsgerät

- Tidalvolumen
- Flow
- Atemfrequenz
- Inspirationszeit

Fakultativ:

- PEEP
- Druckunterstützung

Klinische Aspekte

- Theoretisch ist die MMV eine interessante Ventilationsform.
- Die klinische Anwendung hat bisher keine überzeugenden praktischen Vorteile dieser Ventilationsform erbracht.
- Jeder Spontanatemzug wird „akzeptiert“, d. h. auch minimale Tidalvolumina mit hohem Totraumventilationsanteil oder nicht-protektive hohe Tidalvolumina.
- In der Praxis hat sich gezeigt, dass sich der Patient nach dem Prinzip des kleinsten Zwangs verhält, indem er die eigene Atemleistung minimiert („Hechelatmung“). Auch hier Gefahr der unbemerkten ineffektiven Totraumventilation.

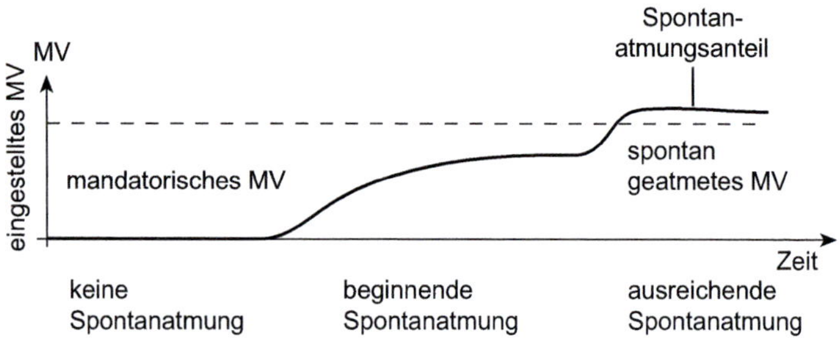

Abb. 2.14 MMV. [M400]

2.11 Sonstige Ventilationsformen

U. v. Hintzenstern und A. Obermayer

2.11.1 Seufzerbeatmung

Charakteristik

- Zusatzfunktion bei mandatorischen oder assistierten Ventilationsformen.
- Inspiratorischer Seufzer: Intermittierende definierte Erhöhung des Tidalvolumens (z. B. alle 100 Ventilationszyklen um 50 %).
- Exspiratorischer Seufzer: Intermittierende definierte PEEP-Erhöhung (z. B. alle 3 min für 2 Ventilationszyklen).

Klinische Aspekte

Ziel: Prophylaxe von Atelektasen, Rekruitment-Manöver. Die Bedeutung intermittierender Seufzer als „Rekruitment-Strategie" ist derzeit in Diskussion (▸ 4.1).

2.11.2 Hochfrequenzbeatmung

Synonym

HFV (High Frequency Ventilation, Hochfrequenzventilation).

Charakteristik

Applikation minimaler Tidalvolumina in Kombination mit (sehr) hohen Atemfrequenzen mittels alternativer Gastransportmechanismen → Minimierung der Lungenbewegungen. Im Prinzip handelt es sich bei der **Hochfrequenzbeatmung** (HFV) nicht um eine eigenständige Ventilationsform, sondern um eine Beatmung mit hoher Frequenz.

- **HFPPV** (High Frequency Positive Pressure Ventilation); Hochfrequenzbeatmung mit positivem Druck, Hochfrequenzüberdruckbeatmung: f = 60–120 /min, V_T = 2–5 ml/kg KG.
- **HFJV** (High Frequency Jet Ventilation); Hochfrequenz-Jetbeatmung: f = 100–1.000 /min, V_T = 2–4 ml/kg KG.

HFJV wird nur bei speziellen HNO-Eingriffen (z. B. Mikrolaryngoskopie) in TIVA zur Beatmung (v. a. Oxygenierung) eingesetzt. Für die HFV-Verfahren konnte bisher kein überlegener Wirksamkeitsnachweis erbracht werden.

2.11.3 Hochfrequenzoszillationsbeatmung

Bei der **Hochfrequenzoszillationsbeatmung (HFOV)** wird die Lunge durch einen kontinuierlich hohen Distensionsdruck expandiert und verbleibt in Inspirationsstellung. Zum Gasaustausch kommt es, indem die gesamte Gassäule durch einen Oszillator in Schwingungen versetzt wird (Frequenz ca. 200 /min). Für den Gastransport von und zur Alveole sind mehrere physikalische Prozesse verantwortlich (konvektive Dispersion, molekulare Diffusion).

Dadurch unterscheidet sich die HFOV grundlegend von der „konventionellen" Beatmung. Attraktiv könnte die HFOV für Patienten mit ARDS werden, da sich mit diesem Verfahren besonders gut ein „lungenprotektives" Konzept unter Vermeidung zyklischen Alveolarkollapses verwirklichen ließe. Zwei große, randomisierte Studien konnten keine Vorteile der HFOV zeigen. Bei der Therapie des Atemnotsyndroms des Neugeborenen hat die HFOV eine gewisse klinische Verbreitung in der Neonatal-Intensivmedizin gefunden.

Die aktuelle S3-Leitlinie empfiehlt keinen Einsatz der HFOV beim Erwachsenen!

2.11.4 ALV (Adaptive Lung Ventilation)

Synonym
ASV (Adaptive Support Ventilation).

Charakteristik
Atemzugsweise Anpassung von Tidalvolumen, Atemfrequenz und I:E-Verhältnis an die momentanen lungenmechanischen Parameter des Patienten mittels „Closed-loop"-Steuerung auf der Basis einer druckkontrollierten SIMV-Beatmung.

Klinische Aspekte
Ziele dieser Ventilationsform, mit der es erst begrenzte klinische Erfahrungen gibt, sind die Minimierung der Atemarbeit, Vermeidung eines Auto-PEEP sowie die Unterstützung der Spontanatmung.

2.11.5 PAV (Proportional Assist Ventilation)

Synonym
PPS (Proportional Pressure Support).

Charakteristik
Modifikation der Druckunterstützung ohne Einstellung definierter Druck- oder Flow-Vorgaben. Die Unterstützung verhält sich proportional zum Umfang der Spontanatmungsbemühungen des Patienten („variable Druckunterstützung").

Einstellgrößen am Beatmungsgerät
- Tubusgröße
- Künstlicher Luftweg (orotracheal/Tracheotomie)
- PEEP
- Trigger
- Prozentualer Anteil der Unterstützung

Klinische Aspekte
- Ziel dieser augmentierenden (Spontan-)Ventilationsform ist die Reduktion der Atemarbeit des Patienten und die Verbesserung der Synchronizität zwischen Patient und Beatmungsgerät.
- PAV kann mit der automatischen Tubuskompensation (▶ 2.11.6) kombiniert werden und gilt mit dieser als „moderne Atemhilfe", die durch extrem ausgefeilte Mikroprozessorentechnik in den Respiratoren eine „Ad-hoc"-Analyse von Compliance und Resistance erlaubt und diese Analyse unmittelbar in die Beatmung umsetzt. Damit soll eine rasch reagierende, optimal auf die individuellen aktuellen Bedürfnisse des Patienten eingestellte Beatmung ermöglicht werden.
- Kontraindikationen für PAV sind Störungen des zentralen Atemantriebs.

2.11.6 Automatische Tubuskompensation

Synonyme
ATC (Automatic Tube Compensation), TC (Tube Compensation).

Charakteristik
Da der Gasfluss durch den Tubus während einer Inspiration nicht konstant ist (Druckabfall zwischen Anfang und Ende des Tubus in Abhängigkeit von der Höhe des Gasflusses, ▶ Abb. 1.12), führt eine inspiratorische „fixe" Druckunterstützung

am Beginn einer Inspiration zu einer nicht ausreichenden Kompensation der tubusbedingten Atemarbeit. Gegen Ende der Inspiration dagegen bewirkt sie eine Überkompensation → subjektives Missempfinden, Gefahr der Lungenüberblähung. Bei der **automatischen Tubuskompensation** soll der Tubuswiderstand variabel genau mit dem Druck kompensiert werden, der bei dem jeweils aktuellen Gasfluss erforderlich ist („elektronische Extubation").

Einstellgrößen am Beatmungsgerät
- Grad der Tubuskompensation in Prozent
- Obere Druckbegrenzung

Klinische Aspekte
Insbesondere beim Weaning lungenkranker Patienten könnte die automatische Tubuskompensation Vorteile durch die Reduktion der tubusbedingten Atemarbeit sowie durch Vermeidung von Asynchronizität und Fehltriggerung bieten.

2.11.7 Automode

Charakteristik
Funktion des Servo i®, bei der das Beatmungsgerät nach zwei aufeinanderfolgenden, vom Patienten getriggerten Atemzügen von einer kontrollierten auf eine unterstützende Ventilationsform umschaltet (▶ Tab. 2.1). Sobald der Patient keine Atemzüge mehr triggert, schaltet das Beatmungsgerät nach definierten Zeiten (Erwachsene 12 Sek., Kinder 8 Sek. und Neugeborene 5 Sek.) auf kontrollierte Beatmung zurück (▶ Abb. 2.15).

Klinische Aspekte
Ziel der **Automode**-Funktion ist die Adaptation des Beatmungsgeräts an die ersten Spontanatmungsbemühungen des kontrolliert beatmeten Patienten (Senkung des Sedierungsbedarfs, Erleichterung des Weanings). Der Weaning-Prozess verläuft für das Intensivpersonal komfortabler, da weniger manuelle Bedienungen am Beatmungsgerät erforderlich sind.

2.11.8 Apnoe-back-up-Beatmung

Charakteristik
Automatische Umschaltung auf kontrollierte Beatmung im Fall einer Apnoe bei Ventilationsformen wie SIMV, CPAP, inspiratorische Druckunterstützung, BIPAP und APRV.

Einstellgrößen am Beatmungsgerät
- Zeitraster, bis Back-up ausgelöst wird (z. B. 30 Sek. Apnoezeit)
- Back-up-Ventilationsform (z. B. PCV, VCV)

Tab. 2.1 Betriebsfunktionen des Servo i® im „Automode".

Kontrolliert	Unterstützt
Volumenkontrolliert (▶ 2.1.1)	Volumenunterstützt (▶ 2.4)
Druckkontrolliert (▶ 2.1.2)	Druckunterstützt (▶ 2.4)
Druckreguliert-volumenkontrolliert (▶ 2.1.2)	Volumenunterstützt (▶ 2.4)

2

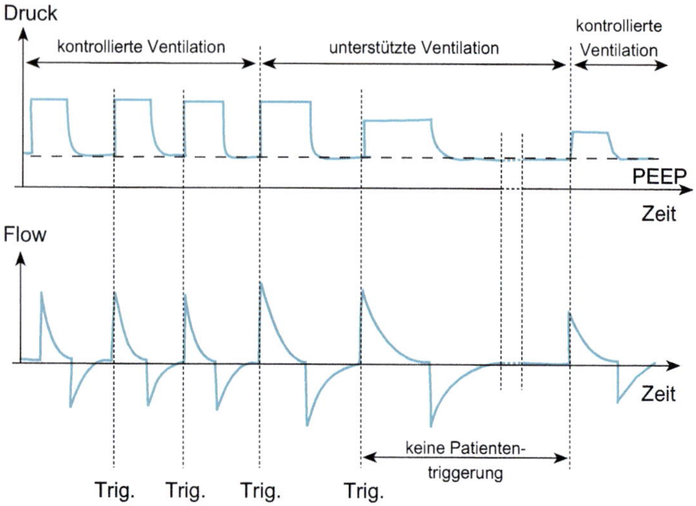

Abb. 2.15 Automode: Umschaltung zwischen den Ventilationsformen PRVC und VS. [M400]

Klinische Aspekte

Wichtiger Schutz des Patienten vor drohender Hypoxie und Hyperkapnie bei sistierenden Spontanatmungsbemühungen.

2.12 Seitengetrennte Beatmung

U. v. Hintzenstern und A. Obermayer

Synonyme

ILV (Independent Lung Ventilation), Zweiseitenbeatmung, DLV (Differential Lung Ventilation).

Charakteristik

Getrennte Beatmung (synchron oder asynchron) v. a. mit unterschiedlichen Drücken der rechten und linken Lunge mit zwei Beatmungsgeräten über einen Doppellumentubus. Für chirurgische Zwecke findet in aller Regel ein Doppellumentrachealtubus (z. B. Bronchocath®) Verwendung, während in der Intensivmedizin eine Doppellumentrachealkanüle (z. B. Tracheopart®) wegen der besseren Fixierungsmöglichkeiten bevorzugt wird. Dabei ist der Einsatz sämtlicher Ventilationsformen in allen erdenklichen Kombinationen möglich.

Klinische Aspekte

Anwendung bei überwiegend einseitigen Lungenerkrankungen (z. B. Abszess, bronchopleurale Fistel, Blutung, Bronchusstumpfinsuffizienz, Aspiration). Voraussetzung ist die entsprechende Erfahrung im Umgang mit dem Verfahren. Gefahr der Tubusdislokation → tiefe Sedierung, ggf. sogar Relaxierung sowie entsprechende Überwachung erforderlich. Einsatz hauptsächlich in der Lungenchirurgie. Für intensivmedizinische Indikationen konnte bisher nur in Einzelfällen eine Überlegenheit gegenüber der konventionellen PEEP-Beatmung mit Lagerung nachgewiesen werden.

2.13 Atemunterstützung mit nasaler High-Flow-Therapie (HFNC)

T. Bein

Bei **nasaler High-Flow-Therapie** (High-Flow Nasal Cannula = HFNC) wird ein erwärmtes und befeuchtetes O_2-Raumluft-Gemisch mit hohem Fluss über eine Nasenbrille zur Reduzierung der Atemarbeit verabreicht. Durch den hohen Gasfluss von 50-60 l/min kann eine F_iO_2 von nahezu 100 % erreicht werden. Dieses Verfahren – in der Neonatologie schon lange erfolgreich eingesetzt – wurde in den letzten Jahren auf die Beatmungstherapie des Erwachsenen übertragen. HFNC kann als Alternative zur nichtinvasiven Beatmung (NIV) bei akuter respiratorischer Insuffizienz erwogen werden. Nach den Ergebnissen bisheriger Studien wurde HFNC gut toleriert, und der (frühzeitig induzierte) Einsatz führte – ähnlich wie bei NIV – zu einer Vermeidung der Notwendigkeit einer weiteren Eskalation der Beatmungstherapie (Intubation, invasive Beatmung); eine Reduktion der Mortalität durch HFNC wurde bisher nicht gezeigt. Gegenüber NIV ist HFNC (noch) weniger invasiv, da das Anbringen der Maske mit den bekannten Problemen (Leckage etc.) entfällt.

2.14 Nichtinvasive Beatmung

T. Köhnlein und T. Welte

Über den Einsatz **nichtinvasiver Beatmungsverfahren** (Non-Invasive Positive Pressure Ventilation, NIPPV; Non-Invasive Ventilation, NIV) über Masken bei Patienten mit kardial bedingtem Lungenödem wurde bereits vor 80 Jahren berichtet. Durch die Entwicklung der modernen, invasiven Beatmungsverfahren und -maschinen waren diese alternativen Methoden in Vergessenheit geraten. Erst mit der Entdeckung des Schlaf-Apnoe-Syndroms bzw. seiner Therapie mit kontinuierlichem positivem Atemwegsdruck (CPAP) in den 1990er Jahren kehrten nichtinvasive Verfahren in die Klinik zurück. Anfangs wurden sie bei Patienten mit chronisch respiratorischer Insuffizienz (neuromuskuläre Erkrankungen, Posttuberkulosesyndrom, Obesitas-Hypoventilationssyndrom und schwere Kyphoskoliose) angewandt. Aktuell finden sich immer mehr Indikationen auch im Bereich der Akut- und Intensivmedizin.

Indikation

Die Anwendung nichtinvasiver Beatmung ist bei folgenden Erkrankungen mit akuter Dekompensation beschrieben: Lungenödem, COPD, akuter Asthmaanfall, Pneumonie, prolongiertes Weaning, neuromuskuläre Erkrankungen (Morbus Duchenne, amyotrophe Lateralsklerose, Postpoliomyelitissyndrom), mechanische Störung der Atemexkursion (Kyphoskoliose, Adipositas, Posttuberkulosesyndrom), Zustand nach Thorax-Trauma, palliative Anwendung bei terminalen Krankheitsstadien mit respiratorischer Insuffizienz.

In folgenden Akutsituationen besteht eine gesicherte **Indikation für den NIV-Einsatz:**
- Kardiogen bedingtes Lungenödem
- Exazerbation einer obstruktiven Atemwegserkrankung
- Prolongiertes Weaning (▶ 4.4)

Bei Pneumonie und akutem Lungenversagen gibt es nur wenige randomisierte Studien. Man geht heute davon aus, dass NIV in etwa 50 % der Fälle erfolgreich appliziert werden kann. Je ausgeprägter die Gasaustauschstörung bei diesen Patienten ist, desto seltener führt NIV zum Erfolg (siehe Wirkungsmechanismus).

Bei den Indikationen exazerbierte COPD, neuromuskuläre Erkrankung und Störung der Atemexkursion durch Adipositas muss damit gerechnet werden, dass auch nach Überwindung der Akutsymptomatik eine chronische Beatmungspflicht besteht. Zeichnet sich dieses im Verlauf der Akutbehandlung ab (klinisches Zeichen: persistierende Hyperkapnie unter Spontanatmungsbedingungen), sollte ein Zentrum für außerklinische Beatmung kontaktiert werden.

Wirkungsmechanismus

Kardiale Dekompensation

Schnell einsetzender positiver Effekt der nichtinvasiven Beatmung durch:
- Rekrutierung hypoventilierter Lungenareale
- Entlastung der Atemmuskelpumpe
- Senkung der rechtsventrikulären Vorlast → Entlastung des rechten Ventrikels → Verschiebung des Kammerseptums nach rechts → Verbesserung der linksventrikulären Kontraktilität und Senkung des linksventrikulären enddiastolischen Drucks

Unter Maskenbeatmung kommt es zu einer Steigerung des Herzminutenvolumens um schätzungweise 20 %, ohne Änderung der pulmonalen Drücke → Verdopplung der Urinausscheidung pro Stunde. Ursächlich dafür sind wahrscheinlich schnelle Veränderungen hormonaler Regulationsmechanismen (verminderte Katecholaminfreisetzung, veränderter Renin-Angiotensin-Spiegel).

Positive Effekte sind schon bei Applikation von CPAP mit einem Druck von 10 mbar zu erwarten.

Exazerbation der COPD

Ein respiratorisches Versagen bei **akuter Exazerbation** einer chronisch obstruktiven Lungenerkrankung tritt als Folge einer Erschöpfung der stark belasteten Atemmuskelpumpe mit nachfolgender alveolärer Hypoventilation auf. Die Veränderung der Zwerchfell- und Rippenstellung infolge der Überblähung führt dazu, dass zunehmend mehr Energie pro Atemzug aufgewendet werden muss. Im Extremfall kann bis zu 40 % des Herzminutenvolumens für die Versorgung der Atemmuskulatur notwendig sein! NIV entlastet die Atemmuskelpumpe und überwindet die Hypoventilation (▶ Abb. 2.16).

Einsatz von NIV in der Beatmungsentwöhnung und beim respiratorischen Versagen nach Extubation

- Problemfeld: Grund für die respiratorische Insuffizienz ist entweder eine Gasaustauschstörung aufgrund eines „De-Rekruitments" (Atelektasen) oder eine überlastete Atemmuskelpumpe (oder beides kombiniert). Die Erhöhung des pCO_2 zeigt dabei die Überlastung der Atemmuskelpumpe an.
- CPAP rekrutiert kollabierte Alveolen und reduziert den intrapulmonalen Rechts-links-Shunt. Bei Hyperkapnie muss NIV eingesetzt werden, um die

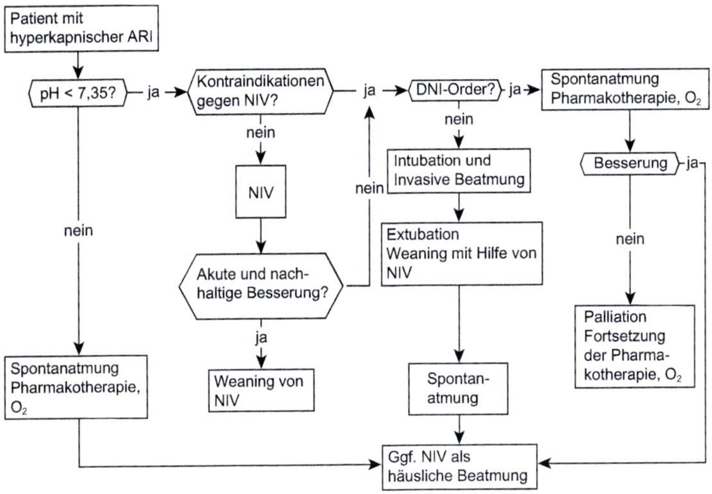

Abb. 2.16 Algorithmus zur NIV-Anwendung bei hyperkapnischer ARI (aus: S3-Leitlinie *Nichtinvasive Beatmung als Therapie der akuten respiratorischen Insuffizienz* der DGP [2015]). DNI steht für „do not intubate", d.h. es liegt eine Patientenverfügung vor, die eine Intubation ausschließt. [F740-001]

Atemmuskelpumpe zu entlasten. Die durch NIV maximal applizierbaren Drücke reichen beim Weaning-Versagen in der Regel aus, um einen ausreichenden Gasaustausch zu gewährleisten.

- Bei beginnender Pneumonie/Lungenversagen kann ebenfalls ein Versuch mit CPAP unternommen werden (5–10 mbar). Besonders bei Patienten mit maligner Grunderkrankung, bei denen eine invasive Beatmung aufgrund von Infektionskomplikationen mit einer hohen Letalität einhergeht, ist dieser Versuch indiziert. Bei schwerer Pneumonie/Lungenversagen sind Drücke notwendig, die von einem nicht tief sedierten Patienten unter NIV häufig nicht dauerhaft toleriert werden. Hier ist eine invasive Beatmung über Tubus indiziert.

Maskenzugang

Nichtinvasive Beatmung kann in der Akutsituation sowohl über eine Nasenmaske wie auch über eine Mund-Nasenmaske (▶ Abb. 2.17) erfolgen. Für die Befestigung stehen spezielle Maskenhaltebänder zur Verfügung.

- Die Dichtigkeit industriell gefertigter Masken nimmt ab einem Druck von 25 mbar ab, im Einzelfall aber können bei guter Passform bis zu 30 mbar appliziert werden.
- Nasenmasken (▶ Abb. 2.18) stehen in zahlreichen Ausführungen für die Schlaf-Apnoe-Therapie zur Verfügung. Vorteil: Sie sind angenehmer für den Patienten, da mit geringerem Anpressdruck eine ausreichende Dichtigkeit erzielt wird. Der Patient kann leichter abhusten und kommunizieren. Nachteil: Die nichtinvasive Beatmung ist nur effektiv, wenn der Patient den Mund geschlossen hält und über die Nase atmet. Dies ist bei akuter Luftnot meist nicht der Fall.

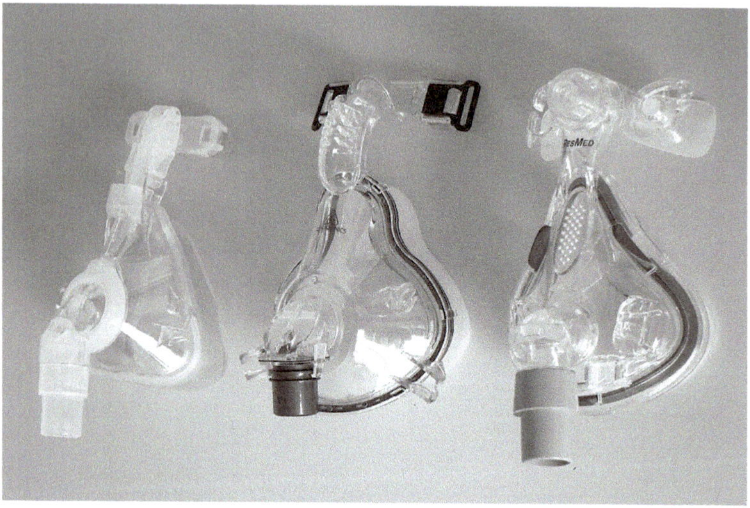

Abb. 2.17 Verschiedene Maskentypen für den Einsatz auf der Intensivstation. [M400]

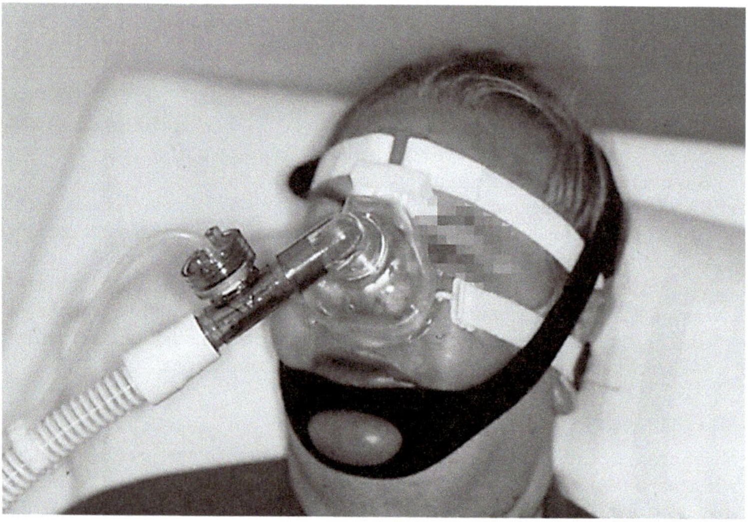

Abb. 2.18 Nichtinvasive Beatmung über Nasenmaske. [M402]

> **!** Aufgrund dieser klinischen Erfahrungen wird häufig eine Mund-Nasenmaske bevorzugt. Wenn der Patient nach Überwindung der Akutphase weiterhin stundenweise nichtinvasive Beatmung erhält, kann auf nasale Beatmung umgestellt werden.

Wenn Nasen- oder Gesichtsmasken aufgrund von Komplikationen (mangelnde Toleranz, Nekrosenbildung) nicht einsetzbar sind, stehen folgende **Alternativen** zur Verfügung:

- Ganzgesichtsmaske, die vor allem bei Patienten mit außergewöhnlichen Gesichtsformen einsetzbar ist. Nachteilig ist der etwas vergrößerte Totraum.
- Beatmungshelme (▶ Abb. 2.19), die ähnlich wie in der Raumfahrt den gesamten Kopf umschließen. Der Helm wird mit dem Ex- und Inspirationsschlauch des Respirators verbunden. Über eine Öffnung ist eine Nahrungsaufnahme über Strohhalm oder Magensonde möglich. Der Vorteil des Helms besteht darin, dass Druckstellen vermieden werden und dass die bei einigen Patienten zu beobachtende Klaustrophobie vermindert wird. Außerdem ist eine verbale Kommunikation während der Beatmung möglich. Neben den hohen Anschaffungskosten schlagen das relativ hohe Totraumvolumen sowie der Lärmpegel im Helm negativ zu Buche.

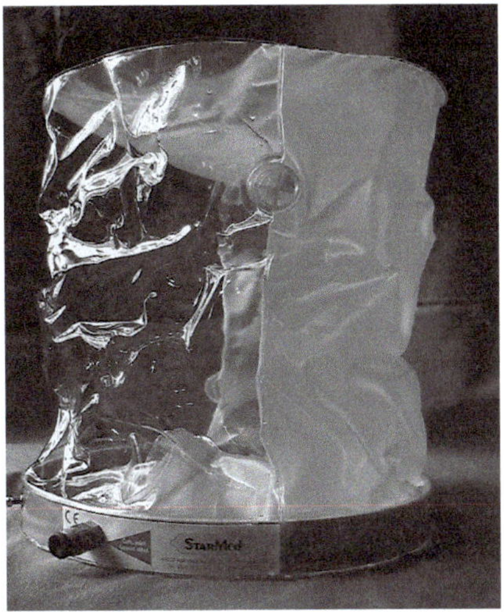

Abb. 2.19 Beatmungshelm. [M402]

Beatmungsgeräte

Konventionelle Beatmungsgeräte

Nichtinvasive Beatmung kann prinzipiell mit jedem Beatmungsgerät aus dem Bereich der Intensivmedizin durchgeführt werden. Inzwischen bieten viele Hersteller eine spezielle Software-Variante für nichtinvasive Beatmung in Intensivbeatmungsgeräten an.

Besonderheiten:

- Aufgrund des höheren Totraums von Mund-Nasen- und Gesichtsmasken muss das Atemzugvolumen größer gewählt werden als bei invasiver Beatmung.
- Oft ist eine Leckage entlang des Maskenrands nicht vermeidbar → Applikation eines hohen Atemminutenvolumens erforderlich.
- Eine wechselnde Leckagemenge, wie sie z. B. durch Kopfbewegungen oder Mundöffnen entsteht, führt zu starken Schwankungen des Drucks im Beatmungsschlauch, der bei eng eingestellten Druckgrenzen inadäquate Alarmmeldungen des Beatmungssystems auslöst. Die Wahl der Alarmgrenzen muss daher entsprechend weit erfolgen → In der Anfangsphase einer nichtinvasiven Beatmung muss der Patient in jedem Fall eng überwacht und geführt werden.
- Das Risiko, dass zu hohe Atemwegsdrücke verabreicht werden, ist gering, da der Patient auf zu hohe Atemwegsdrücke mit Ablehnung der nichtinvasiven Beatmung, Mundöffnen und Absetzen der Maske reagiert.

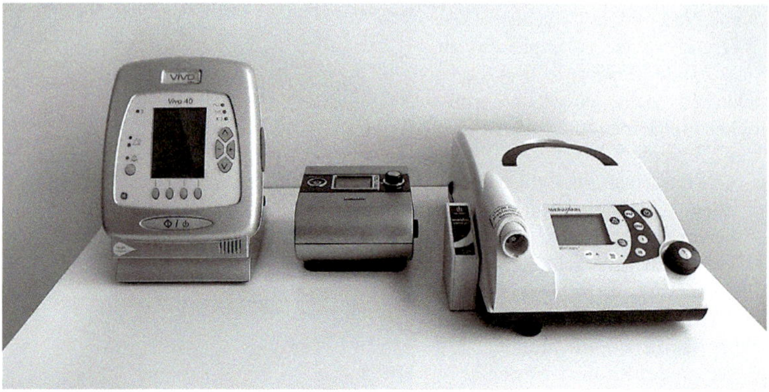

Abb. 2.20 Speziell für die außerklinische Beatmung entwickelte Respiratoren. [M400]

Spezielle NIV-Geräte

Einfacher in der Anwendung sind Beatmungsgeräte, die speziell für die nichtinvasive Beatmung entwickelt wurden (▶ Abb. 2.20). Sie besitzen nur einen Inspirationsschlauch, ein maskennahes Ausatemventil und eine auf das Wesentliche beschränkte Monitoreinheit.

Vorteile:

- Leichte Handhabung
- Sehr empfindliche Triggerschwellen
- Geringes Gewicht der Beatmungsschläuche
- Vermeidung von Totraum im System
- Gute Leckagekompensation

Die CO_2-Elimination erfolgt durch Auswaschung über das Ausatemventil. Die Anreicherung mit O_2 geschieht bei der Mehrzahl der derzeitig erhältlichen Geräte über einen Adapter in den Atemschlauch.

Eine aktive Anfeuchtung der Atemluft oder die Verwendung von Filtern ist nicht erforderlich. Da der Patient spontan über seine natürlichen Atemwege atmet, ist die Schleimhautfunktion der oberen Atemwege intakt und ausreichend. Außerdem führt die Verwendung von Filtern zu einer weiteren Vergrößerung des Totraums und zu erschwerten Triggerung bei assistierter Beatmung.

Durchführung der NIV

Akutes, kardiogenes Lungenödem

- Methode der Wahl: Bei normo- oder hypokapnischen Patienten CPAP, bei hyperkapnischen Patienten NIV mittels Druckunterstützung der Spontanatmung (Pressure Support Ventilation; PSV).
- Bei CPAP muss ein Druckniveau von 8–10 mbar eingestellt werden, bei NIV haben sich als inspiratorisches Druckniveau (IPAP) 15 mbar bewährt, das schrittweise innerhalb der ersten 10 min bis auf 20 mbar gesteigert werden kann. Exspiratorisch (EPAP) sollten mindestens 5 mbar eingesetzt werden.
- Sobald die periphere O_2-Sättigung (Pulsoxymeter) auf über 90 % angestiegen ist, kann die O_2-Zufuhr sukzessive reduziert werden. Anschließend kann der

inspiratorische Druck in Schritten von 2 mbar gesenkt werden, solange sich der Patient stabil über 90 % peripherer O_2-Sättigung hält.

- Die nichtinvasive Beatmung kann meist beendet werden, wenn der Patient unter CPAP von 5 mbar bzw. unter IPAP von 10 mbar und EPAP von 5 mbar über 30 min hinweg eine Sättigung über 90 % aufweist.

Akutes hyperkapnisches Atemversagen

Diese Patienten sollten möglichst kontrolliert beatmet werden, da bereits die Triggerung eines Beatmungsgeräts mit relevanter Atemarbeit verbunden sein kann. Bei Patienten mit chronischer Atemmuskelerschöpfung, z. B. bei neuromuskulären Erkrankungen oder Posttuberkulosesyndrom, gelingt dies oft leichter als bei Patienten mit kurzzeitiger Atemmuskelerschöpfung wie beim schwierigen Weaning oder Exazerbation einer COPD.

In der Akutsituation wird häufig ein Modus mit Druckvorgabe bevorzugt:

- Beginn in der Regel mit einem assistierten Modus.
- Wenn der Patient sich an die nichtinvasive Beatmung gewöhnt hat, wird nach etwa 5 bis 10 min die Hintergrundatemfrequenz an die tatsächliche Atemfrequenz des Patienten angepasst, indem die „Back-up"-Atemfrequenz des Geräts knapp oberhalb der Eigenfrequenz des Patienten gestellt wird.
- Zielvorstellung: Der Patient lässt sich in den Atemmodus der Maschine „fallen", stellt seine eigene Atemanstrengung ein und lässt sich von der Maschine beatmen.
- Falls die Adaptation des Patienten an eine kontrollierte Beatmung nicht möglich ist, erfolgt die Beatmung assistiert, wobei ein möglichst empfindlicher Trigger, gepaart mit einem hohen Zugvolumen oder einer entsprechend hohen Druckunterstützung, eingestellt wird, um die Atemarbeit zu minimieren.

Einsatz von NIV in der Beatmungsentwöhnung und beim respiratorischen Versagen nach Extubation

Wie bei der zuvor beschriebenen akuten Exazerbation der COPD steht auch hier die Erschöpfung der Atemmuskelpumpe im Vordergrund, die Beatmungsmodi sind entsprechend zu wählen (siehe oben).

Für den **Einsatz von NIV nach Extubation** gibt es zwei prinzipiell unterschiedliche Strategien:

- Sofort nach Extubation, prophylaktisch zur Vermeidung eines respiratorischen Versagens bei Hochrisikopatienten, bei Patienten nach großen abdominalen und gefäßchirurgischen Eingriffen, bei Patienten mit herzchirurgischen, thoraxchirurgischen und neurochirurgischen Eingriffen sowie bei Patienten mit vorbestehender respiratorischer Insuffizienz. CPAP dürfte bei nicht hyperkapnischen Patienten für diese Form der Prophylaxe ausreichen, wobei der Druck auf jeden Fall höher als 5 mbar gewählt werden muss, um einen Effekt nachzuweisen.
- Patienten, bei denen in den Stunden nach Extubation unter Spontanatmung ein erneutes respiratorisches Versagen zu beobachten ist. Neben dem Versagen der Atempumpe spielt hier eine Dys-/Atelektasenbildung mit Auftreten eines intrapulmonalen Rechts-links-Shunts eine zusätzliche Rolle. CPAP scheint bei normokapnischen Patienten ausreichend. Ist jedoch ein Anstieg des pCO_2 zu beobachten, muss NIV gewählt werden. Die Geräteeinstellung entspricht der beim akuten Lungenödem beschriebenen Auswahl.

Monitoring

Nichtinvasive Beatmung ist in der ersten Stunde nach Beginn arbeitsintensiv und erfordert die ständige Anwesenheit einer Pflegekraft. Mit zunehmender Dauer nimmt der Arbeitsaufwand kontinuierlich ab.

Entscheidend bei NIV ist das Anpassen der Beatmung an die Bedürfnisse des Patienten. Wesentliche Parameter sind dabei der Einsatz der Atemhilfsmuskulatur und ein synchrones Atemmuster unter nichtinvasiver Beatmung, die nicht durch apparative Methoden, sondern nur durch Beobachten des Patienten erfasst werden können.

Ziel von NIV ist die Beseitigung der Hypoxie, die in der Regel zuverlässig mittels Pulsoxymetrie überwacht werden kann, und der Hyperkapnie, die durch engmaschige Blutgasanalysen kontrolliert werden muss. Vitalparameter (Blutdruck, Herzfrequenz und Atemfrequenz) müssen in der Akutphase kontinuierlich überwacht werden.

Fehlermöglichkeiten bei der Beatmungseinstellung

Wenn die nichtinvasive Beatmung keine Verbesserung der respiratorischen Situation herbeiführt, muss zunächst ein technischer Defekt ausgeschlossen werden, z. B.:

- Fehlendes Ausatemventil hinter der Maske → Erhöhung des Atemwegswiderstands und zunehmende Überblähung des Patienten → CO_2-Retention.
- Große Leckage. Maskensitz überprüfen. Befestigung zu locker? Falsche Maske (zu groß)?
- Diskonnektion von Maske und Beatmungssystem.
- Beatmungsgerät und Patient arbeiten gegeneinander. Mögliche Gründe: zu niedriger inspiratorischer Druck, Dissoziation der Atemzyklen von Patient und Beatmungsgerät, zu niedriger oder zu hoher exspiratorischer Druck, zu niedriger inspiratorischer Fluss, zu unempfindlicher Trigger.
- Zu niedriges Atemminutenvolumen. Gerade bei Patienten mit COPD sind die Überwindung der Hypoventilation und der Ausgleich der Hyperkapnie oberste Ziele, was nur durch hohe Atemminutenvolumina gewährleistet werden kann.

Abbruchkriterien

NIV ist kein Ersatz, sondern eine Ergänzung zur konventionellen Beatmung. Sie kann deshalb nur dort durchgeführt werden, wo invasive Beatmungsmöglichkeiten verfügbar sind. Es ist notwendig, genaue Kriterien für den Übergang von NIV zu invasiver Beatmung zu definieren, um den Patienten nicht durch zu lange insuffiziente Maskenbeatmung zu gefährden (▶ Tab. 2.2).

Vorteile nichtinvasiver Beatmung

- Keine oder nur geringe Sedierung erforderlich, daher seltener unerwünschte Nebenwirkungen wie Magen-Darm-Atonie, Kreislaufdepression und Entzugssymptomatik.
- Beendigung der Beatmung nach Besserung der respiratorischen Situation, daher kein Weaning notwendig.
- Die natürliche Barrierefunktion der Schleimhaut des oberen Atemwegstrakts bleibt erhalten → Verminderung der Inzidenz von nosokomialen Infektionen.
- Der Patient kann kommunizieren, kann besser mobilisiert werden und aktiv an seinem Behandlungsprozess teilnehmen.

Tab. 2.2 Abbruchkriterien für nichtinvasive Beatmung.

Zeitraum	Situation
Innerhalb von 15 min	Keine Verbesserung von peripherer Sättigung und/oder arterieller BGA.
Innerhalb von 2 h	Nach anfänglicher Verbesserung bleibt die arterielle BGA konstant auf pathologischem Niveau.
Im Verlauf	Unter nichtinvasiver Beatmung tritt eine neuerliche respiratorische Verschlechterung ein, die nicht durch Änderung der NIV-Parameter kurzfristig beherrscht werden kann.
Im Verlauf	Schwerer Sekretverhalt.

Nachteile nichtinvasiver Beatmung

- In Abhängigkeit von Anwendungsdauer und Maskendruck entwickeln die Patienten Druckstellen auf dem Nasenrücken → ggf. Beendigung der nichtinvasiven Beatmung erforderlich.
- Vereinzelt klagen die Patienten über eine Überblähung des Magens, da der erhöhte Atemwegsdruck bei niedrigem Sphinktertonus zu „Luftverschlucken" führt.
- Die meisten Patienten empfinden in den ersten Minuten der nichtinvasiven Beatmung subjektiv eine Zunahme ihrer Luftnot, ohne dass dies plausibel begründet werden kann. Dies verschwindet in der Regel, sobald der Patient mehrere effektive Atemzüge über die Maske durchgeführt hat.

Kontraindikationen nichtinvasiver Beatmung

Absolut:

- Fehlende Kooperation des Patienten aufgrund neurologischer oder psychiatrischer Störungen
- Deutliche Bewusstseinseinschränkung des Patienten
- Fehlende Schluck- und Hustenreflexe
- Schocksymptomatik jeder Art
- Maligne Herzrhythmusstörung

Relativ:

- Sekretverhalt → ggf. Therapieversuch mittels Bronchoskopie. Wenn mehr als zwei Bronchoskopien pro Tag erforderlich sind, ist eine Fortsetzung der nichtinvasiven Beatmung nicht sinnvoll und eine (Re-)Intubation sollte durchgeführt werden.

3 Narkosebeatmung

U. v. Hintzenstern und A. Obermayer

3.1 Besonderheiten

U. v. Hintzenstern und A. Obermayer

Die **Narkosebeatmung** unterscheidet sich von der Intensivbeatmung (▶ Kap. 4) signifikant hinsichtlich:

- Des Patientenguts: In der überwiegenden Mehrzahl handelt es sich bei der intraoperativen Beatmung um *lungengesunde* Patienten.
- Der *Ausschaltung der Spontanatmung*. Bei den allermeisten Patienten (Ausnahme: Spontanatmung bei Verwendung einer Larynxmaske) kommt es während der Narkosebeatmung zu einer völligen Ausschaltung der Spontanatmung z. B. durch die Ausschaltung der Atemmuskulatur aufgrund der Relaxation des Patienten zu chirurgischen Zwecken, Dämpfung des Atemzentrums durch Anästhetika und Opioide oder durch eine Hyperventilation mit konsekutiver Verminderung des zentralen Atemantriebs. Die Übernahme und Steuerung der Atemarbeit erfolgt dann vollständig durch das Narkosebeatmungsgerät.

Narkosebeatmungsgeräte

Narkosebeatmungsgeräte unterscheiden sich aufgrund ihrer Aufgabenstellung von Intensivbeatmungsgeräten in einigen Punkten:

- Frischgasdosierung: Die Dosierung von Sauerstoff, Druckluft und Lachgas erfolgt häufig mittels Feinregulierventilen, z. B. in Glasflussröhren (Rotameter).
- Frischgasfluss: Der Gasfluss, der von der Frischgasdosierung (z. B. Flowröhren) in das Anästhesieatemsystem strömt.
- Atemgas: Der Gasfluss, der vom Anästhesieatemsystem zum Patienten fließt und vom Patienten in das Anästhesieatemsystem zurückfließt.
- Applikation volatiler Anästhetika: Enfluran, Isofluran, Desfluran und Sevofluran werden dem Patienten über gerätespezifische Narkosemitteldosiereinrichtungen (Verdampfer, Verdunster, Vergaser) zugeführt. Aufgrund der unterschiedlichen Stoffeigenschaften wird für jedes volatile Anästhetikum eine eigene, entsprechend kalibrierte Dosiereinrichtung benötigt.
- Narkosesystem:
  - System **ohne Rückatmung:** Der Patient erhält ausschließlich Frischgas. *Vorteil:* Geringer apparativer Aufwand, vereinfachte Narkoseführung aufgrund der schnell möglichen Gaskonzentrationsänderungen. *Nachteil:* Hoher Narkosegas- und Narkosemittelverbrauch → Umweltbelastung, Schleimhautschädigung der Trachea und Bronchien aufgrund nichtklimatisierter Atemgase.
  - System **mit teilweiser Rückatmung:** Ein Teil des exspirierten Gasgemischs wird nach Kohlendioxidelimination dem Patienten wieder über die Inspiration zugeführt. *Vorteil:* Geringerer Narkosemittelverbrauch → Minderung der Umweltbelastung, Klimatisierung der Atemgase. *Nachteil:* Gaskonzentrationsänderungen verlaufen bei Änderungen der Frischgaszusammensetzung langsamer; apparativer Aufwand (Dichtigkeit des Systems, Monitoring) erhöht. **Low-flow-System:** ca. 1 l/min Frischgaszufuhr. **Minimal-flow-System:** ca. 0,5 l/min Frischgaszufuhr.

    Anmerkung: Diese Einteilung ist im Prinzip willkürlich. Genau genommen wird der minimale Frischgasfluss festgelegt durch den jeweiligen Uptake des Patienten. Die obere Grenze ist der Übergang von der teilweisen Rückatmung zur Nichtrückatmung.

- System mit **vollständiger Rückatmung:** Geschlossenes oder total geschlossenes System. Frischgaseinspeisung von Sauerstoff, Lachgas und volatilen Anästhetika entspricht jederzeit dem aktuellen Bedarf bzw. Verbrauch des Patienten. Nur Kohlendioxid verlässt das Narkosesystem.

Das **Narkoseschlauchsystem** kann bis zu 7 Tage eingesetzt werden. Unverzüglicher Wechsel des Schlauchsystems sowie des Handbeatmungsbeutels sofort im Anschluss an die jeweilige Narkose bei V. a. eine meldepflichtige Infektionskrankheit nach § 6 IfSG (z. B. Tuberkulose, aktive Virushepatitis, Masern), Infektion und/oder Kolonisation mit einem dokumentationspflichtigen multiresistenten Erreger nach § 23 IfSG (z. B. MRSA, VRE [Vancomycin resistente Enterokokken], ESBL [Extended Spectrum Beta-Lactamase]).

3.2 Praxis der Narkosebeatmung

U. v. Hintzenstern

Beatmungsmodus

Als **Beatmungsmodus** werden bei Narkosebeatmungen fast ausschließlich eine volumen- oder druckkontrollierte Beatmung eingesetzt (▶ 2.1.1, ▶ 2.1.2).

In Studien konnte inzwischen gezeigt werden, dass postoperative pulmonale Komplikationen, die auch mit einer erhöhten Mortalität assoziert sind, häufiger nach einer druckkontrollierten als nach einer volumenkontrollierten Beatmung auftreten. Als Ursachen werden 2 Gründe diskutiert:

- Die Variabilität der Atemzugvolumina unter druckkontrollierter Beatmung aufgrund von Änderungen der Compliance des respiratorischen Systems z. B. durch Änderungen der Patientenlagerung, Anlage eines Pneumoperitoneums, unterschiedliche Phasen der Muskelrelaxation oder Veränderungen im Flüssigkeitshaushalt → Schwankungen des Tidalvolumens mit möglicherweise (sehr) hohen und somit schädlichen Atemzugvolumina.
- Zu hoch (> 19 mbar) eingestellter Driving Pressure (Differenz zwischen inspiratorischem Plateaudruck und PEEP, ▶ 1.4.5).

! Die Narkosebeatmung sollte bevorzugt als **volumenkontrollierte Beatmung** durchgeführt werden. Bei einer druckkontrollierten Beatmung müssen die Tidalvolumina sowie der Driving Pressure konsequent überwacht werden.

Tidalvolumen

Eine individuelle Einstellung des Tidalvolumens in Höhe von 7–8 ml/kg IKG trägt zu einer Verringerung postoperativer pulmonaler Komplikationen bei.

PEEP

Studien, die sich mit einer aufwändigen optimalen PEEP-Einstellung anhand diverser Kriterien beschäftigt haben, konnten bisher noch keinen Vorteil einer individuellen PEEP-Einstellung hinsichtlich postoperativer pulmonaler Komplikationen zeigen.

Sinnvoll erscheint eine PEEP-Einstellung zwischen 5 und 10 mbar bei abdominellen Eingriffen. Bei adipösen Patienten oder schlechter Oxygenierung sollte der PEEP höher „titriert" eingestellt werden.

Grundeinstellung des Respirators zur Narkosebeatmung:

- Beatmungsmodus: volumenkontrolliert
- Tidalvolumen 7–8 ml/kg IKG
- Atemfrequenz: 12–14/min. Einstellung nach endtidalem Kohlendioxidpartialdruck (Zielgröße: $p_{et}CO_2$ = ca. 32–42 mmHg)
- PEEP: 5–10 mbar bei abdominellen Eingriffen bzw. > 10 mbar bei adipösen Patienten und/oder schlechter Oxygenierung
- F_iO_2: Einstellung anhand der pulsoxymetrisch bestimmten Sauerstoffsättigung (Zielgröße: $s_pO_2 \geq 95\,\%$)
- I:E-Verhältnis: 1:2
- **Cave:** Lungenprotektion während Narkosebeatmung (V_T = 6 ml/kg „ideales KG") ist besonders wichtig bei Patienten mit begleitender Organdysfunktion (z. B. Lunge, Niere, Sepsis) oder akutem Inflammationssyndrom (Trauma, Massivtransfusion)

3.3 Verfahren der intraoperativen Atemwegssicherung

U. v. Hintzenstern

Intubation ▶ 5.4.1

Koniotomie ▶ 5.4.3

Larynxmaske

Die **Larynxmaske** stellt mittlerweile ein viel genutztes Mittel der Atemwegssicherung während einer Narkosebeatmung dar und hat die Maskenbeatmung fast vollständig verdrängt. Zur Beatmung von Intensivpatienten findet sie praktisch keine Anwendung.

Larynxmasken der 2. Generation unterscheiden sich von denen der 1. Generation durch folgende Vorteile (▶ Abb. 3.1):

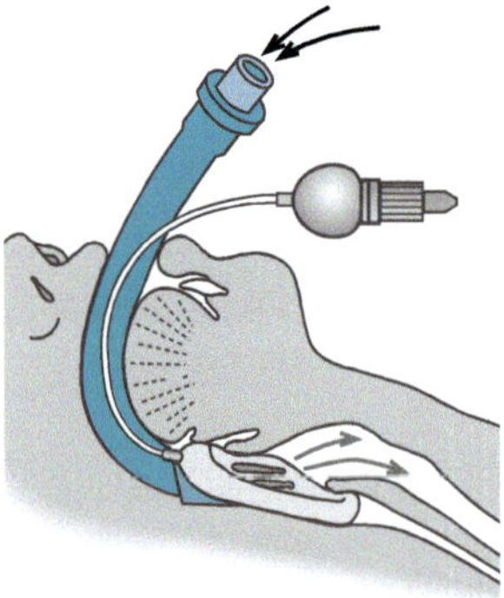

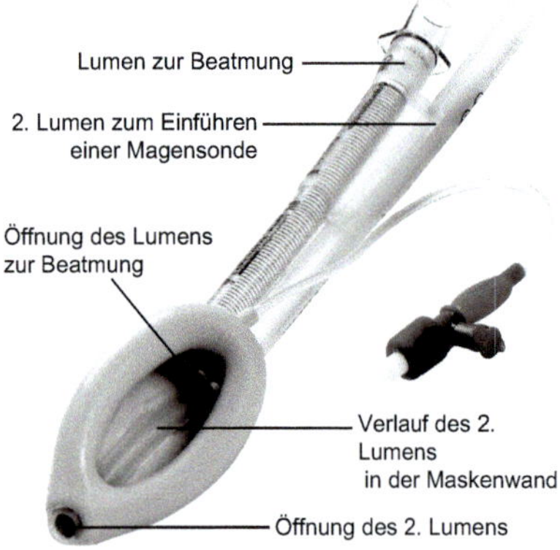

Abb. 3.1 Larynxmaske Die Schemazeichnung (links) zeigt die korrekte Lage. Rechts: Larynxmaske ProSeal® Mit freundlicher Genehmigung der Firma Teleflex Incorporated. ©[2018] Teleflex Incorporated. Alle Rechte vorbehalten. [L157, V814]

- Verbesserte Abdichtung des Larynxeingangs durch den Cuff des Maskenteils
- Separater Drainagekanal, über den ein Absaugkatheter oder eine Magensonde eingeführt sowie die Dichtigkeit überprüft werden können

Vorteile gegenüber der Verwendung einer (Gesichts-)Maske sind:

- Effektivere Ventilation, geringere Leckagemengen
- Besserer Aspirationsschutz
- Geringere Mageninsufflation
- Keine Halten einer Maske erforderlich („1 Hand frei“)
- Anschlussmöglichkeit an ein Beatmungsgerät („2 Hände frei“)
- Keine Reklination des Kopfes erforderlich → geringere Inzidenz entsprechender postoperativer Beschwerden

Vorteile und Nachteile der Larynxmaske gegenüber der endotrachealen Intubation
▶ Tab. 3.1

> ! Es gibt keine „Garantie“ für die korrekte Platzierung einer Larynxmaske!
> Während der Beatmung kann es zu **Leckagen** oder einem **Verrutschen der Larynxmaske** kommen → (ggf. vollständige) Einschränkung der Beatmungsmöglichkeit. Mögliche Ursachen: Hoher Beatmungsdruck, ungenügende Narkosetiefe, versehentlicher Zug an der Larynxmaske → ggf. ist ein Umstieg auf eine endotracheale Intubation erforderlich. Weitere mögliche **Komplikationen** sind Aspiration, Heiserkeit, Schluckbeschwerden, Nerven- oder Weichteilschäden.

Indikationen und Kontraindikationen

Indikationen:

- Nüchterner Patient bei elektivem Eingriff.
- Die Variationsbreite der Indikationen variiert erheblich je nach "Klinikdogma" und persönlicher Erfahrung des Anästhesisten. Eingesetzt werden Larynxmasken teilweise auch bei laparoskopischen Eingriffen, adipösen Patienten sowie Operationen in Bauchlage.

> ! Hauptmotivation für den Einsatz einer Larynxmaske sollte in jedem Fall eine sichere und optimale Patientenversorgung und nicht der „sportliche Ehrgeiz“ des Anästhesisten sein!

Tab. 3.1 Vorteile und Nachteile der Larynxmaske gegenüber der endotrachealen Intubation.

Vorteile	Nachteile
▪ Keine Relaxation erforderlich ▪ Erleichterte Spontanatmung ▪ Schnellere und leichtere Platzierung ▪ Keine Fehlintubation des Ösophagus möglich ▪ Größere hämodynamische Stabilität ▪ Alternativer Atemweg bei unmöglicher Intubation	▪ Kein definitiver Aspirationsschutz ▪ Mageninsufflation möglich ▪ Eingeschränktes Indikationsspektrum ▪ Keine Atemwegssicherung bei Laryngospasmus ▪ Bei höheren Beatmungsdrücken nicht anwendbar

Kontraindikationen:

- Erhöhtes Aspirationsrisiko (Ileus, relevanter Reflux, symptomatische Hiatus-/ Zwerchfellhernie)
- Adipositas per magna
- Hohe Beatmungsdrücke
- Mundöffnung < 2 cm
- Pathologische Veränderungen (Tumore, Entzündungen, Blutungen) der oberen Atemwege, die eine sichere Platzierung der Larynxmaske verhindern könnten

Die Anwendung einer Larynxmaske ist *keine* grundsätzliche Kontraindikation für eine Muskelrelaxierung.

Anwendungsdauer und Beatmungsmodus

Bei Verwendung einer Larynxmaske der 2. Generation in Kombination mit der Anlage einer Magensonde und zuverlässiger Cuffdruckkontrolle kann auch eine mehrstündige Beatmung erfolgen. Eine volumenkontrollierte Beatmung ist möglich, wenn der Beatmungsdruck maximal 20 mbar beträgt.

4 Beatmung in der Intensivmedizin

T. Bein

Bei schwerer respiratorischer Insuffizienz unterschiedlicher Genese ist in der Regel die orotracheale Intubation mit invasiver Beatmung eine notwendige Therapiestrategie. Für besondere Konstellationen/Indikationen bieten sich die nichtinvasive Beatmung (▶ 2.14) oder die High-Flow-Sauerstofftherapie (▶ 2.13) an, allerdings können wegen fehlender Datenlage für diese beiden Verfahren keine eindeutigen Empfehlungen ausgesprochen werden.

Grundsätzlich gelten folgende **Ziele** für jegliche Form der positiven Druckbeatmung:
- Sicherung eines ausreichenden pulmonalen Gasaustauschs
- Anwendung des Konzepts der lungenprotektiven Beatmung (▶ 1.4.5)
- Berücksichtigung und Minimierung der mit Beatmung assoziierten unerwünschten Effekte: Analgosedierung, beatmungsassoziierte Pneumonie, Immobilisierung

4.1 Beatmung bei akuter respiratorischer Insuffizienz (ARI) oder ARDS

Kontrollierte Beatmung oder unterstützte Spontanatmung?

In der Frühphase (< 48 h) einer ARI oder beim ARDS sollte ein kontrollierter Beatmungsmodus gewählt werden, da in dieser Phase zumeist eine ausgeprägte Inflammationsreaktion der Lunge vorliegt und die unterstützte Spontanatmung durch eine (häufig unbemerkte) Asynchronie zwischen Patient und Beatmungsgerät den beatmungsinduzierten Lungenschaden (VILI, ▶ 1.4.3) verstärkt. Aus diesem Grund wird von einigen Beatmungsmedizinern der Einsatz von Muskelrelaxantien für die Frühphase beim schweren ARDS empfohlen, um die Lunge in dieser vulnerablen Phase völlig „ruhig" zu stellen. Auf der anderen Seite führen tiefe Analgosedierung und Muskelrelaxation über diesen Zeitpunkt hinaus rasch zu ausgeprägter Zwerchfellatrophie (▶ 1.4.4), die mit einer erschwerten Entwöhnung von der Beatmung (Weaning) assoziiert ist. Derzeit besteht noch eine Kontroverse unter Experten, zu welchem Zeitpunkt und mit welchem Ausmaß eine unterstützte Spontanatmung bei ARI/ARDS die kontrollierte Beatmung ablösen soll.

Tidalvolumen (V_T)

Zum Kern einer lungenprotektiven Beatmungsstrategie gehören die Limitierung von V_T auf ≤ 6 ml/kg ideales Körpergewicht sowie die Begrenzung des inspiratorischen Spitzendrucks auf ≤ 30 cm H_2O, um die Risiken einer beatmungsassoziierten Lungenschädigung zu minimieren.

Die **Berechnung des idealen Körpergewichts** (IKG) richtet sich nach Körpergröße und Geschlecht. Es wird mittels folgender Formeln berechnet:
- IKG (Frau) = 45,5 + 0,91 (Größe [cm]/– 152,4)
- IKG (Mann) = 50 + 0,91 (Größe [cm] – 152,4)

Für den klinischen Alltag kann vereinfachend und näherungsweise folgende **Faustregel** verwendet werden:
- Männer: Körpergröße (cm) – 100 = ideales Körpergewicht
- Frauen: Körpergröße (cm) – 100 – 10 % = ideales Körpergewicht

Auch für Patienten ohne primäre Lungenerkrankung wird eine (weniger strikte) lungenprotektive Beatmung mit einem V_T von 6–8 ml/kg IKG empfohlen. Bei Patienten mit ARI/ARDS soll die Einhaltung eines lungenprotektiven Protokolls sehr konsequent gehandhabt werden, da viele Studien einen Überlebensvorteil durch Anwendung dieser Strategie zeigen.

! Patienten mit akuter Lungenerkrankung (ARI/ARDS) sollen konsequent lungenprotektiv ($V_T \leq 6$ ml/kg IKG, inspiratorischer Spitzendruck ≤ 30 cm H_2O) beatmet werden, während für Patienten ohne akute Lungenschädigung ein moderat-lungenprotektives Regime gilt (V_T 6–8 ml/kg IKG).

Positiv-endexspiratorischer Druck (PEEP)

PEEP verhindert den endexspiratorischen Kollaps mittlerer und kleiner Luftwege; ohne PEEP wäre der längerfristige Einsatz von Beatmung nicht denkbar, da PEEP eine Reduktion der funktionellen Residualkapazität verhindert, die sich ansonsten unweigerlich als Folge von Intubation, Analgosedierung und Rückenlagerung einstellen würde. Ein ausgeprägter Lungenkollaps wäre die Folge. Da PEEP auch negative Effekte aufweist (Beatmungsschaden → Überblähung der Lunge; Reduktion des venösen Rückstroms zum Herzen → kardiovaskuläre Instabilität, ▶ 1.4.8), sollte idealerweise für jeden Patienten ein „optimaler" PEEP eingestellt werden, der einen möglichst großen Nutzen für die funktionelle Stabilität der Lunge ermöglicht und gleichzeitig die negativen Auswirkungen gering hält. Hierzu sind zahlreiche klinische und experimentelle Studien erfolgt und – mehr oder minder – praxistaugliche Strategien entwickelt worden (▶ Tab. 4.1).

Derzeit wird von der aktuellen S3-Leitlinie [1] als bettseitig einfaches Verfahren die Einstellung von PEEP nach der ARDS-Network Tabelle empfohlen, wobei die Einstellung des PEEP der erforderlichen F_iO_2 folgt. Zu beachten ist allerdings, dass sich die F_iO_2 möglichst exakt nach einer Ziel-Oxygenierung ($p_aO_2 > 65$ mmHg, $s_aO_2 > 90$ %) richtet und eine „Luxus-Oxygenierung" vermieden werden soll. Bei moderater ARI oder mildem ARDS ist die „niedrig-PEEP"-Tabelle anzuwenden (▶ Tab. 4.2), beim moderat-schwerem ARDS soll die „hoch-PEEP"-Tabelle eingesetzt werden ▶ Tab. 4.3).

Inspiratorische Sauerstoffkonzentration (F_iO_2)

Während früher beatmete Patienten mit unkritisch verwendeten hohen Sauerstoffkonzentrationen beatmet wurden, ist durch einige aktuelle Studien gezeigt worden, dass (zu) viel Sauerstoff schädigende Einflüsse hat. Die Überlebensprognose von kritisch kranken Patienten, denen über längere Zeit viel Sauerstoff appliziert

Tab. 4.1 Strategien zur Ermittlung des „optimalen" PEEP.

Strategie	Anmerkungen
PEEP / F_iO_2-Tabelle (▶ Tab. 4.2 ▶ Tab. 4.3)	• Einfach anzuwenden • Strikt und mechanistisch
Druck-Volumen-Kurve: *Set PEEP = Lower Inflection Point + 2 mmHg*	• Kompliziert, zeitaufwändig, Erfahrung erforderlich • Gefahr, dass Patient während des Manövers instabil wird
Best-PEEP-Manöver: *Blutgase + Hämodynamik*	• Zeitaufwändig • Keine definierten „Normwerte"
Monitoring mittels Ösophagusdruck	• Derzeit noch experimentell • Physiologisch attraktiv

Tab. 4.2 PEEP / F_IO_2-Tabelle „niedrig".

F_IO_2	0,3	0,4	0,4	0,5	0,5	0,6	0,7	0,7	0,7	0,8	0,9	0,9	0,9	1,0
PEEP	5	5	8	8	10	10	10	12	14	14	14	16	18	18 – 24

Tab. 4.3 PEEP / F_IO_2-Tabelle „hoch".

F_IO_2	0,3	0,3	0,3	0,3	0,3	0,4	0,4	0,5	0,5	0,5–0,8	0,8	0,9	1,0	1,0
PEEP	5	8	10	12	14	14	16	16	18	20	22	22	22	24

4

wurde, war schlechter im Vergleich zu strikt normoxämisch therapierten Patienten. Dies führte zu der Empfehlung in der aktuellen S3-Leitlinie: *„Wir empfehlen, …bei der Einstellung der F_IO_2 … nicht auf die Normalisierung der Blutgase zu zielen"*. [1]

! Bei invasiv beatmeten Patienten mit ARI/ARDS soll die niedrigst-mögliche F_IO_2-Einstellung gewählt werden, um eine arterielle Sauerstoffsättigung (s_aO_2) von 90–94 % bzw. einen p_aO_2 von 60–80 mmHg zu erreichen.

Rekrutierungsmanöver

In den letzten Jahren wurden **Rekrutierungsmanöver** empfohlen *(open up the lung and keep the lung open)* mit dem Ziel, atelektatische Lungenareale zu eröffnen und den (kritisch eingeschränkten) Gasaustausch zu verbessern. Bei diesem Manöver wird der inspiratorische Druck für eine gewisse Zeit (z. B. 40 Sekunden) über den aktuell angewendeten Spitzendruck erhöht. Obwohl diese Strategie klinisch attraktiv erschien, wurde kürzlich in einer großen randomisierten Studie eine höhere Sterblichkeit bei Patienten mit ARI/ARDS gefunden, die mit Rekrutierungsmanöver behandelt wurden im Vergleich zu Patienten, die lediglich eine PEEP/F_IO_2 Einstellung erhielten. Darüber hinaus war die Häufigkeit von Barotraumen in der Rekrutierungsgruppe deutlich höher.

! Die Anwendung von Rekrutierungsmanövern („Blähmanöver", „open lung approach") wird nicht mehr empfohlen. Der **Schaden** ist offensichtlich größer als der Nutzen!

Inspirations-Exspirations-Verhältnis (I:E)

Unter kontrollierter Beatmung kann das **I:E-Verhältnis** vom Anwender bestimmt werden. In früheren Studien wurde für bestimmte Indikationen (z. b. schweres ARDS) eine Verlängerung der Inspirationsphase (I:E = 2:1) propagiert, um den Alveolen mehr Zeit zur Dehnung zu geben. Dieses Konzept hat sich nicht bewährt und wurde verlassen. Unter kontrollierter Beatmung ist die konsequente Einhaltung eines I:E-Verhältnisses von 1:1 empfohlen.

Beatmungsfrequenz

Unter den Bedingungen einer Limitierung des Tidalvolumens kommt der **Beatmungsfrequenz (Respiratory Rate)** besondere Bedeutung zu, um ein adäquates

Atemminutenvolumen zu erzielen und eine progrediente Hyperkapnie und Azidose zu vermeiden. Daher sollte die initiale Einstellung der Beatmungsfrequenz bei Erwachsenen mit ARI/ARDS mit 20/min beginnen und dann individuell nach Blutgasparametern (Hyperkapnie!) variiert werden.

! Die Einstellung der Beatmungsfrequenz bei erwachsenen Patienten mit ARI/ARDS sollte nicht zu niedrig gewählt werden (≥ 20/min). Andererseits besteht bei der Wahl einer zu hohen Atemfrequenz die Gefahr eines **Air Trapping** (▶ 1.4.8) durch maximale Verkürzung der Exspirationsphase. Das Beatmungsdisplay kann Hinweise auf Air Trapping geben.

4.2 Supportive Maßnahmen bei beatmeten Patienten mit ARI/ARDS

Analgosedierung

Die Konzepte zur **Analgosedierung** haben sich in den letzten Jahren grundlegend geändert, da die akuten (z.B. Delir) und langfristigen (z.B. Mortalität, funktioneller Outcome) Probleme im Rahmen zu tiefer Analgesie und Sedierung deutlich beschrieben wurden. Die aktuelle S3-Leitlinie *Analgesie, Sedierung und Delirmanagement in der Intensivmedizin* [2] hat zu diesem Themenkomplex klare und gut begründete Empfehlungen gegeben. Die wichtigsten Kernaussagen – relevant für eine akute Beatmungssituation – sind:

- Analgesie und Sedierung sollen grundsätzlich einem individuell festgelegten, durch Scores operationalisierten Ziel folgen.
- Prinzipiell ist das Ziel der Analgosedierung der wache, kooperative, schmerzfreie Patient, der stressfrei die Beatmung toleriert (entspricht 0 bis -1 in der Richmond Agitation-Sedation Scale [RASS]).
- Eine tägliche Sedierungsunterbrechung ist nur bei tiefer sedierten Patienten (RASS -2) empfohlen.
- Im Rahmen therapeutischer Sedierung (Bauchlagerung, erhöhter intrakranieller Druck) ist eine tiefere Sedierung erforderlich.

Beatmung in Bauchlage

Bauchlagerung führt bei Patienten mit akuter Lungenschädigung zu einer Steigerung des pulmonalen Gasaustauschs, zur Reduktion des beatmungsinduzierten Lungenschadens und zur Sekretmobilisation. Große randomisierte Studien zeigten, dass die frühzeitige und ausreichend lange Anwendung der Bauchlagerung bei ARDS-Patienten zu einem Überlebensvorteil führt im Vergleich zu ausschließlichen Rückenlagerung.

! Die Bauchlagerung soll bei Patienten mit ARDS (p_aO_2/F_iO_2 < 150) durchgeführt werden. Sie soll *frühzeitig* erwogen und umgesetzt werden (< 48 h nach Beginn ARDS) und *ausreichend lange* (mindestens 12 h, mehrfache Wiederholung) erfolgen (▶ Abb. 4.1). Diese Maßnahme führt zu einer Verbesserung des Überlebens!

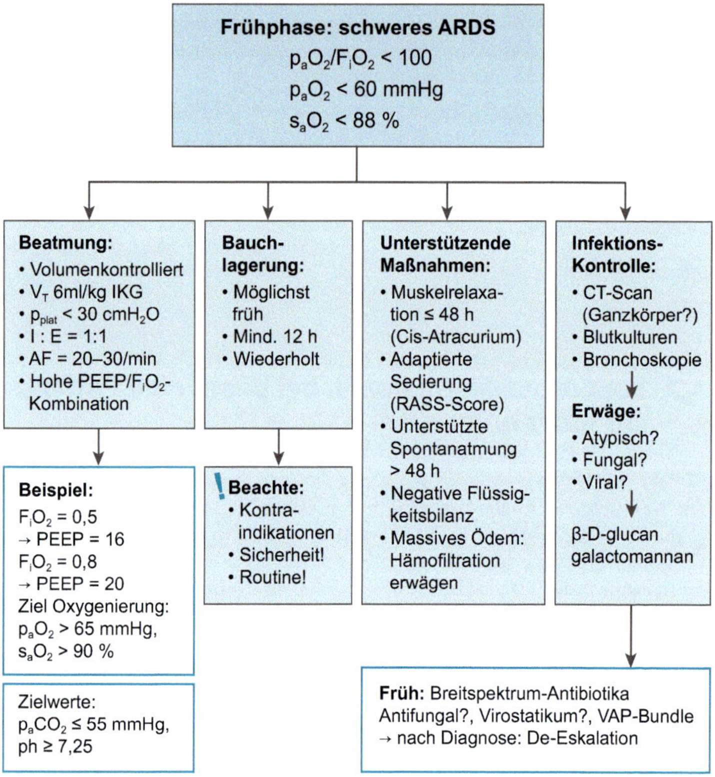

Abb. 4.1 Zusammenspiel verschiedener Maßnahmen zum Management des akuten schweren ARDS bzw. der akuten schweren ARI. Voraussetzung ist ausreichend Erfahrung und Routine in der Anwendung der einzelnen Maßnahmen. Darüber hinaus wird die aktuelle S3-Leitlinie *Invasive Beatmung und Einsatz extrakorporaler Verfahren bei akuter respiratorischer Insuffizienz* empfohlen [1]. Auf der Website des Deutschen ARDS-Netzwerks (www.ardsnetzwerk.de) finden sich Hinweise auf ARDS-Zentren bzw. Ansprechpartner. [L157]

4.3 Extrakorporale Lungenunterstützung (ECMO) beim schweren akuten Lungenversagen

Die **extrakorporale Lungenunterstützung** (ECMO) stellt ein in den letzten Jahren zunehmend häufiger eingesetztes Therapieverfahren dar, bei dem nach Einbringung großlumiger Kanülen (meist V. jugularis interna und V. femoralis) ein extrakorporaler Kreislauf etabliert wird, durch den venöses Blut mittels einer Zentrifugalpumpe gepumpt wird (Blutfluss ca. 2–4 l/min). In diesen Kreislauf ist ein Membranoxygenator integriert, während dessen Passage das Blut mit Sauerstoff aufgesättigt wird (Sauerstoff wird mit einem Gasfluss von 1–6 l/min durch die Membranlunge geleitet), gleichzeitig wird Kohlendioxid eliminiert (▶ Abb. 4.2).

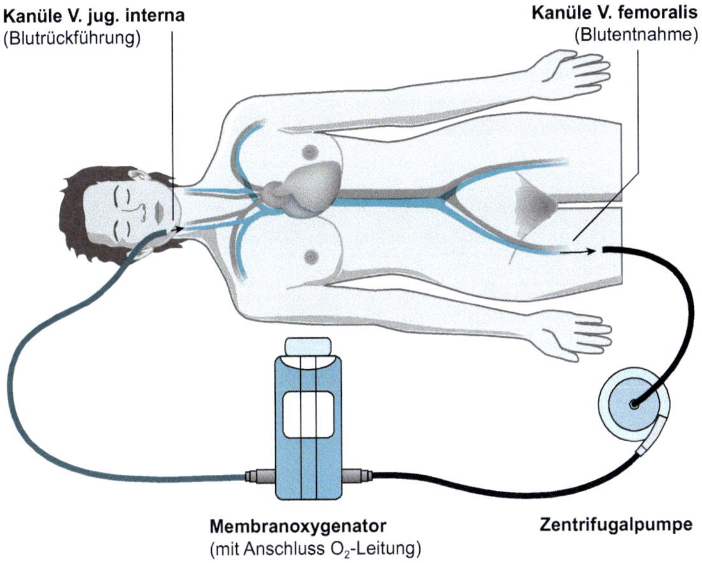

Abb. 4.2 Schema der veno-venösen ECMO. [L157]

Die Oxygenierungs- und CO_2-Eliminationsleistung einer solchen „künstlichen Lunge" ist von mehreren Faktoren abhängig:

- Innendurchmesser der Kanülen
- Gasaustauschfläche des Membranoxygenators
- Hb-Gehalt des Blutes
- Extrakorporaler Blutfluss
- Sauerstoff-Fluss durch die Membranlunge („O_2-sweep gas")

In den letzten Jahren ist die ECMO-Technik zunehmend einfacher und sicherer geworden, dennoch handelt es sich um ein invasives Verfahren, das eine erhebliche Expertise und Routine voraussetzt und mit einer Reihe potenziell bedrohlicher **Komplikationen** verknüpft sein kann. Zu diesen gehören:

- ECMO-assoziierte Komplikationen: Clotting der Membran, Luftembolie, Thrombosen in den kanülierten Gefäßen, Ischämie, Blutung im Bereich der Punktionen, Hämolyse, Thrombozytopenie
- Intrakranielle Blutung im Rahmen der Antikoagulation
- Kardiozirkulatorische Instabilität bei hohem extrakorporalem Blutfluss

Die **Indikation zur ECMO** hat „Rescue-Charakter", womit allerdings keine unkritische Indikation gemeint ist (*„wenn wir jetzt keine ECMO anwenden, stirbt der Patient"*), sondern vielmehr die Aufforderung zu einem besonnenen und sorgfältig erwogenen Einsatz, wenn:

- alle anderen Maßnahmen (z. B. Optimierung der Beatmung, Bauchlagerung, Volumenmanagement) ausreichend angewendet wurden,
- die Prognose bzgl. der Grunderkrankung und das Ausmaß von Begleiterkrankungen den Einsatz rechtfertigen,
- der Wille des Patienten hiermit übereinstimmt.

Obwohl ECMO zweifelsohne bei schwerem ARDS das Überleben verbessern kann, besteht derzeit wegen der uneinheitlichen evidenbzbasierten Datenlage und des beträchtlichen Komplikationsprofils eine zurückhaltende Empfehlung zum Einsatz von ECMO. Es wird empfohlen, ECMO nur bei Patienten mit therapierefraktärer Hypoxämie ($p_aO_2/F_iO_2 < 80$) einzusetzen, wenn das empfohlene Basis-Management (PEEP, Bauchlagerung, Volumenentzug) nicht erfolgreich war.

! Die aktuelle S3-Leitlinie empfiehlt den Einsatz einer veno-venösen ECMO bei Patienten mit schwerem ARDS und therapierefraktärer Hypoxämie nur als **Rescue-Therapie** [1].

Die erfolgreiche Durchführung der ECMO-Therapie setzt ein interdisziplinäres und interprofessionelles Gesamtkonzept voraus, um die im Rahmen dieser extrakorporalen Maßnahme entstehenden Herausforderungen zu meistern und den Prinzipien des Wohltuns und Nicht-Schadens optimal zu entsprechen (▶ Abb. 4.3). Hierzu gehören insbesondere:

- Die gut begründete, interdisziplinär verantwortete Indikationsstellung unter Einbeziehung des Patientenwillens
- Langjährige Erfahrung im Management des schweren ARDS
- Ausreichendes und gut geschultes ärztliches und pflegendes Personal
- Leistungsfähige und ständig bereite Blutbank, Laborleistung und bildgebende Diagnostik (CT, Angio)
- Ständig abrufbare gefäß-, abdominal- und thoraxchirurgische Expertise
- Strukturiertes Ausbildungs- und Trainingsprogramm für das Personal
- Teilnahme an Qualitätskontrollen

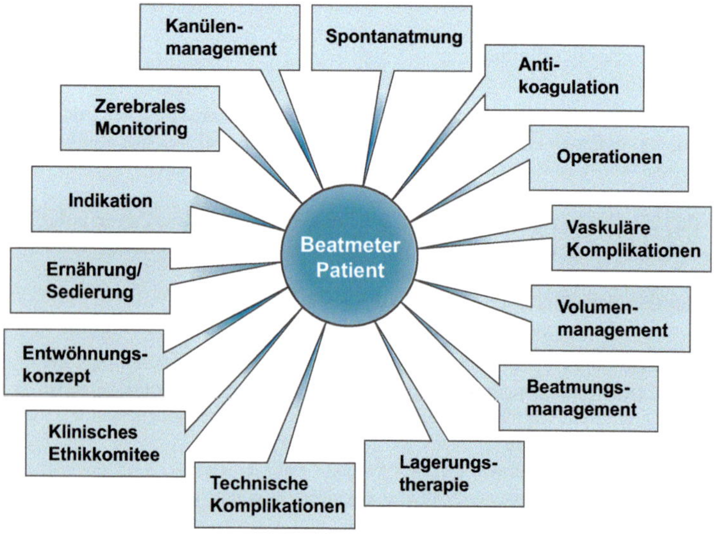

Abb. 4.3 Wichtige Komponenten einer ECMO-Therapie. [L157]

! Die ECMO-Therapie soll nur in Zentren mit einer Anwendungshäufigkeit von mindestens 20 Fällen / Jahr durchgeführt werden.

Wesentliche **Elemente im Ablauf einer ECMO-Therapie:**

Kanülierung: Die Kanülenanlage ist – wie oben beschrieben – mittels unterschiedlicher Punktionsorte, aber auch durch eine Punktion unter Verwendung einer Doppellumenkanüle möglich. Der Kanülendurchmesser und die Länge richten sich nach individuellen Patientenvariablen. Bei der zweiseitigen Kanülierung werden häufig 22–30-French Kanülen für die V. femoralis und 15–23-French Kanülen für die V. jugularis int. verwendet.

Pumpe und Monitoring: Heute werden fast ausschließlich Zentrifugalpumpen verwendet. Moderne Systeme verfügen über In-Line Drucksensoren (vor und hinter der Membranlunge) und Sensoren für die Messung der O_2-Sättigung.

Oxygenierung / CO_2-Elimination während ECMO: Ein s_aO_2-Wert $\geq$ 90 % ist während ECMO-Behandlung empfohlen. Beim schweren ARDS ist für die Erreichung dieses Ziels häufig ein extrakorporaler Blutfluss von ca. 4 l/min notwendig. Das Ausmaß der CO_2-Elmination wird hingegen überwiegend über die Höhe des O_2-Sweep-Gas-Flows gesteuert. Hierfür sind Einstellungen zwischen 4 und 8 l/min sinnvoll.

Beatmungseinstellung: ECMO ermöglicht die Einstellung einer konsequenten lungenprotektiven Beatmung (Reduktion von V_T und inspiratorischem Spitzendruck sowie Einstellung einer adäquat hohen Beatmungsfrequenz). Auch für ECMO-Patienten empfiehlt sich für die PEEP-Einstellung die Verwendung der PEEP/F_iO_2-Tabelle. Die Umstellung auf unterstützte Spontanatmung unter ECMO ist häufig problemlos. Manche Autoren empfehlen erst ein Weaning von der Beatmung und dann ein Weaning von der ECMO.

Supportive Maßnahmen: Die erfolgreiche und sichere Anwendung der *Bauchlagerung* während ECMO ist mehrfach beschrieben. Ein balanciertes *Flüssigkeitsmanagement* kann - vor allem in der Frühphase der ECMO-Behandlung - schwierig sein: bei (zu) zurückhaltender Flüssigkeitsgabe kann es zum Anliegen (und Ansaugen) der Kanüle an der Gefäßwand mit abruptem „Stehenbleiben" der ECMO kommen. Auf der anderen Seite wird ein (zu) liberales Flüssigkeitsmanagement zum vermehrten Lungenödem führen. Hier sind Erfahrung und erweitertes Monitoring gefragt!

Analgesie / Sedierung / Mobilisation: In der Frühphase der ECMO-Behandlung ist eine ausreichend tiefe Analgosedierung notwendig (RASS -1). In der Phase der Besserung/Umstellung auf Spontanatmung ist die „leichte" angepasste Sedierung sinnvoll. Viele ECMO-Zentren ermöglichen in einem gemeinsamen Konzept mit Physiotherapeuten die *Frühmobilisierung* auch unter laufender ECMO.

Antikoagulation: Eine gut balancierte Antikoagulation zwischen ausreichender Blutverdünnung (Vermeidung von Clotting und Thrombosen) und ausreichender Blutgerinnung (Vermeidung von Blutungen) stellt einen der Schlüsselfaktoren für eine erfolgreiche ECMO-Behandlung dar. Viele Zentren benutzen hierfür (noch) die kontinuierliche Heparinisierung, die Kontrolle wird durch wiederholte Messungen der aPTT (Ziel: Verlängerung um den Faktor 1,5–2 über den Normalwert) vorgenommen. In den letzten Jahren wurde jedoch in mehreren Studien gezeigt, dass dieses Konzept, insbesondere das Monitoring, unbefriedigend ist und Blutungs- oder Clottingkomplikationen immer noch häufig sind. Alternative

Konzepte unter Verwendung von niermolekularen Heparinen, Argatroban oder additiver Gabe von Acetylsalizylsäure sind bisher nicht praxistauglich ausgereift.

! Die erfolgreiche ECMO-Therapie erfordert ein schlüssiges Konzept, das von der Kanülenwahl bis zum Weaning reicht. Der balancierten Antikoagulation kommt hier eine Schlüsselrolle zu. Interdisziplinäre und interprofessionelle Zusammenarbeit sind unabdingbar!

4.4 Entwöhnung von der Beatmung (Weaning)

Bereits mit dem Beginn einer künstlichen Beatmung sollte das Ziel einer erfolgreichen Beendigung ins Auge gefasst werden, denn Beatmung ist kein „Selbstzweck“ und mit etlichen – bereits beschriebenen – unerwünschten Effekten und Komplikationen verknüpft. Häufig ist die **Entwöhnung** kompliziert oder prolongiert. Die häufigsten Ursachen dafür sind:

- Intensivtherapie-assoziierte Muskelschwäche (ICU-Aquired Weakness [ICU-AW])
- Erhöhte Komorbidität
- Delir
- Kognitive Einschränkungen
- Chronische pulmonale oder kardiovaskuläre Insuffizienz

Eine international akzeptierte **Klassifikation des Weaning-Prozesses** (▶ Tab. 4.4) unterscheidet zwischen *einfachem Weaning* (ca. 60 % der beatmeten Intensivpatienten), *schwierigem Weaning* (ca. 35 %) und *prolongiertem Weaning* (ca. 5 %). In einer großen epidemiologischen Studie wiesen Patienten mit prolongiertem Weaning eine signifikant höhere Intensiv-Mortalität auf im Vergleich zu den anderen Weaning-Gruppen.

Da einem erfolgreichen Weaning für das Überleben und die (Über-)lebensqualität eine große Bedeutung zukommt, sind sowohl **präventive** als auch **therapeutische Strategien** fürs Weaning entwickelt worden. Die wesentlichen Elemente einer präventiven Strategie sind:

- Erhalt der neuromuskulären Kapazität (angepasste Sedierung, frühe Mobilisierung und Physiotherapie, frühe unterstützte Spontanatmung)
- Erhalt der kognitiven Kapazität (Delirprophylaxe, Restitution des Tag/Nacht-Rhythmus)

Tab. 4.4 Einteilung von Patienten im Weaning (nach B. Schönhofer [3]). SBT = Spontanatmungsversuch, NIV = nichtinvasive Beatmung.

Gruppe	Kategorie	Definition
1	Einfaches Weaning	Erfolgreich nach erstem SBT und Extubation
2	Schwieriges Weaning	Erfolgreich spätestens beim drittem SBT oder innerhalb von 7 d
3	Prolongiertes Weaning	Erfolgreich erst nach drittem SBT oder > 7 d
3 a	Prolongiertes Weaning ohne NIV	Erfolgreich erst nach drittem SBT oder > 7 d ohne Zuhilfenahme der NIV
3 b	Prolongiertes Weaning mit NIV	Erfolgreich erst nach drittem SBT oder > 7 d unter Zuhilfenahme der NIV
3 c	Erfolgloses Weaning	Tod oder Entlassung mit invasiver Beatmung

Die **Weaning-Strategien** umfassen folgende Bereiche:

- Risikostratifizierung und Einschätzung einer zu erwartenden prolongierten Entwöhnung
- Auswahl geeigneter Beatmungsverfahren und eines passenden Beatmungszuganges, Stellenwert der NIV
- Verwendung von Protokollen zur Entwöhnung von der Beatmung
- Überwachung in der Postextubationsphase

Zur Risikostratifizierung bzw. **Einschätzung einer zu erwartenden schwierigen Entwöhnung** eignen sich:

- Die Dauer der Intensivbehandlung, Richtwert: Beatmung > 30 Tage
- Das Verhältnis von Atemfrequenz zu Tidalvolumen im Spontanatmungsversuch (SBT): Rapid-Shallow-Breathing-Index [AF/V_T]) > 105 Atemzüge/min/l

Bei der Auswahl des geeigneten Beatmungsverfahrens ist prinzipiell ein graduelles Vorgehen mit sukzessiver Reduktion der Druckunterstützung im Augmented Spontaneous Breathing-Modus möglich bis hin zur endgültigen Extubation. Eine andere Strategie stellt die intermittierende Unterbrechung der (kontrollierten Beatmung) durch Sauerstoff-Insufflation dar, mit dem Ziel, die Intervalle der Spontanatmung immer weiter zu verlängern. Entscheidend für ein erfolgreiches Weaning ist nicht die „Fixierung“ auf eine bestimmte Methode, sondern die tägliche, individuelle Einschätzung des Patienten. Hierfür hat sich ein Algorithmus bewährt, der ohne großen Aufwand die klinische Evaluation zulässt (▶ Abb. 4.4). Diese

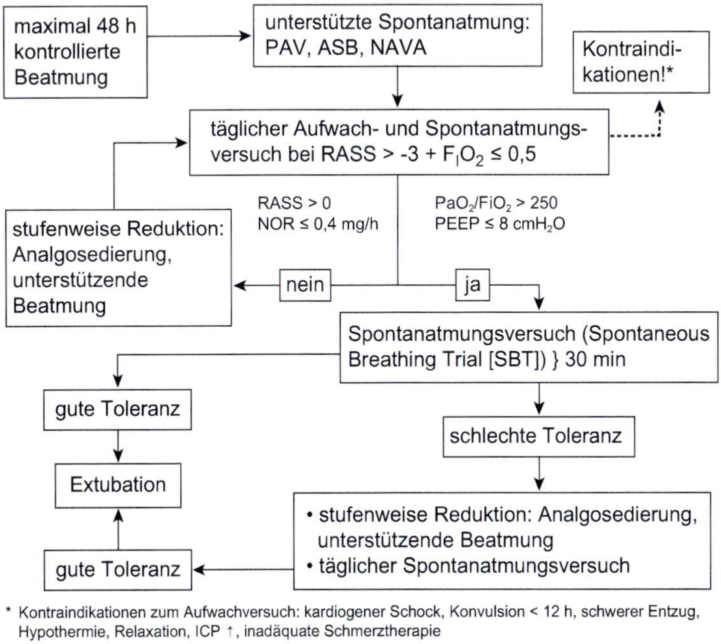

Abb. 4.4 Algorithmus zur Entwöhnung von der Beatmung. [M396]

schließt die Bestimmung des Rapid Shallow Breathing Index (AF/V_T, siehe oben) ein. Als **Spontanatmungsversuch** kann wahlweise das T-Stück oder die druckunterstützte Beatmung für ca. 30 min versucht werden.

> ! Die **konsequente Benutzung eines Weaning-Algorithmus** zusammen mit einem Weaning-Protokoll führt zu einer Reduktion von Extubationen zum falschen Zeitpunkt, d.h. sowohl zu frühe Extubation als auch zu lange Beatmung werden vermieden, und ist damit entscheidend für den Erfolg der Entwöhnung!

Die genaue Ausgestaltung eines solchen Protokolls kann jede Station in Kooperation zwischen Arzt und Pflege erarbeiten. Es sollte in jedem Fall die tägliche Durchführung eines **Spontanatmungsversuchs** (▶ Abb. 4.5)) enthalten, da etwa die Hälfte aller Patienten nach akzidenteller Extubation keine Reintubation benötigt, d.h. der optimale Zeitpunkt für den Entwöhnungsbeginn wird bei einer Vielzahl von Patienten – nicht zuletzt aufgrund eines mangelnden Entwöhnungsalgorithmus – verpasst. So konnte in mehreren Studien gezeigt werden, dass die Quote erfolgreichen Weanings durch die Verwendung eines standardisierten Protokolls gesteigert wurde.

Kernpunkt eines solchen Protokolls ist die tägliche Evaluation der respiratorischen Situation, um den frühestmöglichen Zeitpunkt für eine Entwöhnung nicht zu verpassen. Die Wahl eines Verfahrens (ASB, CPAP, PAV, ATC) ist demgegenüber untergeordnet.

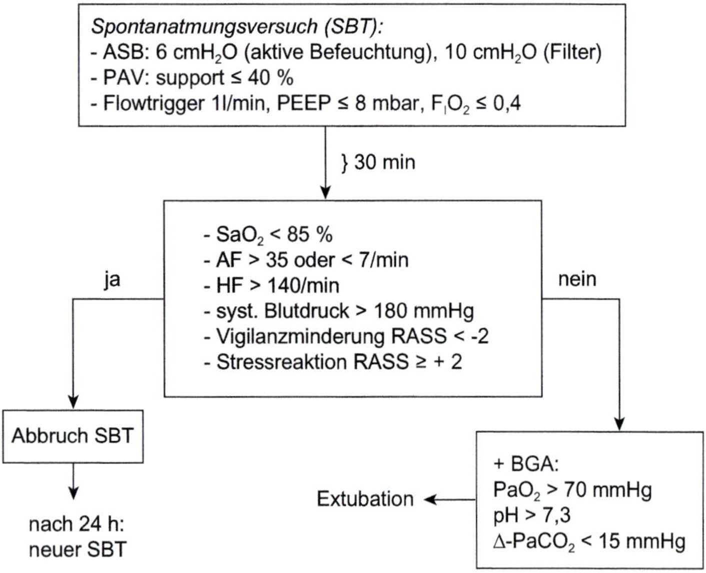

Abb. 4.5 Durchführung Spontanatmungsversuch (Spontaneous breathing trial [SBT]). [M396]

4.4.1 Nichtinvasive Beatmung (NIV) im Weaning

Unter der Vorstellung, mittels einer frühzeitigen Extubation Delir- und Durchgangssyndrome zu verhindern, tubusassoziierte Komplikationen (ventilator-assoziierte Pneumonie [VAP]) zu minimieren sowie die Vorteile einer oralen Ernährung zu nutzen, wurde der **Einsatz der NIV** als supplementierende Maßnahme **im Entwöhnungsprozess** diskutiert.

Eine an COPD-Patienten durchgeführte Studie zeigte, dass die Rate der VAP signifikant niedriger sowie die Erfolgsrate der Entwöhnung signifikant höher war im Vergleich zur Kontrollgruppe, wenn Patienten nach erfolglosem T-Stück-Versuch vorzeitig extubiert und mittels NIV weiterbehandelt wurden (▶ Tab. 4.5). Eine weitere Studie an Patienten mit chronischer respiratorischer Insuffizienz mit ähnlichem Studiendesign konnte hingegen die Vorteile einer Implementierung der nichtinvasiven Beatmung in den Entwöhnungsprozess nicht bestätigen.

Dennoch ist im individuellen Fall zu erwägen, ob eine „frühzeitige" Extubation mit anschließender NIV erfolgreicher ist als die weitere Beatmung mit allen bekannten unerwünschten Effekten (diaphragmale Insuffizienz, VAP, Kehlkopfschäden).

Positive Effekte einer **intermittierenden NIV** sind allerdings bei hyperkapnischer Insuffizienz ausreichend belegt. Es wird daher empfohlen, bei Patienten, die ein erhöhtes Risiko für ein Extubationsversagen aufweisen (z. B. Adipositas, Kachexie, Critical-Illness-Polyneuropathie, Z. n. Thoraxtrauma, hohes Alter, COPD) nach Extubation eine intermittierende NIV durchzuführen, wenn sich die respiratorische Situation (wieder) verschlechtern sollte.

4.4.2 Kortikosteroide zur Prophylaxe des Extubationsversagens

Weaning-Versagen ereignet sich nicht nur durch Funktionseinschränkungen des Lungenparenchyms, Versagen der muskulären Atempumpe, zerebrale Einschränkung oder ausgeprägte Katabolie. Bei einem erheblichen Anteil von Patienten nach (Langzeit-)Beatmung entwickeln sich **laryngeale Schäden,** die den Extubationserfolg einschränken können. Hierzu gehören Larynxödeme, Granulome, Stimmbandläsionen und akute Schäden an der Epiglottis. Die „Dunkelziffer" solcher Schäden wird deutlich höher sein als man es im klinischen Alltag wahrnimmt und vermutet.

Mehrere multizentrische, randomisierte Studien konnten zeigen, dass die Gabe von **Prednisolon** mit einem gewissen Abstand vor (geplanter) Extubation die Rate an Larynx-/Stimmbandläsionen deutlich reduzieren konnte mit einer signifikant niedrigeren Reintubationsrate im Vergleich zu Patienten, die kein Kortikosteroid erhielten.

Tab. 4.5 Einsatz der nichtinvasiven Beatmung im Rahmen des Weaning

Strategie	Maßnahme	Kommentar
NIV nach frühzeitiger Extubation	Frühzeitige Extubation, direkte Umstellung auf NIV	Besonders bei COPD-Patienten geeignet
NIV zur Prophylaxe des Postextubationsversagens	NIV bei Eintreten einer respiratorischen Verschlechterung nach Extubation	In mehreren Studien Verringerung der Reintubationsrate

Daher hat die Cochrane-Gesellschaft eine Empfehlung ausgesprochen: Bei Patienten mit erhöhtem Risiko für tubusassoziierte Schäden (Langzeitbeatmung > 3 Tage, notfallmäßige oder erschwerte Intubation, vorbestehende Kehlkopfläsionen oder -anomalien) wird die Gabe von Prednisolon vor Extubation empfohlen nach folgendem **Schema:** wiederholte Gabe von 50 mg Prednisolon alle 8 h, insbesondere wenn eine Extubation längere Zeit voraus, z. B. am nächsten Tag, geplant wird. Bei kürzerem Zeitabstand oder der geplanten Extubation in einigen Stunden kann einmalig 100 mg Prednisolon verabreicht werden.

4.4.3 Entwöhnung und Extubation: Praktische Durchführung

1. Täglicher Aufwach- und Spontanatmungsversuch mit Unterbrechung der Sedierung (vormittags), sofern es die Personalsituation erlaubt.
2. Durchführung eines Spontanatmungsversuches entsprechend Algorithmus (▶ Abb. 4.5).
3. Extubation unter entsprechendem Vorbereitungs- und Risikomanagement (▶ Abb. 4.6). Die Verabreichung von Kortikosteroid vor Extubation bei Langzeitbeatmung (> 3 Tage) oder Notfallintubation reduziert die Häufigkeit von Larynxödem und die Notwendigkeit der Re-Intubation!

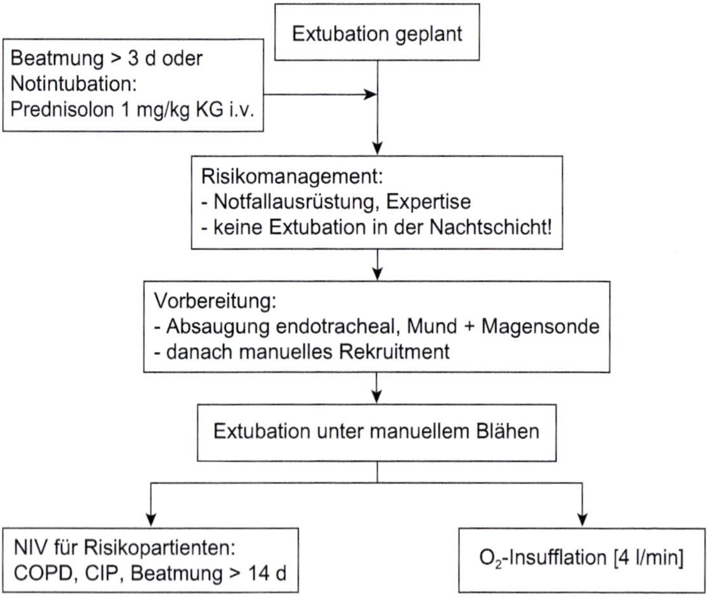

Abb. 4.6 Algorithmus zur Extubation. [M396]

Literatur

[1] Deutsche Gesellschaft für Anästhesie und Intensivmedizin (federführend): S3-Leitlinie Invasive Beatmung und Einsatz extrakorporaler Verfahren bei akuter respiratorischer Insuffizienz. Stand 5.12.2017 https://www.awmf.org/uploads/tx_szleitlinien/001-021k_S3_Invasive_Beatmung_2017-12.pdf

[2] Deutsche Gesellschaft für Anästhesie und Intensivmedizin (DGAI) und Deutsche Interdisziplinäre Vereinigung für Intensiv- und Notfallmedizin (DIVI), beide federführend: S3-LeitlinieAnalgesie, Sedierung und Delirmanagement inder Intensivmedizin (DAS-Leitlinie 2015). Stand 08/2015 https://www.awmf.org/uploads/tx_szleitlinien/001-012l_S3_Analgesie_Sedierung_Delirmanagement_Intensivmedizin_2015-08_01.pdf

[3] Deutsche Gesellschaft für Pneumologie und Beatmungsmedizin e.V. (federführend): S2k-Leitlinie Prolongiertes Weaning. Stand 30.1.2014 https://www.awmf.org/uploads/tx_szleitlinien/020-015l_S2k_Prolongiertes_Weaning_2014_01_verlaengert_01.pdf

4

5 Aspekte rund um die Beatmung

U. v. Hintzenstern, T. Bein, T. Köhnlein, T. Welte, A. Obermayer und F. Erbguth

5.1 Medizinproduktegesetz

U. v. Hintzenstern und A. Obermayer

! Relevante Gesetzestexte
- Medizinproduktegesetz (MPG)
- Medizinprodukte-Betreiberverordnung (MPBetreibV)
- Medizinprodukte-Sicherheitsplanverordnung (MPSV)
- Medizinprodukte-Verordnung (MPV)

Das Medizinproduktegesetz ist zum 2.8.1994 in Kraft getreten. Zusätzliche Regelungen sind in einer Medizinprodukte-Betreiberverordnung festgelegt.

5.1.1 Begriffsdefinitionen

- **Betreiber** eines Medizinproduktes ist jede natürliche oder juristische Person, die für den Betrieb der Gesundheitseinrichtung verantwortlich ist, in der das Medizinprodukt durch dessen Beschäftigte betrieben oder angewendet wird. In der Regel ist das der Krankenhausträger, vertreten durch die Krankenhausleitung, oder bei Heimbeatmungsgeräten die zuständige Krankenkasse.
- **Anwender** ist, wer ein Medizinprodukt im Anwendungsbereich der MPBetreibV am Patienten einsetzt.
- Gesundheitseinrichtung im Sinne der MPBetreibV ist jede Einrichtung, Stelle oder Institution, einschließlich Rehabilitations- und Pflegeeinrichtungen, in der Medizinprodukte durch medizinisches Personal, Personen der Pflegeberufe oder sonstige dazu befugte Personen berufsmäßig betrieben oder angewendet werden.
- **Nichtaktives Medizinprodukt:** Medizinprodukt, das durch Muskel- oder Schwerkraft betrieben wird, z. B. Beatmungsfilter.
- **Aktives Medizinprodukt:** Medizinprodukt, das durch sonstige Energien (elektrischer Strom, Druckgase etc.) betrieben wird, z. B. Narkose- und Beatmungsgeräte.
- Aktive und nichtaktive Medizinprodukte mit **Messfunktion:** Medizinprodukte, die das Messen physiologischer Größen, z. B. RR oder Körpertemperatur ermöglichen.
- Sicherheitstechnische Kontrollen: Prüfung von aktiven Medizinprodukten nach vorgegebenen Fristen und Prüfpunkten gemäß § 11 MPBetreibV.
- Messtechnische Kontrollen: Prüfung von Medizinprodukten mit Messfunktion nach vorgegebenen Fristen und Prüfpunkten gemäß § 14 MPBetreibV.
- Prüfung von elektrisch betriebenen Medizinprodukten nach der Unfallverhütungsvorschrift (DGUV-Vorschrift 3).

5.1.2 Wichtige Bestimmungen des MPG

Bei der Umsetzung von Rechtsproblemen ist darauf zu achten, dass auf die aktuelle Fassung des MPG-ÄndG Bezug genommen wird.

§ 40 Abs. 1 Nr. 1/§ 4 Abs. 1 Nr. 1 MPG

Verbot, ein Medizinprodukt zu betreiben oder anzuwenden, bei:
- Begründetem Verdacht auf Gefährdung von Sicherheit und Gesundheit der Patienten, Anwender oder Dritter über ein nach Erkenntnissen der medizinischen Wissenschaften vertretbares Maß hinaus bei sachgemäßer Anwendung, Instandhaltung und zweckentsprechender Verwendung.

- Verstöße gegen das MPG und die MPBetreibV können mit Bußgeldern bis zu 30.000 € oder mehrjährigen Freiheitsstrafen geahndet werden.

Problematik

- Wer ist in der Lage bzw. befugt, einen „begründeten Verdacht auf Gefährdung" zu untersuchen bzw. zu begründen, dass die Gefährdung ein vertretbares Maß übersteigt?
- Wie erhält jeder Anwender die entsprechenden Informationen?
- Begründen bereits zufällige Hinweise und Bemerkungen (z. B. von Kollegen oder auf Kongressen) ein Anwendungsverbot?
- Sind vage Äußerungen im klinischen Alltag wie „mit dem Gerät gibt es immer Probleme" bereits ausreichend für ein Anwendungsverbot?

§ 6 MPG

Medizinprodukte dürfen nur mit CE-Kennzeichen nach MPG in Verkehr gebracht und in Betrieb genommen werden. Sonstige Kennzeichnungen sind unzulässig.

§ 14 MPG

Medizinprodukte dürfen nur nach den Vorschriften der MPBetreibV errichtet, betrieben, angewendet und instandgehalten werden. Sie dürfen nicht betrieben und angewendet werden, wenn sie Mängel aufweisen, durch die Patienten, Beschäftigte oder Dritte gefährdet werden können.

Die Nichtbeachtung des § 14 Satz 2 ist für Dienstvorgesetzte und Anwender mit Freiheits- bzw. Geldstrafen belegt. Mängel bei Beatmungsgeräten sind z. B. defekte bzw. provisorisch reparierte Netzstecker und -kabel, defekte Alarm- und Sicherheitseinrichtungen oder die Verwendung nicht zugelassener Zubehörteile. Bei tragbaren Notfallrespiratoren, die z. B. bei Patiententransport oder Umlagerung „abgestürzt" sind, ist von einer latenten, vom Anwender nicht erkennbaren Gefährdung auszugehen. Auch ohne äußere oder direkt erkennbare Schäden dürfen sie erst nach einer technischen Überprüfung der Funktionsfähigkeit und Betriebssicherheit wieder am Patienten zur Anwendung gebracht werden. Für den klinischen Alltag bedeutet das Anwendungsverbot nach Satz 2, dessen Nichteinhaltung mit dem identischen Strafmaß des ersten Anwendungsverbots von § 4 Abs. 1 MPG geahndet werden kann, dass z. B. der Check des Beatmungsgeräts auf ordnungsgemäßen Zustand und Funktionsfähigkeit entsprechend den Herstellerangaben in der Gebrauchsanweisung am endgültigen Aufstellungsort unabhängig von vorhergehenden Prüfungen immer korrekt vor Einsatz am Patienten durchgeführt werden muss. Ein Kurzcheck am endgültigen Aufstellungsort reicht nicht aus, auch wenn das Gerät zuvor nach Reinigung und Desinfektion in einem Vorhalteraum einer ausführlichen Prüfung unterzogen wurde. Als Prüfergebnis sind auf dem Beatmungsbogen Spitzen- und Pausendruck zu notieren.

5.1.3 Wichtige Vorschriften der MPBetreibV

§ 4 Abs. 1 MPBetreibV

Medizinprodukte dürfen nur ihrer Zweckbestimmung entsprechend und nach den Vorschriften dieser Verordnung sowie den allgemein anerkannten Regeln der Technik betrieben und angewendet werden.

§ 4 Abs. 2 MPBetreibV

Medizinprodukte dürfen nur von Personen betrieben oder angewendet werden, die die dafür erforderliche Ausbildung oder Kenntnis und Erfahrung besitzen.

§ 4 Abs. 3 MPBetreibV

Eine Einweisung in die ordnungsgemäße Handhabung des Medizinprodukts ist erforderlich (▶ 5.1.4).

§ 4 Abs. 4 MPBetreibV

Beatmungsgeräte und Zubehör dürfen nur kombiniert werden, wenn dies von der Zweckbestimmung her vorgesehen und die Kombination sicherheitstechnisch unbedenklich ist.

Kommentar: Diese Vorschrift beinhaltet, dass Beatmungsgeräte und Zubehör beim Betreiber miteinander kombiniert werden können. Dies gilt auch für Geräte, die nach den Vorschriften der Medizingeräteverordnung (MedGV), die vom MPG abgelöst wurde, in den Verkehr gebracht worden sind („Altgeräte“).

§ 4 Abs. 5 MPBetreibV

Der Betreiber darf nur Personen mit dem Anwenden von Medizinprodukten beauftragen, die die in Absatz 2 genannten Voraussetzungen erfüllen und in das anzuwendende Medizinprodukt gemäß Absatz 3 eingewiesen sind.

§ 4 Abs. 6 MPBetreibV

Der Anwender hat sich vor der Anwendung eines Medizinprodukts von der Funktionsfähigkeit und dem ordnungsgemäßen Zustand des Medizinprodukts zu überzeugen. Es empfiehlt sich, die vorgenannten Prüfungen in geeigneter Weise zu dokumentieren.

Kommentar: Die Durchführung dieser Tätigkeiten kann delegiert werden. Beatmungsgeräte sind am Bettplatz zu überprüfen, Narkosebeatmungsgeräte werden üblicherweise einmal pro Tag bei Arbeitsbeginn geprüft. Notfallbeatmungsgeräte sind in regelmäßigen Abständen zu prüfen.

Empfehlungen

- Alle Medizinprodukte sind vor jeder Anwendung durch den Anwender zu überprüfen. Dies gilt insbesondere für Beatmungsgeräte und Patientenmonitore.
- Bis zum Inkrafttreten eindeutiger Regelungen und zur Vermeidung persönlicher strafrechtlicher Konsequenzen sollte jeder Anwender bereits bei Hinweisen auf mögliche Gefährdungen aus dem Kollegenkreis und der Fachliteratur die Anwendung des entsprechenden Medizinprodukts unterlassen.
- Auch bei kurzfristig abgelaufenem Verfalldatum dürfen Medizinprodukte nicht mehr verwendet werden.

§ 4 Abs. 7 MPBetreibV

Die Gebrauchsanweisung und die dem Medizinprodukt beigefügten Hinweise sind so aufzubewahren, dass die für die Anwendung des Medizinproduktes erforderlichen Angaben dem Anwender jederzeit zugänglich sind.

§ 8 Abs. 1 MPBetreibV

Reinigung und Desinfektion der Beatmungsgeräte sind unter Beachtung der entsprechenden Herstellerangaben vorzunehmen. Zusätzlich gilt die gemeinsame Empfehlung der Kommission für Krankenhaushygiene und Infektionsprävention (KRINKO) des RKI und des BfArM.

§ 10 Abs. 1 MPBetreibV

Spezielle Funktionsprüfung bei Neubeschaffung: Bei der Inbetriebnahme von Medizinprodukten der Anlage 1, z. B. Beatmungsgeräte und Patientenmonitore, ist darauf zu achten, dass vor dem Betreiben eine Funktionsprüfung durch den Hersteller durchzuführen ist. Ferner müssen „Beauftragte Personen" durch den Betreiber bestellt und durch den Hersteller anhand der Gebrauchsanweisung eingewiesen werden.

§ 11 Abs. 1 MPBetreibV

Bei aktiven Medizinprodukten (z. B. Beatmungsgeräten) sind sicherheitstechnische Kontrollen entsprechend den Herstellerangaben (Fristen und Umfang) durchzuführen. Zusätzlich sind die Sondervorschriften für aktive Medizinprodukte der Anlage 1 zu beachten. Macht der Hersteller keine Angaben zur sicherheitstechnischen Kontrolle, sind Umfang und Fristen durch den Betreiber festzulegen.

§ 12 Abs. 1 MPBetreibV

Für Medizinprodukte der Anlage 1 und 2 ist ein Medizinproduktebuch zu führen, insbesondere die Dokumentation der Einweisung für beauftragte Personen und Anwender.

§ 13 Abs. 1 MPBetreibV

Für alle aktiven Medizinprodukte ist ein Bestandsverzeichnis zu führen.

5.1.4 Spezielle Vorschriften zur Einweisung

§ 4 Abs. 2 und 3 MPBetreibV

Medizinprodukte dürfen nur betrieben und angewendet werden, wenn der Anwender über die erforderliche Ausbildung oder Kenntnis und Erfahrung verfügt und in das Medizinprodukt *eingewiesen* ist.

Kommentar: Diese Vorschriften bedeuten, dass ein Anwender keine Medizinprodukte anwenden darf, wenn er nicht über die geforderten Voraussetzungen verfügt. Dies bedeutet umgekehrt für die Dienstvorgesetzten, dass sie bei der Beauftragung (Diensteinteilung) ihrer Mitarbeiter auf das Vorliegen dieser Voraussetzungen achten müssen.

Die Voraussetzungen nach § 4 Abs. 2 und 3 werden erfüllt, wenn der Anwender die Gewähr für die sachgerechte Handhabung erfüllt. Der Bundesgerichtshof hat im Urteil (VI ZR 10/75) vom 11.10.1977 dazu ausgeführt, dass der Arzt über die Funktionsweise eines von ihm zu bedienenden Geräts wenigstens in groben Zügen Bescheid wissen muss. Bei Beatmungs- und Narkosebeatmungsgeräten werden medizintechnische Kenntnisse gefordert, wie sie von einem naturwissenschaftlich und technologisch aufgeschlossenen Mitarbeiter erwartet werden können.

Eine Gewähr für die sachgerechte Handhabung kann allgemein angenommen werden, wenn entsprechende Kenntnisse in folgenden Bereichen bestehen:

- Theoretische Grundlagen
- Zweckbestimmung
- Bedienungselemente und die dazugehörenden Funktionen
- Bedienung und patientengerechte Einstellung
- Ordnungsgemäßer Zustand
- Vorgeschriebene Funktionsprüfung vor der Anwendung
- Anwendungsregeln

Voraussetzungen für die sachgerechte Handhabung eines Beatmungsgeräts sind die Kenntnisse der Grundlagen der Beatmungstechnik sowie insbesondere gerätespezifische Kenntnisse. Dies bedeutet, dass der Anwender z.B. nicht nur wissen muss, mit welchem Knopf die BIPAP-Funktion angewählt werden kann, sondern auch, was die BIPAP-Funktion bedeutet und wie der Wechsel zwischen der Eigenatmung und der Beatmung abläuft. Das heißt, der Anwender muss ständig den eigenen Wissensstand kritisch prüfen, eine qualifizierte Basisschulung (§ 4 Abs. 2 und § 10 MPBetreibV) und ggf. Wiederholungseinweisungen fordern. Bei „Feigenblatteinweisungen" oder „Pseudoschulungen" sollte die Unterschrift im Medizinproduktebuch verweigert werden!

§ 10 Abs. 2 MPBetreibV

Für Medizinprodukte der Anlage 1 (Beatmungsgeräte und Narkosebeatmungsgeräte) muss der Betreiber eine sog. **beauftragte Person** benennen. Beauftragte Personen müssen durch den Hersteller oder eine dazu befugte Person nach den Vorschriften des § 10 Abs. 1 Nr. 2 MPBetreibV so eingewiesen werden, dass sie in der Lage sind, selbst Einweisungen durchzuführen und den anderen Mitarbeitern als „Experten" zur Verfügung stehen.

Die Einweisung der Anwender in Narkose- und Beatmungsgeräte darf nur durch den Hersteller selbst oder durch eine vom Hersteller umfassend geschulte Person („beauftragte Person") vorgenommen werden. Die Einweisung des Anwenders und der beauftragten Person unterscheiden sich bezüglich des Umfangs ganz erheblich und sind beim Hersteller gezielt abzufordern.

5.2 Verhalten bei Vorkommnissen mit Beatmungsgeräten

U. v. Hintzenstern und A. Obermayer

Begriffsdefinitionen

Ein **Vorkommnis** ist nach der Medizinprodukte-Sicherheitsplanverordnung (MPSV) eine Funktionsstörung, ein Ausfall, eine Änderung der Merkmale oder der Leistung oder eine unsachgemäße Kennzeichnung oder Gebrauchsanweisung eines Medizinproduktes, die oder der unmittelbar oder mittelbar zum Tod oder zu einer schwerwiegenden Verschlechterung des Gesundheitszustands eines Patienten, eines Anwenders oder einer anderen Person geführt hat, geführt haben könnte oder führen könnte; als Funktionsstörung gilt auch ein Mangel der Gebrauchstauglichkeit, der eine Fehlanwendung verursacht.

Trotz Einweisungspflicht wird der Großteil der Vorkommnisse durch Anwender verursacht.

- Vorkommnisse sind nach § 3 der MPSV unverzüglich dem Bundesinstitut für Arzneimittel und Medizinprodukte (BfArM) in Bonn zu melden. Entsprechende Formulare „Meldung von Vorkommnissen" finden sich im Internet unter www.bfarm.de (Service → Formulare → Formulare Medizinprodukte).
- Schäden, die durch ein Fehlverhalten des Anwenders verursacht worden sind, sind dagegen nicht meldepflichtig.

Beauftragter für Medizinproduktesicherheit (§ 6 MPBetreibV)
- Gesundheitseinrichtungen mit regelmäßig mehr als 20 Beschäftigten haben sicherzustellen, dass eine sachkundige und zuverlässige Person mit medizinischer, naturwissenschaftlicher, pflegerischer, pharmazeutischer oder technischer Ausbildung als Beauftragter für Medizinproduktesicherheit bestimmt ist.
- Der Beauftragte für Medizinproduktesicherheit nimmt als zentrale Stelle in der Gesundheitseinrichtung folgende Aufgaben für den Betreiber wahr:
  - Aufgaben einer Kontaktperson für Behörden, Hersteller und Vertreiber im Zusammenhang mit Meldungen über Risiken von Medizinprodukten sowie bei der Umsetzung von notwendigen korrektiven Maßnahmen
  - Koordinierung interner Prozesse der Gesundheitseinrichtung zur Erfüllung der Melde- und Mitwirkungspflichten der Anwender und Betreiber sowie der Umsetzung korrektiver Maßnahmen und der Rückrufmaßnahmen durch den Verantwortlichen nach § 5 des Medizinproduktegesetzes in den Gesundheitseinrichtungen.
- Die Gesundheitseinrichtung hat sicherzustellen, dass eine Funktions-E-Mail-Adresse des Beauftragten für die Medizinproduktesicherheit auf ihrer Internetseite bekannt gemacht ist.

Verhalten bei Vorkommnissen

Regeln für das **Verhalten bei Vorkommnissen** in Verbindung mit Personenschäden:
- Zuerst Versorgung des betroffenen Patienten
- Sicherstellung der Geräte und des Zubehörs, keine nachträglichen Manipulationen an Geräten und Zubehör
- Ermittlung aller Beteiligten
- Anfertigung einer persönlichen Aktennotiz
- Benachrichtigung der Vorgesetzten
- Keine Informationen an Unbekannte, Nichtberechtigte und Angehörige weitergeben
- Keine Freigabe des Beatmungsgeräts zur weiteren Anwendung oder Untersuchung durch den Hersteller ohne behördliche Genehmigung

Die Beachtung dieser Regeln gewährleistet eine zeitnahe und situationsbezogene Untersuchung durch den Sachverständigen. Bei Nichtbeachtung resultiert eine rein theoretische Untersuchung des Zwischenfalls allein aufgrund der Aktenlage (z.T. Jahre nach dem Zwischenfall), was meist eine Verschlechterung der Ausgangsposition der beteiligten Anwender bei gerichtlichen Auseinandersetzungen zur Folge hat.

5.3 Kommunikation mit beatmeten Patienten

U. v. Hintzenstern

! Im Mittelpunkt der Beatmung steht nicht das Beatmungsgerät, sondern der Patient als Mensch!

Ein häufig verkanntes Problem im Umgang mit beatmeten Patienten ist die **eingeschränkte Kommunikationsmöglichkeit.** Die Unfähigkeit zu sprechen oder sich effektiv mitzuteilen, führt bei beatmeten Patienten häufig zu Unzufriedenheit, Angst und Frustration. Diese entmutigende und demoralisierende Situation kann dann zu einer Stagnation oder Verschlechterung des Krankheitsverlaufs führen und zusätzliche intensivtherapeutische Maßnahmen (z. B. Sedierung) erforderlich machen, die dann wiederum die Entwöhnung vom Beatmungsgerät verzögern können.

Der Grad der Kommunikationsfähigkeit von beatmeten Patienten ist abhängig von der Invasivität der Beatmung (z. B. mandatorische Beatmung), der Intensivtherapie (z. B. Sedierung), dem aktuellen Krankheitszustand (z. B. SHT mit Lähmungen) sowie sonstigen Einschränkungen des Patienten (z. B. Blindheit, Hörschwäche oder Analphabetentum). Da aktuell eine patientenadaptierte Beatmung mit dem frühzeitigen Einsatz von Ventilationsformen, die die Spontanatmung des Patienten fördern, angestrebt wird, sind heute erweckbare oder gar wache Patienten die Regel (regelmäßige Kontrolle mittels eines definierten Ziel-RASS-Scores!), deren Bedarf an Zuwendung und Kommunikation – im Gegensatz zu ihren tiefsedierten „Vorgängern" – enorm gestiegen ist.

In der Praxis erfolgt die Kommunikation mit beatmeten Patienten häufig mittels „Versuch und Irrtum". Diese Methode ist unbefriedigend, da gute Ergebnisse nur zufällig zu erwarten sind. Die Kommunikation mit dem beatmeten Patienten kann nur dann optimiert werden, wenn es gelingt, eine Kommunikationsform zu finden, die jeweils individuell auf seine momentane Situation zugeschnitten ist.

5.3.1 Analyse der Kommunikationsfähigkeit

Bevor eine Technik für die Kommunikation mit dem Patienten ausgewählt wird, muss erst seine aktuelle **Kommunikationsfähigkeit** beurteilt werden.

Zerebrale Aspekte

Bewusstsein:

- Medikamentöse Therapie mit bewusstseinsbeeinträchtigenden Medikamenten (z. B. Sedativa, Analgetika)?
- Patient wach und ansprechbar, adäquater RASS-Score?
- Gibt es Hinweise, dass der Patient (trotz Bewusstseinstrübung) hört / versteht?

Auffassungsgabe:

- Patient orientiert (zeitlich, örtlich, situativ)?
- Reagiert der Patient auf Fragen?
- Verfügt der Patient über eine altersentsprechende Auffassungsgabe?
- Bestehen bei dem Patienten neuropsychiatrische Einschränkungen (z. B. Morbus Alzheimer)?

Sprache:

- Muttersprache des Patienten?
- Versteht der Patient zumindest teilweise Deutsch?

Schrift: Kann der Patient lesen und schreiben?

Motorische Aspekte

„Schwäche":

- Ist der Patient erschöpft und müde (z. B. nach großer OP)?

- Hat der Patient Muskelrelaxanzien erhalten?
- Sind bei dem Patienten Lähmungen bekannt (z. B. nach Apoplex)?
- Besteht eine Critical-Illness-Poly-Myo-Neuropathie?

Grobmotorik:
- Kann der Patient mit der Hand zeigen, dem Kopf nicken, den Achseln zucken?
- Kann die Hand gedrückt werden?

Feinmotorik: Kann der Patient schreiben?

5.3.2 Methoden der Kommunikation mit beatmeten Patienten

Prinzipiell ist eine Zwei-Wege-Kommunikation anzustreben, d.h., der Patient soll nicht nur Informationen und Emotionen empfangen, sondern im Rahmen seiner Möglichkeiten auch reagieren (▶ Tab. 5.1). Ist dies nicht möglich, muss auf die Ein-Weg-Kommunikation

Tab. 5.1 Methoden der Kommunikation mit beatmeten Patienten.

Methode	Bewertung	
	Positiv	Negativ
Computerassistierte Kommunikation	Sehr effektiv	• Patient muss geistig und körperlich „fit" sein • Hohe Motivation bei Patient und Personal erforderlich • Sehr teuer → selten vorhanden
Stift und Papier	• Immer vorhanden • Einfach zu verstehen • Schriftlich „fixiert" → man kann darauf zurückgreifen	• Gewisse körperliche Kraft und Geschicklichkeit erforderlich • Patient muss schreiben und lesen können
Alphabettafel	Einfach und effektiv	• Patient muss buchstabieren können • Sehr zeitaufwendig • Für Patient oft schwierig bzw. ermüdend
Foto- bzw. Bildtafeln	• Unabhängig von Sprache und Schrift • Exakte Aussagenübertragung möglich	• Gute Sehfähigkeit erforderlich • Eingewöhnung notwendig
Handsignale	• Ohne Hilfsmittel möglich • U. U. effektiv	• Sehfähigkeit erforderlich • Aussage nicht eindeutig
Nonverbale Kommunikation	Immer ohne Hilfsmittel möglich	• Sehfähigkeit erforderlich • Aussage nicht eindeutig
Berührung	Immer ohne Hilfsmittel möglich	• Aussage nicht eindeutig • Effekt bei Sedierung etc. nicht sicher
Verbale Kommunikation (von den Lippen ablesen)	• Immer ohne Hilfsmittel • Kann sehr eindeutig sein	• Hohe Tubustoleranz notwendig • Dialekte erschweren die Kommunikation
Visuelle Analogskala (VAS) Schmerz	• Einfach zu handhaben • Vergleichbare Ergebnisse (Situationen)	• Nur ein Thema wird quantifiziert • Gute visuelle und motorische Fähigkeiten erforderlich

zurückgegriffen werden. Da man die wirkliche Perzeptionsfähigkeit eines Patienten, der nicht reagiert, nie kennen kann, ist es auch in diesen Fällen sinnvoll, dem Patienten alle ihn betreffenden Maßnahmen sowie seinen Zustand zu erläutern und ihn auch über sonstige Ereignisse zu informieren → Angstreduktion.

Je komplexer eine Kommunikationsmethode ist, desto besser ist das Kommunikationsergebnis → patientenorientiert jeweils „schwierigste" Möglichkeit probieren.

!

- Wichtige Hilfe bei der Kommunikation mit dem beatmeten Patienten können häufig Familienangehörige leisten, die die Bedürfnisse und nonverbalen Artikulationstechniken des Patienten wesentlich besser kennen als das Intensivpersonal.
- Optimale Bedingungen ergeben sich, wenn die Möglichkeit besteht, mit dem Patienten Kommunikationsmöglichkeiten vor der Intubation zu besprechen und auszuwählen.
- Menschliche Zuwendung ist die einfachste Form der Analgesie!

5.4 Versorgung des beatmeten Patienten

U. v. Hintzenstern und T. Bein

! **Internet-Tipp:**
S3-Leitlinie *Invasive Beatmung und Einsatz extrakorporaler Verfahren bei akuter respiratorischer Insuffizienz* (http://www.awmf.org/leitlinien/) [1]

5.4.1 Intubation

U. v. Hintzenstern und T. Bein

Orale Intubation

Indikation:
- Zugangsweg der Wahl bei Intubation
- Erwartete Intubationsdauer ≤ 7 Tage

Vorteile:
- Einfacher und schneller Vorgang
- Vermeidung nasaler Traumen und Infektionen
- Im Vergleich zur nasalen Intubation kürzere und großlumigere Tuben verwendbar

Nachteile:
- Wird vom spontan atmenden Patienten nur eingeschränkt toleriert
- Mundpflege eingeschränkt durchführbar
- Larynxschäden möglich

Nasale Intubation

Wegen ausgeprägter Traumen der Nasenstruktur als Routineverfahren *nicht mehr empfohlen*. Besondere **Indikationen:** Operationen oder Traumen im Mund-Kiefer-Gesichtsbereich.

Vorteile:
- Mundpflege problemlos durchführbar
- Zuverlässige Fixierbarkeit

Nachteile:
- Im Vergleich zur oralen Intubation längere und kleinlumigere Tuben erforderlich
- Larynxschäden möglich
- Risiko nasaler Infektionen und Traumen

Derzeit können keine Aussagen zur Überlegenheit eines Intubationswegs (oral versus nasal) bei bestimmten Patienten oder Krankheitsbildern gemacht werden. Ein Einfluss auf die Inzidenz einer Sinusitis ist nie gezeigt worden.

Tubuswahl

Folgende **Kriterien sind bei der Wahl des geeigneten Tubus** zu beachten:
- Tubusgröße
- Tubusform
- Material
- Manschette (Cuff-Beschaffenheit)
- Zusätzliche Funktionen

Die Wahl der **Tubusgröße** wird von folgenden Überlegungen bestimmt:
- Eine möglichst geringe Traumatisierung des Larynx durch Vermeidung eines zu großen Tubus bei gleichzeitig geringem Atemwegswiderstand durch Wahl einer adäquaten Größe.
- Nach dem Gesetz nach Hagen-Poiseuille (▶ 1.2.1) errechnet sich der Strömungswiderstand in der 4. Potenz umgekehrt proportional zum Radius. Dies bedeutet klinisch, dass eine kleine Verringerung des Radius eine massive Zunahme des Strömungswiderstands im Tubus zur Folge hat. Es sollte daher auf eine ausreichende Tubusgröße geachtet werden. Vor allem für Absaugung, Bronchoskopie und während der Entwöhnung vom Respirator ist ein ausreichender Tubusdurchmesser vorteilhaft.

Richtwerte für die Tubusgröße (Innendurchmesser [ID]):
- Männer 8,0 mm
- Frauen 7,5 mm
- Kinder:
  - 6–10 Jahre 5,5–6,5 mm
  - 4–6 Jahre 5,0–5,5 mm
  - 2–4 Jahre 4,5–5,5 mm
  - 7–18 Monate 3,5–4,0 mm
  - < 6 Monate 3,0–3,5 mm
  - Frühgeborene 2,5 mm

Die sonstigen Kriterien zur Wahl der Tubusgröße richten sich nach Anamnese (Z.n. OP im Hals-/Kehlkopfbereich?), Gesichts- und Kehlkopfanatomie, voraussichtlicher Beatmungsdauer und Art des Lungenversagens. Die Verwendung von roten Gummituben sollte obsolet sein, da dieses Material erheblich zu Scheuerverletzungen der Stimmbänder mit konsekutiven Granulomen und Synechien beiträgt.

Für eine kurze Beatmungsdauer (< 24 h) eignet sich ein Tubus mit normalem Hochdruck-Cuff (z.B. Hi-Contour™, Fa. Mallinckrodt), während bei längerer Beatmungsdauer ein Tubus mit Großvolumen-Niederdruckmanschette und

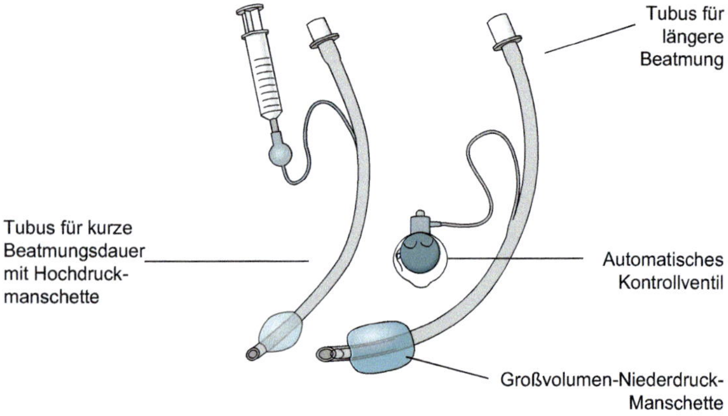

Abb. 5.1 Tuben für kurze und längerdauernde Beatmung. [L190]

Ausgleichsventil (z. B. Hi-Lo Lanz™ mit automatischem Kontrollventil, Fa. Mallinckrodt) gewählt werden sollte (▶ Abb. 5.1). Bei absehbarer Langzeitbeatmung (ab 7 Tagen) sollte eine Tracheotomie (▶ 5.4.2) erwogen werden.

Zusätzlich wird bei längerer Beatmungszeit ein spezieller Tubus mit zusätzlichem Kanal und Öffnung zum subglottischen Raum (oberhalb der Manschette) propagiert, durch die dieser Raum wiederholt abgesaugt oder mit topisch wirkenden Antibiotika gespült werden kann (Evac™, Mallinckrodt). Hierdurch soll der häufige Mechanismus der Entstehung von beatmungsassoziierten Pneumonien (Sammlung von Sekret im subglottischen Raum, stille Aspiration an der Tubusmanschette vorbei) unterbunden werden. Aktuelle Studien unter Verwendung dieses besonderen Tubus deuten auf eine niedrigere Inzidenz solcher Pneumonien hin.

Kontrolle der Tubuslage

Die korrekte Lage des Tubus (Tubusspitze im mittleren Drittel der 12–15 cm langen Trachea) muss direkt nach der Intubation sowie nach jeder Umlagerung überprüft werden.

!

- Eine gute Sicht auf den Larynx **vor** Intubation beweist nichts.
- Auch bei korrekter Tubuslage ist eine spätere Dislokation jederzeit möglich.
- Den Tubus bei unsicherer Lage sofort wieder entfernen („in doubt take it out“).

- **Direkte Laryngoskopie** unmittelbar nach Intubation:
  - Ist der Tubus zwischen den Stimmbändern sichtbar, ist eine ösophageale Fehllage ausgeschlossen.
  - Einfach durchzuführende Methode, nach Tubusfixierung allerdings aufwendig.

- **Auskultation** bei kräftigen Beatmungshüben (vorzugsweise mit dem Beatmungsbeutel):
  - Möglichst bereits beim ersten Beatmungshub Epigastrium auskultieren. Falls „Blubbern" → ösophageale Fehllage.
  - Falls kein „Blubbern", beide Lungen möglichst hoch in der mittleren Axillarlinie auskultieren. Falls seitendifferent (rechts > links), Tubustiefe überprüfen (Zentimetermarkierung), evtl. zurückziehen. Wenn bei 20 cm (Erwachsene) weiterhin seitendifferent, Differenzialdiagnosen erwägen (z. B. Pneu).
  - **Cave:** Fehlerbehaftetes Verfahren, besonders in lauter Umgebung, nach vorheriger Mageninsufflation durch Maskenbeatmung, bei Adipositas oder Emphysem. Nur zusammen mit anderen Verfahren anwenden!
- **Kapnometrie** (möglichst vor der ersten Beatmung anschließen):
  - Ein Wert > 4 mmHg für mehr als sechs Beatmungen beweist tracheale Tubuslage, < 4 mmHg bei Patienten mit Eigenpuls beweist ösophageale Tubusfehllage.
  - Ein Wert < 4 mmHg während Reanimation bedeutet ösophageale Fehlintubation oder unzureichende Herzdruckmassage.
- **Inspektion:**
  - Bei korrekter Intubation und Beatmung hebt und senkt sich der obere Thorax (infraklavikuläres Dreieck) seitengleich.
  - **Cave:** Fehlerbehaftetes Verfahren, nur zusammen mit anderen Verfahren anwenden!
- **Wasserdampfkondensation** (atemsynchroner Feuchtigkeitsniederschlag im Tubus):
  - Falls fehlend: Ösophageale Tubusfehllage.
  - Vorhandene Kondensation beweist nicht die tracheale Tubuslage.
- **Pulsoxymetrie:**
  - Verschlechtert sich die Sättigung nach Intubation oder während Beatmung, immer an eine Tubusfehllage denken (zu tief oder ösophageal).
  - Die Sättigung reagiert verzögert (frühestens nach einer Kreislaufzeit) und ein Abfall der Sättigung nach Intubation kann auch andere Ursachen haben (z. B. schlechte periphere Durchblutung, Messsonde disloziert, Entwicklung eines Spannungspneus).
- **Bronchoskopie:**
  - Sicht auf die Karina → korrekte Tubuslage (tracheal).
  - Nur Hauptbronchus zu sehen → einseitige Tubuslage (bronchial = zu tief!).

Schwierige Intubation

! Internet-Tipp:
American Society of Anesthesiologists: „Practice Guidelines for Management of the Difficult Airway" (http://journals.lww.com/anesthesiology/fulltext/2013/02000/practice_guidelines_for_management_of_the.12.aspx?wt.mc_id=hpxadx20100319xmp).

! Bei Intubationsschwierigkeiten:
- Umgehend erfahrenen Kollegen herbeirufen
- Videolaryngoskop verwenden
- Nach max. 30 Sek. Maskenzwischenbeatmung statt langwieriger frustraner Intubationsmanöver (Hypoxiegefahr)!

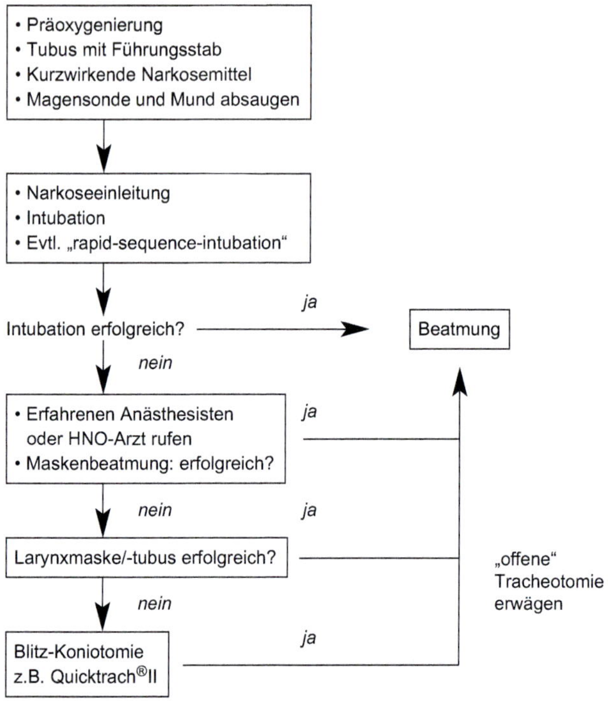

Abb. 5.2 Algorithmus zur Sicherung des Atemwegs. [M396]

Bei Intubationsschwierigkeiten zuerst **Intubationstechnik** überprüfen:

- Kopf erhöht gelagert? Kopf gebeugt oder zu stark überstreckt?
- Mund maximal geöffnet?
- Richtige Spatelgröße?
- Zunge von rechts aufgeladen?

Techniken bei schwieriger Intubation

▶ Abb. 5.2

- Wenn Glottis nicht oder nur teilweise einsehbar, vom Helfer durch **Krikoiddruck** Kehlkopf nach dorsal, oben rechts oder links verlagern lassen (englischer Merkspruch: „BURP“-Manöver, d. h. Backward-Upward-Right-Pressure. Deutscher Merkspruch: „Droh“, d. h. Drücke nach rechts, oben und hinten).
- Lagerung ändern:
  - Kopf schrittweise nach ventral beugen oder nach dorsal extendieren.
  - Abstand zwischen Hinterkopf und Unterlage vergrößern oder verkleinern (ggf. zusätzliche Unterpolsterung der Schultern: „Hängende Lagerung“).
  - Mandrain mit Silikon einsprühen, in Tubus einführen und mit gewünschter Krümmung versehen.
  - Gegebenenfalls Einführungsmandrain (möglichst Gummimandrain mit flexibler Spitze, z. B. „Oxford Director“) ca. 1–2 cm über die Tubusspitze

hinausschauen lassen, Kehldeckel unterfahren und nach ventral anheben bzw. „blind" oder unter Sicht als Guide vorsichtig zwischen den Stimmbändern einige Zentimeter in die Trachea einführen, festhalten und den Tubus darüber in die Trachea schieben.
- Gegebenenfalls kleineren Tubus verwenden.

! Bei Problemen nicht versuchen, die Intubation um jeden Preis zu erzwingen, sondern rechtzeitig alternative Möglichkeiten zur Sicherstellung der Atemwege erwägen und durchführen (z.B. bronchoskopische Intubation, Beatmung mittels Maske, Larynxtubus, Larynxmaske, ggf. Koniotomie).

5.4.2 Tracheotomie

T. Bein

Die **Tracheotomie** ist ein mögliches Verfahren zur langfristigen Etablierung eines künstlichen Luftwegs für bestimmte Indikationen (Langzeitbeatmung, neurologische Defizite, chronische Aspirationsgefahr, Erleichterung der Pflege).

Generell ist die **Indikation zur Tracheotomie** in folgenden Situationen gestellt:

- Eine zu erwartende Beatmungszeitdauer > 2 Wochen, wobei individuelle Kriterien (Grunderkrankung, Ernährungszustand, Anatomie, Prognose) als Basis für die patientenbezogene Entscheidung heranzuziehen sind. Das bedeutet nicht, dass „automatisch" jeder Patient mit längerer Beatmungsdauer zu tracheotomieren ist, sondern dass die Indikation von Fall zu Fall sorgfältig abgewogen werden muss.
- Länger dauernde neurologische Störungen, z.B. Vigilanzminderung oder Schluckstörung nach Schädel-Hirn-Trauma oder Schlaganfall, die eine ständige Aspirationsgefahr darstellen.
- Ausgeprägte chronische Lungenerkrankung (z.B. COPD, Fibrose) oder chronische Mangelernährung (Kachexie), die ein erheblich erschwertes Weaning erwarten lassen.

Prinzipiell gilt für die Indikation zur Tracheotomie:

- Die Tracheotomie kann psychisch und physisch für den Patienten (und die Pflegenden oder Angehörigen) eine große Erleichterung, aber auch eine dauernde Beeinträchtigung (z.B. durch Verstümmelungsgefühl oder Infekte) sein.
- Die Tracheotomie ist ein Verfahren, das akute und chronische Komplikationsmöglichkeiten in sich birgt – wie jede operativ-medizinische Maßnahme.
- Die minimalinvasiven Tracheotomieverfahren (▶ Tab. 5.2) erfreuen sich großer Beliebtheit, sind am Krankenbett durchführbar und bedeuten eine erhebliche Reduktion von Aufwand und Kosten. Sie setzen aber viel Übung und eine sichere Beherrschung des „schwierigen Luftwegs" voraus. Es empfiehlt sich – zumindest in der Lernphase –, diese Verfahren gemeinsam mit einem Kollegen der HNO oder Chirurgie durchzuführen.
- Die „offene" chirurgische Tracheotomie gestattet meist einen unkomplizierten Kanülenwechsel, benötigt aber zum definitiven Verschluss in der Regel einen operativen Eingriff (in Lokal- oder Allgemeinanästhesie).
- Die modernen perkutanen Tracheotomieverfahren sind bei entsprechender Erfahrung schnell und sicher durchzuführen. Eine Überlegenheit der „Ciagla"-, der „Rhino"- oder der „Fantoni"-Methode bezüglich Komplikationen und Nebenwirkungen lässt sich momentan aus der Literatur nicht ablesen. Zu beachten

Tab. 5.2 Techniken der Tracheotomie.

Bezeichnung	Beschreibung	Kommentar
Chirurgische, „konventionelle" Tracheotomie	Operativer Zugang zur Trachea, Epithelisierung	Aufwendig: Fahrt in den OP. Häufig operativer Verschluss erforderlich. Kanülenwechsel meist problemlos
Dilatationstracheotomie (z. B. Ciaglia-, Rhino-, Perku-Twist-Technik)	Perkutane Punktion des Halses und der Trachea, Draht als Führung, Bougierung, Platzierung der Kanüle	Bronchoskopische Kontrolle der Punktion und gesamten Tracheotomie erforderlich. Mit Übung geringer Aufwand und geringe Komplikationsrate. **Cave:** Evtl. Probleme bei akzidenteller Dekanülierung!
Translaryngeale, retrograde Tracheotomie nach Fantoni	Punktion und retrograde Ausleitung eines Führungsdrahts durch den Mund. Retrogrades Platzieren der Trachealkanüle	Ausreichende Übung erforderlich! Sinnvoll in Gemeinschaftsarbeit mit HNO oder Chirurgie. **Cave:** Bei Kanülenwechsel auf Probleme gefasst sein!

ist bei allen Verfahren, die dilatativ – also nicht „chirurgisch" – vorgenommen werden: Bei akzidenteller Dekanülierung oder geplantem Kanülenwechsel kann sich der durch die Dilatation geschaffene Weg durch die Halsweichteile sofort verschließen *(Kulissenphänomen)*, sodass eine Rekanülierung erschwert sein kann. Es empfiehlt sich daher, beim **Wechsel von dilatativ eingebrachten Kanülen** folgendermaßen vorzugehen:

- Sich absichern, dass ein Kollege der HNO oder Chirurgie notfallmäßig hinzugerufen werden kann
- Medikamente und Intubationsinstrumente bereithalten
- Spontanatmung möglichst erhalten, präoxygenieren
- Einen abgeschnittenen Kunststoffabsaugkatheter als Führungsschiene benutzen und in die Trachea vorschieben
- Die Kanüle vorsichtig entfernen, über die Führungsschiene rekanülieren

Zu den **Akutkomplikationen aller Tracheotomieverfahren** zählen:

- Blutungen (Strumagefäße, Weichteile)
- Pneumothorax, Weichteilemphysem (Verletzung der Trachealhinterwand)
- Hypoxie, Schwellung, erschwerte Intubation

Als **verzögerte Komplikationen** sind zu erwähnen:

- Infektionen im Stomabereich
- Trachealstenosen
- Tracheomalazie
- Narbenbildung

!

- Die Tracheotomie ist sinnvoll bei Langzeitbeatmung.
- Die modernen dilatativen Verfahren bieten mit entsprechender Übung und Erfahrung viele Vorteile (bettseitig, kurze Dauer, geringere Kosten, schnelle Abheilung nach Entfernung).
- Wegen potenziell lebensbedrohlicher Akutkomplikationen sind alle Tracheotomietechniken bzw. Kanülenwechsel in Intubationsbereitschaft durchzuführen und setzen ein sicheres „Airway-Management" voraus.

Voraussetzung für ein komplikationsarmes Arbeiten ist die Kontrolle des gesamten Vorgangs mittels Bronchoskopie (Vermeidung einer Läsion der Tracheahinterwand)!

5.4.3 Koniotomie

U. v. Hintzenstern

Indikationen

Intubation misslungen und Gesichtsmaskenbeatmung unmöglich, ggf. frustraner Anwendungsversuch von Larynxmaske oder -tubus (▶ Abb. 5.2).

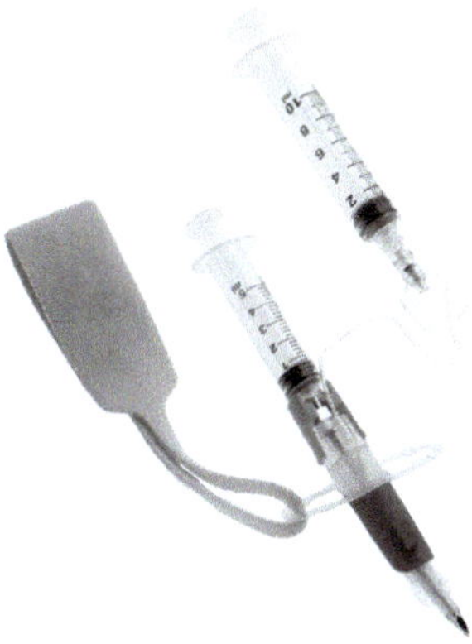

Abb. 5.3 Koniotomie-Set Quicktrach® II mit Cuff. [V348]

Material

- Chirurgisches Besteck: Skalpell, Schere, Kiliansspekulum und 2 Peanklemmen
- Punktionsset (▶ Abb. 5.3)

Durchführung

Auswahl des Verfahrens: “Do what you can do best!”

Chirurgische Technik

- Sterile Handschuhe anziehen, vordere Halsregion desinfizieren und steril abdecken (falls genügend Zeit dafür zur Verfügung steht)
- Kopf des Pat. max. überstrecken (**Cave:** V. a. HWS-Verletzung)
- Mit Daumen und Zeigefinger der linken Hand den Kehlkopf von kranial fixieren
- Mit der rechten Hand das Lig. conicum (cricothyreoideum) in der Mittellinie zwischen Schildknorpel („Adamsapfel“) und Ringknorpel aufsuchen
- Ggf. Lokalanästhesie mit 2–4 ml Lidocain
- Hautinzision: Längsschnitt von 2–3 cm, der jederzeit problemlos nach kaudal oder kranial erweitert werden kann, wenn die Inzision aufgrund der leichten Verschiebbarkeit von Haut und Gewebe nicht direkt über dem Lig. conicum liegt

> **!**
> - Die großen Halsgefäße verlaufen immer in Längsrichtung → deutlich erhöhtes Verletzungsrisiko beim Querschnitt!
> - Der R. cricothyroideus der A. thyreoidea sup. verläuft quer über das Lig. cricothyroideum.

- Muskulatur bis zum Lig. conicum stumpf präparieren
- Lig. conicum durch die Inzision erneut palpieren; ggf. sichere Identifikation der Trachea durch Punktion mit 1er-Kanüle mit aufgesetzter Spritze und Aspiration von Luft

- Ca. 1 cm breite Querinzision des Lig. conicum und Spreizen der Inzision, z. B. mit Klemme oder Nasenspekulum
- Einbringen eines gecufften Spiraltubus (z. B. ID 5,5 bei Frauen/6,0 bei Männern), möglichst über einen Führungsstab
- Tubus blocken
- Tubuslage kontrollieren, Tubus sicher fixieren, Patient absaugen
- Pharynx bei zu großem Luftverlust durch den Larynx austamponieren

Durchführung mittels Punktionsset

- Hautinzision mittels Skalpell (s. o.).
- Vorgehen nach Herstelleranleitung (Beispiel Quicktrach®II):
  - Lig. conicum aufsuchen.
  - Zur Punktion Quicktrach® II vorschieben.
  - Nach Anstoßen am roten Stopp über die aufgesetzte Spritze aspirieren, um die intratracheale Kanülenlage zu sichern.
  - Roten Stopp entfernen und die Außenkanüle über die Stahlinnenkanüle gleitend in die Trachea schieben. Durch das grüne Sicherheitselement wird eine versehentliche Reinsertion der scharfen Innenkanüle verhindert.

Komplikationen: Verletzung von Hautgefäßen (Blutung), Schildknorpel und Stimmbändern (Inzision zu kranial), Ringknorpel und Schilddrüse (Inzision zu kaudal), Tracheahinterwand und Ösophagus (Inzision zu tief), N. laryngeus superior und großen Halsgefäßen (Inzision zu lateral), pharyngeale Tubusfehllage.

> **!** Nur Koniotomiesets mit gecufftem Tubus verwenden, da bei Verwendung ungecuffter Tuben Aspirationsgefahr oder insuffiziente Beatmung durch Luftverlust aufgrund der nicht abgedichteten Trachea besteht.

5.4.4 „Airway-Management" auf der Intensivstation

T. Bein

Die **Intubation eines Intensivpatienten** stellt immer eine Herausforderung dar, die ein überlegtes Handeln und eine effektive Zusammenarbeit im Team erfordert. Die häufigsten Gründe für die Notwendigkeit einer (Re-)Intubation auf der Intensivstation sind: Selbstextubation bei noch nicht ausreichendem Gasaustausch, akute Verschlechterung der pulmonalen Leistung (Atelektasen, Pneumonie, muskuläre Erschöpfung) mit drohender Hypoxie und akute Aspiration von Mund-/Mageninhalt in die Lunge.

Aus folgenden Gründen muss jede Intubation als **erschwert und risikoreich** angesehen werden:

- Der Intensivpatient hat in der Regel eine eingeschränkte pulmonale Speicherreserve, sodass der Effekt der Präoxygenierung viel kürzer ist als bei der elektiven Narkoseeinleitung eines lungengesunden Patienten. Es steht weniger Zeit zur sicheren Intubation zur Verfügung!
- Die Lagerung im Intensivbett bietet weniger ideale Laryngoskopiebedingungen im Vergleich mit dem OP-Tisch.
- Durch vorhergegangene Intubationen bzw. (Langzeit-)Beatmungen liegen häufig Schwellungen im Epiglottis- oder Larynxbereich vor, die die Laryngoskopie erheblich beeinträchtigen können.

- Jeder Intensivpatient hat als „nicht nüchtern" zu gelten, sodass eine ausgedehnte Maskenbeatmung die Gefahr einer Aspiration erhöht.

Aus diesen Gründen sollte eine Intubation – auch wenn es schnell gehen muss – sorgfältig und gezielt vorbereitet werden:
- Zwei Ärzte (davon ein erfahrener) und eine Pflegekraft sollten bereitstehen.
- Während der Vorbereitung den Patienten mit Sauerstoff versorgen (Insufflation mit hohem Gasfluss, um eine Sauerstoffreserve zu schaffen).
- Absaugen von Mageninhalt via Magensonde sowie Absaugen im Mund.
- Tubus mit Führungsstab (immer, auch bei scheinbar einfacher Intubation!) vorbereiten. Intubationswagen mit verschiedenen Hilfsmitteln (verschiedene Tubusgrößen, Laryngoskopspatel, Magill-Zange, Larynxmaske, Kombitubus) ans Bett!
- Kurz wirkende Narkosemittel bereitstellen: Opioid, Hypnotikum, evtl. Muskelrelaxans.

! Die Intubation eines Intensivpatienten erfordert eine sorgfältige Vorbereitung, rasches, kompetentes Handeln und eine gute Zusammenarbeit im Team. Ansonsten kann die Vorstellung, „mal schnell zu intubieren" rasch in der Atemwegskatastrophe enden!

Bei **Intubationsschwierigkeiten** gilt es, einen „kühlen Kopf" zu bewahren und sich an einen Algorithmus zu halten, der einen davor schützt, panisch zu werden (▶ Abb. 5.2). In einer ausweglosen Situation („cannot ventilate, cannot intubate") ist die schnelle Koniotomie/Tracheotomie erforderlich. Es ist sinnvoll, sich im Rahmen der Vorbereitung auf den „schwierigen Luftweg" mit Koniotomie-Sets vertraut zu machen oder gemeinsam mit HNO-Kollegen ein Konzept für die Situation einer Atemwegskatastrophe zu entwickeln.

Aus dem Fehlermanagement, z. B. der Fluggesellschaften, resultiert, dass ein ständiges gedankliches Training und ein „innerer Algorithmus" in Kombination mit einer guten technischen Ausrüstung die beste Fehlerprävention darstellen.

5.4.5 Dosieraerosol-Applikation

U. v. Hintzenstern

Um beatmeten Patienten ein Medikament in aerosolhaltiger Form zukommen zu lassen, benötigt man einen entsprechenden **Dosieraerosol-Applikator,** der zwischen Y-Stück und Trachealtubus eingebaut werden kann (▶ Abb. 5.4). Das Dosieraerosol („Spray") wird jeweils synchron zur Inspiration des Patienten aktiviert, d. h. gedrückt. Es sind wegen des hohen Niederschlags im Tubus (90–95 % der Gesamtdosis) etwa 10–20 Hübe erforderlich, um eine therapeutische Dosis zu erreichen.

5.4.6 Thoraxdrainage

U. v. Hintzenstern

Indikation

- Respiratorische oder kardiozirkulatorische Verschlechterung bei V. a. Hämatopneumothorax, Spannungspneumothorax oder massiven Pleuraerguss, ggf. prophylaktisch bei beatmeten Patienten mit Thoraxtrauma (insbesondere bei RTH-Transport).

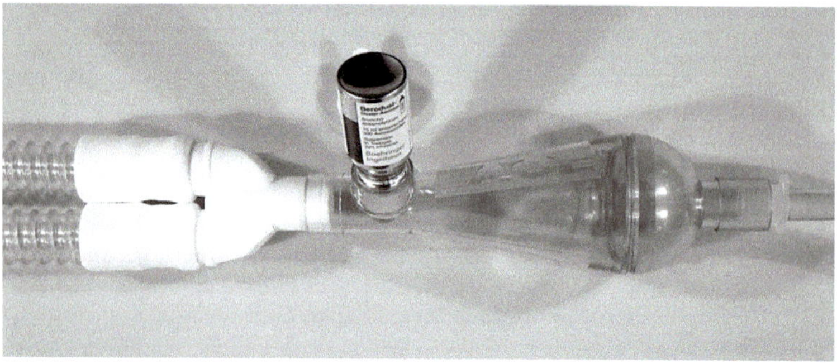

Abb. 5.4 Dosieraerosol-Applikator. [T403]

- Bei V. a. Spannungspneumothorax mit progredientem Schock (einsetzende Bradykardie) ist die Punktion mit einer großlumigen Venenverweilkanüle die schnellste Entlastungsmöglichkeit.
- **Cave:** Interkostalgefäße und -nerven verlaufen am Rippenunterrand → Punktion immer am Rippenoberrand!

Formen

▶ Abb. 5.5

Monaldi-Drainage

- Indikation: Entlastung eines reinen Pneumothorax
- Punktionsort: 2. oder 3. ICR in der Medioklavikularlinie (▶ Abb. 5.5)

Bülau-Drainage

- Indikation: Entlastung eines Hämatopneumothorax (d. h. insbesondere beim Thoraxtrauma) oder eines massiven Pleuraergusses
- Punktionsort: 4. oder 5. ICR in der vorderen oder mittleren Axillarlinie (▶ Abb. 5.5)

Hinweise auf korrekte Lage der Drainage

- Pneumothorax: Entweichen von Luft, atemsynchrones Beschlagen der Schlauch-Innenwand
- Hämatothorax: Austritt von Blut
- Pleuraerguss: Austritt von Pleuraflüssigkeit

> **!** Der Arzt sollte die Methode anwenden, die er am besten beherrscht. Am schnellsten und einfachsten gelingt z. B. die Drainage eines Pneumothorax mit dem Pleuro-Cath®-System, allerdings besteht hier ein erhöhtes Blutungsrisiko. Am sichersten ist die Methode mit stumpfer digitaler Präparation und Austastung. Trokare sollten, wenn überhaupt, nur bei entsprechender Erfahrung und bei der Anlage von Drainagen in Monaldi-Position verwendet werden.
> **Cave:** Bei Einbringen der Thoraxdrainage mit Trokar gegen Widerstand (Pleura) erhebliche Gefahr der Verletzung von Lungenparenchym mit Fistelbildung oder Abszess!

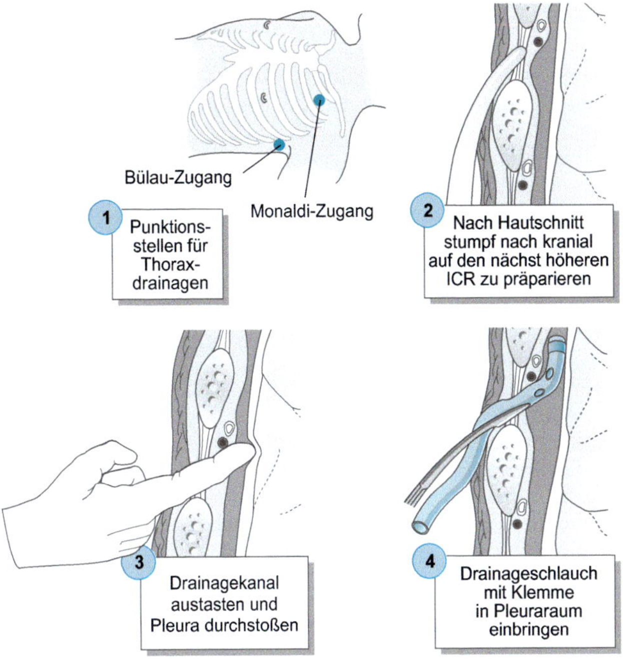

Abb. 5.5 Thoraxdrainage. [L190]

5.4.7 Transport des beatmeten Patienten

T. Bein

Definition

- **Intrahospitaltransfer:** Transport eines Intensivpatienten zur Diagnostik (CT, MRT), zum OP etc. innerhalb einer Klinik.
- **Interhospitaltransfer:** Sekundärtransport zwischen Kliniken unterschiedlicher Versorgungsniveaus, z. B. zur Anwendung spezieller Therapieverfahren wie ECMO oder HBO (hyperbare Oxygeneration) oder zur Rückverlegung noch intensivpflichtiger Patienten nach Abschluss spezieller Therapiemaßnahmen zur Entlastung hochspezialisierter Intensiveinheiten.

Mögliche Probleme beim Transport

- Akzidentelle Extubation, Stromausfall (Infusionspumpen, Monitore, Beatmungsgerät), versehentliche Diskonnektion von Gefäßzugängen etc.
- Stress für den Patienten (u. U. Schmerzen, Lärm, Kälte, Erschütterung, Ungewissheit des Patienten hinsichtlich des Prozederes).
- Verlust eines „differenzierten" Beatmungsregimes durch Umstellung auf „einfache" Transportbeatmung (z. B. PEEP-Verlust) → Verschlechterung des Gasaustauschs.

Transportmaxime

- Einhaltung einer strikten präventiven Routine anhand entsprechender Algorithmen zur sicheren Vermeidung möglicher Pannen (siehe oben).
- Aufrechterhaltung des intensivmedizinischen Niveaus von Monitoring und Therapie während jeder Phase des gesamten Transports. Dies gilt insbesondere für die Beatmung („Intensivmedizin ist ein Kontinuum") → möglichst Intensivrespirator mitnehmen.
- **Cave:** Während des Transports keinerlei Kompromisse hinsichtlich der Sicherheit des Patienten eingehen!

Voraussetzungen

- Vergleiche DGAI/BDA-Empfehlung zum Transport von intensivüberwachungs- und intensivtherapiebedürftigen Patienten bzw. DIVI-Empfehlung zum Hubschraubertransport von Intensivpatienten!
- Existenz entsprechend hochwertiger Monitoring- und Beatmungsgeräte (mindestens Niveau der Intensivstation).
- Leichte und einfach bedienbare Transportausrüstung.
- Eingespieltes Transportteam mit gründlicher intensivmedizinischer Ausbildung und genauen Kenntnissen der verfügbaren Transportausrüstung, der möglicherweise auftretenden Probleme sowie Beherrschung der entsprechenden Therapieroutinen.

Praktische Durchführung

- Vorinformation: Frühestmögliches „Arzt-Arzt-Gespräch" → Aufschluss über Zustand des Patienten, Verlegungsindikation, Dringlichkeit, apparativen Aufwand, Ausschluss von Kontraindikationen (z. B. kein erkennbarer Nutzen für den Patienten, Transportrisiko steht in keinem Verhältnis zum erwarteten Nutzen, Patient oder Angehörige mit der Verlegung nicht einverstanden, mögliche Stabilisierung des Patienten nicht erfolgt, fehlende Übernahmeerklärung der angegebenen Zielklinik).
- Vereinbarung über Abholzeitpunkt, transportvorbereitende Maßnahmen (z. B. Analgosedierung). **Cave:** Die Festlegung der Transportmodalitäten ist eine ärztliche Entscheidung und erfolgt vor Einsatzbeginn!
- Patientenübernahme:
  - Oberste Maxime: Genauestmögliche Evaluation des Patienten → optimale Risikoabschätzung und Versorgungsmöglichkeit.
  - Check der Ausrüstung (O_2-Vorrat und Akkuladung für welchen Zeitraum ausreichend? Notfallkoffer). **Cave:** „worst case", z. B. längeres Warten auf Aufzug, einkalkulieren!
  - Übernahmevisite am Intensivbett: Vitalparameter, aktuelle Laborwerte (u. a. BGA), Röntgenbilder (Pneu, v. a. nach Thoraxtrauma oder ZVK-Anlage?), Fixierung von Tubus und Gefäßzugängen, Analgosedierung („kämpft" Patient gegen Beatmung?), Thoraxdrainage (Heimlich-Ventil?). Gegebenenfalls Patienten ohne Zeitdruck stabilisieren.
  - Erweitertes Monitoring (z. B. invasiver RR) erforderlich?
  - Ausreichende Analgosedierung beatmeter Patienten, ausführliche Information und Aufklärung wacher Patienten vor Transportbeginn.
  - Patienten an mobilen Intensivrespirator konnektieren (Beibehaltung des differenzierten Beatmungsmusters). Nach 5–10 min Adaptation → BGA.

- Anschluss der restlichen Transportausrüstung (Monitoring und Infusionspumpen) und Umlagern des Patienten auf Transportliege. Nach 5–10 min Adaptation → BGA.
- Transportbeginn erst im „steady-state".
- Transport:
  - Zügige Durchführung.
  - Ständiger Sichtkontakt zu Patient und Monitoring.
  - Bei Hubschraubertransport Lärmschutz.
  - Exakte Dokumentation.
- Patientenübergabe:
  - Direkt an den übernehmenden Arzt.
  - Ausführliche mündliche und schriftliche Übergabe.

5.4.8 Verfahren zur Verbesserung der Oxygenierung

Atemtherapie

U. v Hintzenstern

Bei jedem beatmeten Patienten sollten möglichst frühzeitig und regelmäßig **atemtherapeutische Maßnahmen** zum Einsatz kommen, um die Gefahr einer pulmonalen Komplikation zu verringern.

Abgestimmt auf den Zustand des Patienten stehen folgende Maßnahmen als Einzelanwendung oder Kombinationsbehandlung zur Verfügung:

- Frühmobilisation
- Physiotherapie
- Medikamenteninhalation
- Fiberbronchoskopische Sekretabsaugung
- Nichtinvasive Beatmung (NIV)
- Nasale High-Flow-Therapie (*High-Flow Nasal Cannula* [HFNC] ▶ 2.13)

Hyperbare Oxygenation (HBO)

U. v. Hintzenstern und T. Bein

Methode

Atmung von Sauerstoff bei einem erhöhten Partialdruck (größer als Luftdruck auf Meereshöhe) in einer Überdruckkammer (▶ Abb. 5.6).

Wirkmechanismus

Zunahme des physikalisch gelösten Sauerstoffanteils im Blut sowie Vergrößerung der Sauerstoffkonzentrationsdifferenz zwischen Blut und Gewebe → Verbesserung der Gewebeoxygenierung in mangeldurchbluteten Arealen oder bei Steigerung des Diffusionswiderstands.

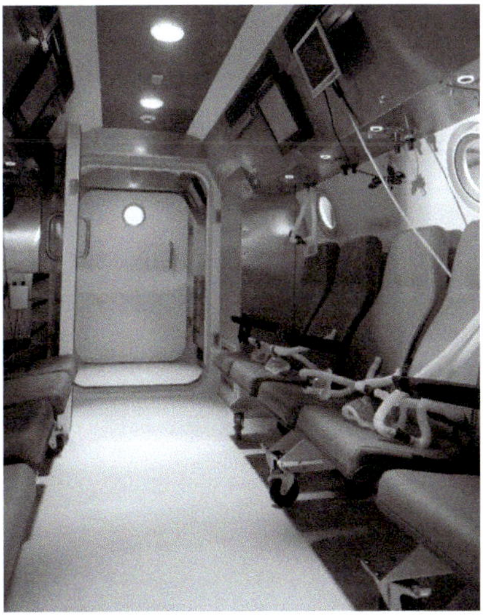

Abb. 5.6 Druckkammer. [V222]

Indikationen

- Luft-/Gasembolie
- Dekompressionsunfall
- CO-Intoxikation
- Gasbrand
- Osteo- und Weichteilradionekrose
- Diabetisches Fußsyndrom

Kontraindikationen

Schwangerschaft, Glaukom, Asthma mit Orthopnoe, grenzwertig kompensierte Herzinsuffizienz, schwere Rhythmusstörungen. Bei vitaler Indikation Risikoabschätzung!

Praktische Aspekte

- Risiken: Barotraumen, Krampfanfälle mit Bewusstseinsverlust, Dyspnoe, retrosternale Schmerzen, „Tiefenrausch“, Luftembolie
- Technische Probleme:
  - Beatmungsgeräte: Modifikationen bei Einsatz unter Überdruck erforderlich (Gerät muss für Einsatz bei HBO geeignet sein)
  - Endotrachealtuben: Cuffdruck ständig kontrollieren (Dekompressionsphase!)
  - Infusionen: Beeinflussung der Tropfgeschwindigkeit und Gefahr der Luftverschleppung in den Infusionsschlauch in der Dekompressionsphase → Glas- oder Hartplastikflaschen durch eine großlumige Kanüle zusätzlich entlüften oder Infusionen in weichen Plastikbeuteln verwenden
- Implosionsgefahr geschlossener Drainagesysteme → durch offene Ablaufdrainagen ersetzen

> **!** Derzeitige **Evidenzlage:** Für alle oben beschriebenen Indikationen wird in den jeweils bestehenden Leitlinien eine schwache bzw. eingeschränkte Evidenz ausgesprochen.

5.5 Nosokomiale und ventilatorassoziierte Pneumonie

T. Köhnlein und T. Welte

> **!** **Internet-Tipp:**
> S3-Leitlinie *Epidemiologie, Diagnostik und Therapie erwachsener Patienten mit nosokomialer Pneumonie* – Update 2017 (https://www.awmf.org/uploads/tx_szleitlinien/020-013l_S3_Nosokomiale_Pneumonie_Erwachsener_2017-11.pdf)

5.5.1 Pathophysiologie und Epidemiologie

Die **nosokomiale Pneumonie** ist die häufigste im Krankenhaus erworbene Infektion. Als *nosokomial* werden Pneumonien bezeichnet, die mehr als 48 h nach Krankenhausaufnahme und in den ersten 4 Wochen nach Krankenhausentlassung erworben werden. Eine Sonderform stellt die **ventilatorassoziierte Pneumonie** (VAP, auch *beatmungsassoziierte Pneumonie* oder *Beatmungspneumonie*) dar. Die Unterscheidung von nosokomialer und ambulant erworbener Pneumonie (Community Acquired Pneumonia, CAP) ist aufgrund des unterschiedlichen Erregerspektrums wichtig.

Jeder zweite Patient, der länger als 24 h auf einer Intensivstation liegt, entwickelt im Verlauf eine Infektion. Bei kritisch Kranken stellen dabei Pneumonien die häufigste Infektionsart dar (ca. 15–35 %). Neben einer erhöhten Letalität und einer verlängerten Liegedauer führt eine nosokomiale Pneumonie auch zu erheblichen Kosten. Schätzungen gehen von ca. 7.500 Euro pro zusätzlicher Pneumonie aus.

Pathomechanismus

Im Rahmen eines Krankenhausaufenthalts steigt die Häufigkeit der Besiedlung durch gramnegative Keime, die bei Gesunden kaum angetroffen werden. Der Übertragung von Erregern durch Krankenhauspersonal kommt dabei eine wesentliche Bedeutung zu. Der häufigste Infektionsweg ist die Aspiration der oropharyngealen Flora, die auch am geblockten Tubus-Cuff vorbei stattfinden kann. Aufgrund der gestörten Immunantwort des durch die Überdruckbeatmung geschädigten respiratorischen Epithels werden Infektionsvorgänge begünstigt und beschleunigt.

Als weiterer Infektionsweg kann die Inhalation von Pathogenen angesehen werden, wie dies z. B. bei Tuberkulose oder Influenza der Fall ist. Eine untergeordnete Rolle spielt die hämatogene Streuung durch einen extrapulmonalen Herd (z. B. bei Trikuspidalklappenendokarditis oder Katheterinfektion).

5.5.2 Diagnostik

Die **Diagnosestellung** ist bei nosokomialer Pneumonie häufig schwierig, da kein typisches klinisches Bild existiert. Typische klinische Zeichen wie vermehrte Sputumproduktion, Husten und Fieber sind vieldeutig und beweisen die Pneumonie nicht. Ein positives Infiltrat im Röntgenbild des Thorax gilt als wegweisend, ist aber insbesondere im Intensivbereich schwer zu interpretieren (▸ Abb. 5.7).

Die **Differenzialdiagnose** des pulmonalen Infiltrats ist umfangreich. Lediglich das Bronchopneumogramm erreicht eine ausreichende Sensitivität zur Diagnosestellung.

Trotzdem ist das Röntgenbild des Thorax (möglichst in zwei Ebenen) das Basisdiagnostikum bei V. a. Pneumonie. Bei Intensivpatienten können jedoch meist nur Liegendaufnahmen (mit eingeschränkter Qualität!) angefertigt werden. Das „high-resolution"-CT des Thorax ist bei unklaren Fällen das Diagnostikum der Wahl, zu bedenken sind aber die Transportrisiken von der Intensivstation zum CT und zurück.

Für die ventilatorassoziierte Pneumonie kann der sog. Clinical Pulmonary Infection Score (CPIS-Score, ▸ Tab. 5.3) zur Diagnostik herangezogen werden.

Laborchemische Marker sind weitere wichtige diagnostische Kriterien. Das C-reaktive Protein (CRP) wird jedoch in seiner Aussagekraft überschätzt, da CRP-Erhöhungen auch nicht-infektiologische Ursachen haben können. In der Praxis sind Verlaufsmessungen des CRP sinnvoll, wobei zu bedenken ist, dass das CRP dem klinischen Verlauf leicht

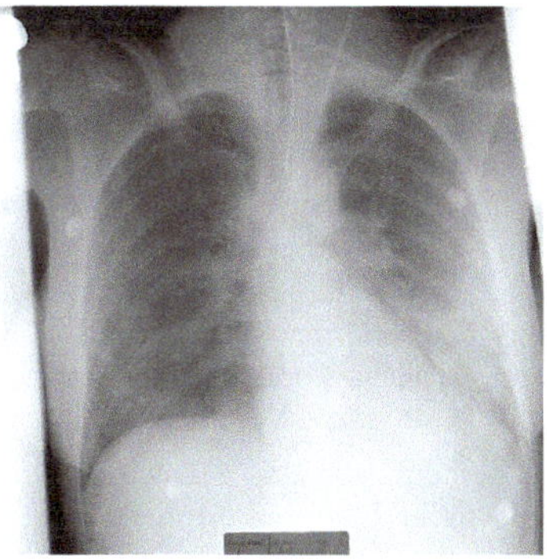

Abb. 5.7 Beatmungsassoziierte Pneumonie des linken Unterlappens. [M402]

Tab. 5.3 Modifizierter „klinischer pulmonaler Infektions-Score" CPIS (> 6 Punkte: Pneumonie wahrscheinlich).

	0 Punkte	1 Punkt	2 Punkte
Trachealsekret	Kein Sekret	Nicht purulent	Purulent
Röntgen-Thorax	Kein Infiltrat	Diffuse Infiltrate	Lokalisierte Infiltrate
Temp. (°C)	36,5–38,4	38,5–38,9	< 36 oder > 39
Leukozyten (× 1.000 / mm³)	4–11	< 4 oder > 11	< 4 oder > 11 + Stabkernige im Diff.-BB
p_aO_2/ F_iO_2 (mmHg)	> 240 oder ARDS	–	< 240 + kein ARDS
Kultur des Trachealsekrets	Geringe Keimzahl	Moderate bis hohe Keimzahl	Gleicher Keim in Kultur und Gramfärbung

Nach: Pugin J et al. (1991): Diagnosis of ventilator-associated pneumonia by bacteriologic analysis of bronchoscopic and nonbronchoscopic „blind" alveolar fluid. Am Rev Respir Dis 143:1.121 ff.

verzögert folgt (1–2 Tage). Ein sensitiver Marker für bakterielle Infekte ist das Procalcitonin (PCT), dessen Konzentration bei Pneumonie in der Regel zwischen 0,5 und 4 ng/ml liegt. Bei septischen Krankheitsverläufen können auch deutlich höhere Werte gemessen werden. Ebenso wie beim CRP sind die Verlaufswerte von Relevanz.

Neben den serologischen Infektparametern sind auch die Leukozytenzahlen von Bedeutung (Linksverschiebung im Differenzialblutbild). Eine Leukopenie ist als prognostisch ungünstig anzusehen. Serologische Untersuchungen spielen in der Diagnostik, insbesondere bei Kandidaspezies und atypischen Erregern (Mykoplasmen, Chlamydien), keine Rolle mehr und sollten daher unterbleiben. Hilfreich ist dagegen die Urinuntersuchung auf Legionellenantigen, wobei berücksichtigt werden muss, dass dieser Test auch mehrere Wochen nach Ausheilung positiv bleiben kann.

Bei V. a. Zytomegalievirusinfektionen (CMV) ist die Bestimmung des pp65-Antigens in Leukozyten indiziert, für alle weiteren infrage kommende Viren, z. B. Herpes, Influenza, Respiratory Syncytial Virus (RSV), werden der Immunfluoreszenztest und die PCR (Polymerasekettenreaktion) herangezogen.

Zur Optimierung der antibiotischen Therapie ist die **Gewinnung von geeigneten Materialien aus den tiefen Atemwegen** notwendig. Verwendbar sind Sputum, Tracheal-/Bronchialsekret sowie Material aus bronchoalveolärer Lavage (BAL) und Biopsie. Bei der Beurteilung von mikrobiologischen Sputumbefunden muss an eine mögliche Kontamination mit oropharyngealer Flora gedacht werden, daher sollte nur putrides Sputum untersucht werden. Für bestimmte Fragestellungen (z. B. bei V. a. Pneumocystis-jiroveci-Pneumonie) ist auch ein Rachenabstrich ausreichend. Die Frage, ob eine invasive bronchoskopische Diagnostik (BAL, geschützte Bürste) zu besseren Ergebnissen führt, ist nicht abschließend geklärt. Bei immunsupprimierten Patienten oder Therapieversagen nach 72 h ist immer eine invasive bronchoskopische Diagnostik empfehlenswert. Nach Materialgewinnung muss auf eine rasche Verarbeitung (innerhalb von 4 h) geachtet werden.

Bei Pleuraergüssen und persistierenden Infektzeichen unter Therapie sollte eine **diagnostische Punktion** erfolgen, um einen parapneumonischen Erguss oder ein Pleuraempyem zu erfassen. Neben dem makroskopischen Befund weisen ein erniedrigter pH (< 7,2), ein hoher Proteingehalt und hohe Leukozytenzahlen auf ein Empyem hin. Die Verlaufskontrolle eines Pleuraergusses kann in der Regel sonografisch erfolgen, auf Röntgenaufnahmen kann für diese Fragestellung meist verzichtet werden.

Zur Erfassung des Gasaustauschs ist eine arterielle Blutgasanalyse erforderlich. Das Ausmaß der Oxygenierungsstörung kann aber auch über eine plethysmografische Messung der peripheren Sauerstoffsättigung abgeschätzt werden (Pulsoxymetrie).

Aufgrund des fehlenden Goldstandards bleibt die Diagnose einer (nosokomialen) Pneumonie eine individuelle Entscheidung und muss immer in Gesamtschau aller zur Verfügung stehenden Befunde (Anamnese, klinische Untersuchung, mikrobiologische Befunde, Röntgenbild, Blutgasanalyse etc.) gestellt werden: Klinische Evaluation bei gleichzeitiger kritischer Interpretation von radiologischem und mikrobiologischem Befund (▶ Abb. 5.8). Auch erfahrene Intensivmediziner diagnostizieren eine Pneumonie mit nur 70-prozentiger Sicherheit.

5.5.3 Prophylaxe

Zur Prophylaxe einer nosokomialen Pneumonie ist die konsequente Anwendung **eines „VAP-Bundles"** erforderlich mit folgenden Komponenten:

- Reduzierte Wechsel der Beatmungsschläuche
- Auswahl der Befeuchtungssysteme
- Auswahl der Absaugsysteme (offen vs. geschlossen)
- Absaugstrategie (Häufigkeit, Art)
- Oberkörperhochlagerung
- Selektive orale Dekontamination
- Strenge Händehygiene!

5.5.4 Therapie

Therapeutische Grundsätze

Die Studien, die den Empfehlungen einer Antibiotikatherapie zugrunde liegen, erfolgten meist nicht an schwer erkrankten Patientenkollektiven. Der Intensivpatient

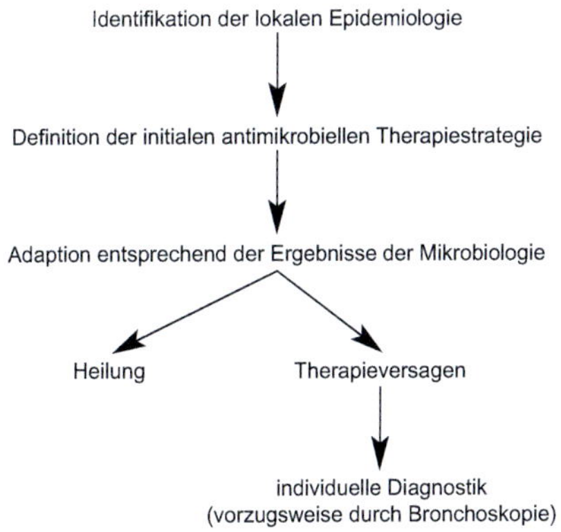

Abb. 5.8 Diagnostischer Algorithmus bei V. a. nosokomiale Pneumonie. [M402]

bietet häufig komplexe Probleme wie Langzeitbeatmung, Nierenversagen, Leberinsuffizienz, metabolische Entgleisungen, dekompensierte Herzinsuffizienz oder schwere Sepsis. Des Weiteren existieren auf vielen Intensiveinheiten keine Algorithmen zur Behandlung nosokomialer Pneumonien. Häufig werden auch einfache und klare Therapieregeln nicht in die Praxis umgesetzt.

Der Schwerpunkt der Pneumoniebehandlung liegt auf der **antibiotischen Therapie.** Höchste Priorität hat die Vermeidung von Behandlungsverzögerung durch z. B. invasive Diagnostik. Durch eine verspätete Antibiotikatherapie kann sich die Liegedauer des Patienten deutlich erhöhen und die Letalität der nosokomialen Pneumonie um ein Vielfaches ansteigen.

Die Wahl des Antibiotikums orientiert sich einerseits am Nachweis multiresistenter Erreger (▶ Tab. 5.4), andererseits ist der Immunstatus des Patienten zu berücksichtigen. Bei neutropenen Patienten mit Pneumonie muss ein deutlich erweitertes antimikrobielles Spektrum abgedeckt werden (im Gegensatz z. B. zu einem jungen Traumapatienten). Die adäquate Antibiotikatherapie der nosokomialen Pneumonie soll breit wirksam sein und nach Erhalt der mikrobiologischen Diagnostik ggf. deeskaliert werden. Vor allem bei neutropenen und schwer septischen Patienten wird dieses therapeutische Prinzip häufig nicht befolgt. Nicht nur die falsche Wahl des Antibiotikums, sondern auch die Unterdosierung der Substanzen kann fatale Auswirkungen haben.

Um eine inadäquate Therapie zu vermeiden, ist darüber hinaus die Erhebung einer genauen Antibiotikaanamnese und bei langzeithospitalisierten Patienten eine Übersicht über bereits verabreichte Antibiotika hilfreich.

Die **Resistenzentwicklung** ist ein zunehmend wichtiger Aspekt in der Antibiotikatherapie. Begünstigend wirkt vor allem die Übertherapie mit Antibiotika, ebenso überlange Therapie. Für die nosokomiale Pneumonie konnte gezeigt werden, dass eine 7–10-tägige Therapiedauer in der Regel ausreichend ist. Für Pseudomonasinfektionen ist dies bislang nicht belegt, üblicherweise ist hier eine Therapiedauer von 14 Tagen anzustreben. Ähnliches gilt für den Lungenabszess; hier ist eine u. U. mehrwöchige Therapie bis zur Rückbildung des Abszesses erforderlich.

Neben einer verminderten Resistenzentwicklung ist durch die zeitliche Begrenzung der Therapie auch eine Kostenersparnis zu erzielen. Es ist nicht gerechtfertigt, die Antibiotikatherapie bis zur Normalisierung der Infektparameter oder des Röntgenbefunds fortzuführen.

Tab. 5.4 Risikofaktoren für das Auftreten multiresistenter Keime.
Antimikrobielle Vortherapie in den letzten 90 Tagen
Immunsuppression
Bekannt hohe Prävalenz multiresistenter Erreger im Krankenhaus
Hospitalisierung seit mindestens 5 Tagen
Weitere Risikofaktoren: • Bewohner eines Pflegeheims • Häusliche parenterale Therapie • Hämodialyse • Offene Wundbehandlung • Hospitalisierung in den letzten 90 Tagen • Nachweis eines multiresistenten Erregers bei einem Familienangehörigen

Um ein Therapieversagen zu erfassen, sollte etwa 48–72 h nach Therapiebeginn eine Reevaluation erfolgen. **Zeichen einer inadäquaten Therapie** sind:

- Anhaltend schlechter Allgemeinzustand
- Zunehmende Infektparameter
- Persistierendes Fieber
- Zunahme der Oxygenierungsstörung
- Erhöhter oder neuer Bedarf an Vasopressoren
- Zunehmendes bzw. neues Multiorganversagen

Der Applikationsweg von Antibiotika zur Therapie der nosokomialen Pneumonie ist grundsätzlich parenteral, da im Schock oder bei Multimorbidität keine sichere Aussage über die orale Bioverfügbarkeit möglich ist. So tritt bei kritisch Kranken z. B. häufig eine Gastroparese auf.

Antibiotikatherapie

Die antibiotische Therapie der nosokomialen Pneumonie richtet sich nach den Empfehlungen der beteiligten Fachgesellschaften (S3 Leitlinie Epidemiologie, Diagnostik und Therapie erwachsener Patienten mit nosokomialer Pneumonie – Update 2017; www.awmf.org) und den Angaben in den jeweiligen Fachinformationen. Je nach Wahrscheinlichkeit für eine Pseudomonasinfektion (▶ Tab. 5.5) werden die Patienten unterschiedlich behandelt.

Auch die Beatmungsdauer sowie das mögliche Vorhandensein von MRSA (methicillinresistenter Staphylococcus aureus) spielen bei der Therapie eine Rolle (▶ Tab. 5.6 und ▶ Tab. 5.7).

Mehrere Metaanalysen konnten keinen Effekt einer Kombinationstherapie von Betalaktamen mit Aminoglykosiden nachweisen. Allerdings wurden in diesen Metaanalysen nur Studien aus den 1970er- und 1980er-Jahren, als Aminoglykoside dreimal täglich und eher niedrig dosiert angewendet wurden, berücksichtigt. Studien mit den heute nur einmal täglich applizierten Dosen (z. B. Tobramycin, 7–10 mg/kg KG) fehlen. Aus Mangel an Alternativen werden in einigen Zentren Aminoglykoside als Kombinationspartner eingesetzt, wegen der Nephro- und Ototoxizität jedoch nur über 3–5 Tage (Ausnahme: Endokarditis).

Für eine Kombinationstherapie von Betalaktamen und einem Fluorochinolon fehlen ebenfalls Studien. Wählt man diese Kombination, sollte ebenfalls frühzeitig eine Deeskalationsstrategie erwogen werden.

Neben der Pseudomonasinfektion stellt eine **Infektion mit MRSA** zunehmend ein Problem dar. Hier gilt die Gabe von Linezolid als Standard. Vancomycin ist wegen der

Tab. 5.5 Risikofaktoren für eine Infektion mit Pseudomonas aeruginosa.
Langzeittherapie mit Steroiden
Aspiration (Alkoholabusus, neurologische Erkrankungen)
Antibiotische Vortherapie in den letzten 4 Wochen
Krankenhausaufenthalt in den letzten 3 Monaten
Schwere COPD (GOLD-Risikoklassen C und D)
Invasive Beatmung > 5 Tage
Langzeittherapie mit Protonenpumpeninhibitoren

Tab. 5.6 Therapieempfehlung für Patienten mit max. 5 Tagen Beatmung ohne Risiko für multiresistente Erreger.

Substanz	Dosierung	Therapiedauer
Amoxicillin/Clavulansäure	3× 2,2 g i.v./Tag	7–8 Tage
Ampicillin/Sulbactam	3-4× 3 g i.v./Tag	7–8 Tage
Ceftriaxon	1× 2 g i.v./Tag	7–8 Tage
Cefotaxim	3× 2 g i.v./Tag	7–8 Tage
Levofloxacin	2× 500 mg i.v./Tag	7–8 Tage
Moxifloxacin	1× 400 mg i.v./Tag	7–8 Tage
Bei Niereninsuffizienz sind die Dosierungen ggf. anzupassen (siehe Text)		

Tab. 5.7 Therapieempfehlung für Patienten mit mehr als 5 Tagen Beatmung und / oder Risiko für multiresistente Erreger. Bei Niereninsuffizienz sind die Dosierungen ggf. anzupassen (siehe Text).

Substanz	Dosierung	Therapiedauer	Evtl. Kombination mit
Piperacillin/Tazobactam	3-4× 4,5 g/Tag	7–14 Tage	Aminoglykosid oder Fluorochinolon (siehe unten)
Cefepim oder Ceftazidim	3× 2 g/Tag	7–14 Tage	Aminoglykosid oder Fluorochinolon (siehe unten)
Imipenem / Cilastin	3× 1 g/Tag	7–14 Tage	Aminoglykosid oder Fluorochinolon (siehe unten)
Meropenem	3× 1 g/Tag	7–14 Tage	Aminoglykosid oder Fluorochinolon (siehe unten)
Aminoglykoside, die als Kombinationspartner infrage kommen		**Fluorochinolone, die als Kombinationspartner infrage kommen**	
Substanz	Dosierung	Substanz	Dosierung
Gentamycin	3–7 mg/kg KG 1× tgl. (Talspiegel < 1 μg/ml)	**Levofloxacin**	2× 500 mg i.v./Tag
Tobramycin	3–7 mg/kg KG 1× tgl. (Talspiegel < 1 μg/ml)		
Amikacin	15-20 mg/kg KG 1× tgl. (Talspiegel < 4 μg/ml)	**Ciprofloxacin**	3× 400 mg i.v./Tag

schlechten Penetration ins Lungengewebe nur bedingt effektiv. Für die Kombination von Vancomycin mit Rifampicin oder Fosfomycin fehlen Daten. Neuere Substanzen wie Telavancin und Ceftobiprol sind nur für ausgewählte Fälle eine Alternative und sollten als Reserveantibiotika vorbehalten bleiben.

Im klinischen Alltag ist entscheidend, nicht jeden MRSA-Nachweis als Infektion zu werten. Häufig handelt es sich um eine reine Kolonisation. Eine Therapie mit einem MRSA-wirksamen Antibiotikum ist daher nicht immer erforderlich. Schwere Infektionen mit MRSA werden vor allem durch die *PVL-Variante* (Panton-Valentine-Leukozidin-Variante) hervorgerufen; hier ist umgehend eine MRSA-wirksame Therapie einzuleiten. Patienten mit Multiorganversagen durch eine nachgewiesene MRSA-Infektion sollten bezüglich der PVL-Variante überprüft werden.

Bei **immunsupprimierten Patienten** wird die empirische Antibiotikatherapie um ein Antimykotikum erweitert. Bei Candida-albicans-Nachweis ist Fluconazol indiziert, bei Non-albicans-Arten sind Caspofungin oder Voriconazol die Mittel der Wahl. Gegenüber der herkömmlichen Therapie mit Amphotericin B besitzen sie eine deutlich geringere Toxizität und sind aufgrund ihrer hohen Wirksamkeit bei neutropenem Fieber unklaren Ursprungs indiziert. Bei Immunsupprimierten sollte ferner die Infektion mit Pneumocystis jiroveci in Betracht gezogen werden. In Zweifelsfällen sollte umgehend eine hoch dosierte Therapie mit Co-trimoxazol begonnen werden. Eine Verzögerung durch eine invasive Diagnostik ist in keinem Fall zu rechtfertigen. Auch nach begonnener adäquater Therapie sind die Pneumocystis-Erreger im Direktpräparat noch erkennbar, eine diagnostische Lücke entsteht durch eine bereits eingeleitete Therapie in diesem Fall nicht.

Ein Nachweis von Enterokokken im Trachealsekret oder BAL (bronchoalveoläre Lavage) stellt keine Indikation zur antibiotischen Therapie dar, da sie nicht lungenpathogen sind. Ein Enterokokkennachweis ist daher – bis auf wenige Ausnahmefälle mit schwerer Immunsuppression – als reine Kolonisation oder Kontamination zu werten.

Beatmungstherapie

Charakteristisch für eine Pneumonie ist ein intrapulmonaler Rechts-links-Shunt, der durch Alveolarkollaps und (durch vasodilatatorisch wirkende Zytokine) aufgehobenen Euler-Liljestrand-Mechanismus erklärbar ist (▶ 1.2.3). Daraus resultiert eine Hypoxämie, die je nach Ausprägung des pulmonalen Shunts trotz Beatmung mit hohem F_IO_2 sauerstoffrefraktär sein kann.

Ziel der Beatmungstherapie ist das Wiedereröffnen kollabierter Alveolen (um das Ventilations-Perfusions-Verhältnis günstig zu beeinflussen) sowie eine Reduktion der Atmungsarbeit des Patienten. Da es sich bei Pneumonie meist um Konsolidierungen der Lunge handelt, ist die Rekrutierung der betroffenen Areale trotz hoher Beatmungsdrücke oft nicht möglich. Es besteht im Gegenteil die Gefahr, gesunde Areale durch applizierte Beatmungsdrücke zu überblähen und damit zuvor gesunde Bereiche durch invasive Beatmung zu schädigen (Ventilator-Induced Lung Injury, VILI).

Für die Beatmungstherapie gelten die gleichen Prinzipien wie beim ARDS (▶ 4.1), das Konzept der protektiven Beatmung sollte Anwendung finden.

Die nichtinvasive Beatmung (NIV, ▶ 2.14) ist bei Patienten mit Pneumonie grundsätzlich möglich. Insbesondere neutropene Patienten weisen unter invasiver Beatmung eine hohe Letalität auf. Die nichtinvasive Beatmung ist bei diesen Patienten die erste Therapieoption. Insgesamt ist die Versagerrate von NIV bei Pneumonie und ARDS vergleichsweise hoch, da die Beatmungsdrücke relativ hoch gewählt werden müssen und dies von vielen Patienten schlecht toleriert wird. Bei Anwendung von NIV müssen, für den Wechsel auf invasive Beatmung bei ungünstigem Verlauf, klare Abbruchkriterien definiert sein.

5.6 Ethische und juristische Aspekte bei maschineller Beatmung

F. Erbguth

5.6.1 Allgemeine Problemstellungen

Präklinische Notfallmedizin

Juristische und ethische Fragen bezüglich einer Therapielimitierung spielen bei der Einleitung einer maschinellen Beatmung eine untergeordnete Rolle, da die Gesamtproblematik meistens noch nicht überschaubar ist (kaum Zeit für [differenzial-]diagnostische oder prognostische Abwägungen, Vorgeschichte des Patienten sowie etwaige Verfügungen selten bekannt).

Klinische Medizin

- Unter stationären Bedingungen sind Beginn oder Abbruch einer Beatmung oft Gegenstand einer schwierigen Diskussion, in die medizinisch-prognostische, ethische und juristische Aspekte einfließen und miteinander verbunden werden müssen. Derartige komplexe Entscheidungen bereiten einem Behandlungsteam oft Probleme. So bestehen z. B. häufig bei Ärzten und Mitgliedern des Pflegepersonals unberechtigte Ängste, dass eine einmal begonnene Beatmung im Fall einer Erkrankung mit potenziell ungünstiger Prognose später auch bei eindeutig negativer Entwicklung bis hin zum Sterbevorgang „grundsätzlich" nicht mehr beendet werden „dürfe".
- Durch schriftliche Anweisungen im Rahmen eines „Verzichts auf Wiederbelebung" in der Krankenakte soll bei einzelnen Patienten im Krankenhaus verhindert werden, dass in einer Notfallsituation durch einen anderen Arzt (z. B. Nachtdienst) reflexartig eine Intubation oder Beatmung vorgenommen wird. Eine solche Anweisung kann auf Station aufgrund der Indikations- und Einwilligungssituation festgelegt werden (z. B. DIVI-Protokollbogen: https://www.divi.de/empfehlungen/publikationen/ethik/361-dokumentationsbogen-fuer-die-therapiezielbegrenzung/file).
- Juristische Unsicherheiten und vermeintliche ethische Kompromittierungen entstehen auch dann, wenn entscheidungsfähige Patienten selbst oder ihre Bevollmächtigten oder Betreuer die Beendigung einer Beatmung fordern.
- Meist sind die für solche Entscheidungen unabdingbaren Kenntnisse der ethischen und juristischen Rahmenbedingungen wie z. B. die „Grundsätze der Bundesärztekammer zur ärztlichen Sterbebegleitung" (2011) auf Intensivstationen nur unzureichend inhaltlich bekannt oder gar diskutiert. Selbst auf Fachkongressen werden z. T. unzutreffende ethische und juristische Bewertungen vorgetragen oder die Begrifflichkeiten der Sterbehilfe (z. B. „aktiv", „passiv", „indirekt") z. T. in falschen Zusammenhängen gebraucht.
- Mitarbeiter von Intensivstationen fühlen sich im Zusammenhang mit ethischen Fragen der Beatmung oft missbraucht und überfordert, weil ihnen lebenswichtige Entscheidungen übertragen oder aufgebürdet werden, die im Vorfeld umgangen und verdrängt worden waren. Es soll dann ein Konglomerat gleichzeitig bestehender vital-organmedizinischer, psychosozialer, ethischer und juristischer Probleme im Zusammenhang mit der Beatmung gelöst werden.

Außerklinische Beatmung

Durch die Entwicklung handlicher Beatmungsgeräte ist heute auch eine Beatmung außerhalb der Klinik möglich, so z.B. die häusliche Beatmung aus palliativen Gründen (z.B. Maskenbeatmung bei chronisch-progredienten neuromuskulären Erkrankungen) oder zur Dauertherapie bei pulmonalen Erkrankungen. Auch in diesem Zusammenhang entstehen ethische und juristische Fragen.

5.6.2 Beatmung im „ethischen Bewertungsraster"

Im Kontext der Beatmung müssen die ethischen Grundlagen des Umgangs mit Patienten grundsätzlich bestimmt sein von folgenden Prinzipien (nach [2]):

- Wohl des Patienten
- Schadensvermeidung
- Selbstbestimmungsrecht des Patienten
- (Soziale) Gerechtigkeit (im Kontext des Patienten)

Diese Prinzipien geraten häufig in ein ethisches und juristisches Spannungsfeld.

Um eine ethisch angemessene Entscheidung treffen zu können, sollte versucht werden, die komplexen medizinischen, juristischen, ethischen und psychosozialen/kommunikativen „Problemkonglomerate" in „Teilproblemen" zu erfassen, zu analysieren und zu verstehen, um dann einzelne Lösungsmöglichkeiten zu erkennen, die zu einer Gesamtentscheidung zusammenfügbar sind. Hilfreich dabei ist die Hinzuziehung von klinischen Ethikkonsilen oder -beratungen.

Solche denkbaren **Teilfragen und -bereiche** sind:

- Wie sind die „medizinischen Fakten" (z.B. hinsichtlich Prognose)?
- Wie ist die (auch psychosoziale) Situation des Patienten?
- Wie ist die Situation der Behandler auf der Intensivstation?
- Wie ist die Situation der Angehörigen bzw. Betreuer?
- Einordnung und Analyse der vier ethischen Prinzipien. Welche ethischen Einstellungen bestehen z.B. auf der Station explizit oder implizit? Inwieweit sind sie anwendbar und stehen eventuell im Konflikt miteinander?
  - Deontologische Ethik: „Pflichtethik", d.h. alle Handlungen richten sich immer nach festgelegten Prinzipien. Beispiel: „Eine Therapie darf nie begrenzt werden", aber auch gegenteilig, z.B. „Patienten, die älter als 80 Jahre sind, dürfen nicht beatmet werden".
  - Teleologische Ethik: Frage nach den Konsequenzen der Entscheidung. Ziel ist die Aufstellung eines „ethischen Entscheidungsrasters", das aus den genannten Kriterien und Erkenntnissen erstellt wird. Beispiel: „Welche Entscheidung hat mit welcher Wahrscheinlichkeit welche unmittelbare Konsequenz mit welchen Folgen für die verschiedenen Beteiligten?".
  - Einordnung der juristischen Rahmenbedingungen, die für das vorliegende Problem relevant sind (▶ 5.6.3).

5.6.3 Die Rechtssystematik: Beatmung als Körperverletzung

Ärzte und Mitglieder des Pflegepersonals entwickeln oft Ängste, dass ihnen Vorwürfe wegen eines „Zuwenig" an Therapie gemacht würden, und vermuten, „im Zweifelsfall immer alles" unternehmen zu müssen. Dabei wird jedoch übersehen, dass es nach der Rechtslage auch ein „Zuviel" an Therapie dann gibt, wenn diese – z.B. eine Beatmung – nicht durch die Einwilligung des Patienten legitimiert ist und sie damit den

Tatbestand der rechtswidrigen **„Körperverletzung"** erfüllt. Grundsätzlich ist nämlich jeder diagnostische oder therapeutische Eingriff ohne Einwilligung strafbar, da der Wille des Patienten aus rechtlicher Sicht höchste Priorität bei medizinischen Entscheidungen hat. Auch wenn der Bundesgerichtshof 2019 (BGH VI ZR 13/18) anders als die Vorinstanz einen Schadensersatzanspruch eines Sohnes nach einem ärztlicherseits hinausgezögerten Sterben (unkritische jahrelange PEG-Sondenernährung eines schwer Demenzkranken) verneinte (Leben könne zivilrechtlich kein ersatzpflichtiger Schaden sein), bedeutet dies nicht eine Legitimierung einer nicht indizierten oder nicht eingewilligten Therapie im strafrechtlichen Sinn.

Auch ist z.B. der Ablehnung einer (Weiter-)Beatmung durch einen einwilligungsfähigen und verständlich informierten Patienten verpflichtend zu entsprechen (▶ Abb. 5.9).

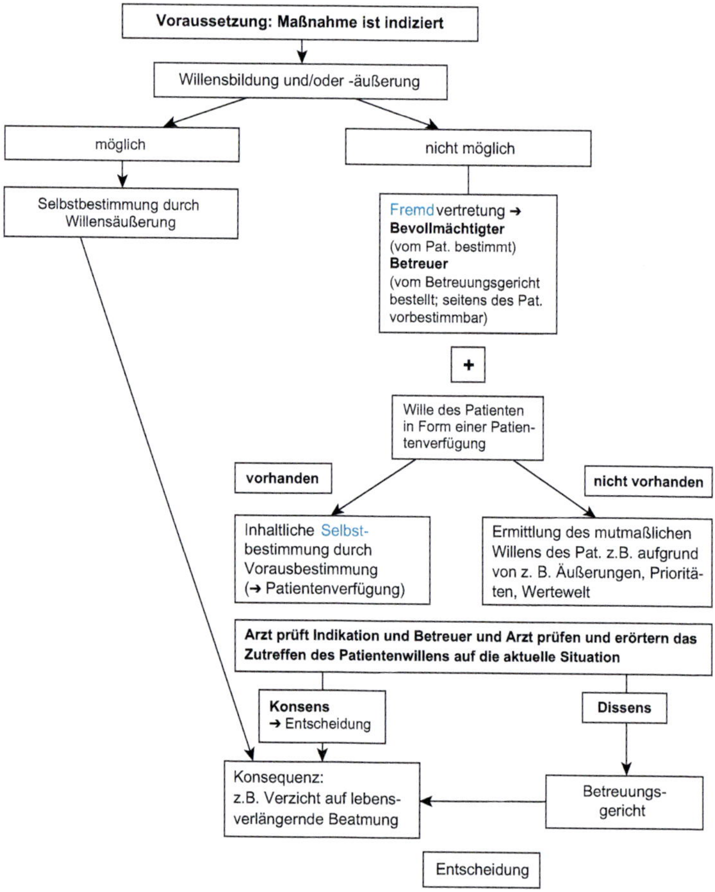

Abb. 5.9 Rechtssystematisches Schema der Selbst- und Fremdbestimmung bei medizinischen Maßnahmen. [M400]

5.6.4 Der nicht einwilligungs- oder äußerungsfähige Patient

Probleme ergeben sich dann, wenn der aktuelle Wille des Patienten aufgrund seiner **mangelnden Einwilligungs- oder Äußerungsfähigkeit** nicht erkundet werden kann und eventuelle Verfügungen beachtet werden müssen bzw. vertretungsweise eingesetzte Personen wie Bevollmächtigte oder Betreuer die Interessen des Patienten vertreten.

- Bei **desorientierten** Patienten sind evtl. Entscheidungen dann für den Arzt verbindlich, wenn die „natürliche Willensfähigkeit" gegeben ist und der Patient den konkreten Sachverhalt und dessen Konsequenzen überblicken kann, also z.B. den Grund einer Beatmung einschließlich der Risiken verstanden hat und wiedergeben kann, auch wenn er zeitlich unscharf orientiert ist. Ist diese Einsicht nicht gegeben und liegt weder eine Patientenverfügung vor noch ist ein Bevollmächtigter benannt, so handelt man in Notfällen im Rahmen des „mutmaßlichen Willens", bis ein Betreuer durch das Betreuungsgericht bestellt wurde.
- Bei **komatösen** Patienten erfolgen die Entscheidungen durch einen vorher vom Patienten eingesetzten Vorsorgebevollmächtigten oder – da oft nicht vorhanden – durch den betreuungsgerichtlich bestellten Betreuer. Diese Vertreter des Patienten sind gehalten, den dokumentierten tatsächlichen (Patientenverfügung) oder mutmaßlichen Willen des Patienten zu vertreten. Diese Situation ist im „Patientenverfügungsgesetz" (§ 1904 ff. BGB) geregelt. Bei lebensbedrohlichen diagnostischen und therapeutischen Maßnahmen muss zusätzlich die Genehmigung des Betreuungsgerichts eingeholt werden.
- **Patientenverfügungen** und ihre rechtliche Bedeutung sind in den Paragrafen 1901(a–c) –1904 BGB und 287 FamFG gesetzlich geregelt (Text unter www.buzer.de/gesetz/8927/index.htm). Damit dürfte ein höheres Maß an Handlungssicherheit für alle Beteiligten erreicht worden sein. Es werden auch kritische Argumente gegen eine Befolgung von Patientenverfügungen angeführt, insbesondere dass Betroffene ihre „wahre" Entscheidung in kritischen Lebenssituationen nicht vorhersehen könnten und vielleicht in der konkreten Situation doch eine bestimmte Behandlung zum Überleben gewollt hätten. Solche Änderungen zuvor geäußerter Absichten sind durchaus in der Praxis zu beobachten, z.B. bei der Entscheidung für oder gegen eine künstliche Beatmung bei amyotropher Lateralsklerose. Mit einer Patientenverfügung, die lebensverlängernde Therapien unter bestimmten Umständen untersagt, lädt sich der Verfasser zugunsten seiner Wahrnehmung der Selbstbestimmung durch Antizipation die Bürde eines Irrtumsrisikos auf. Ist eine Patientenverfügung ausreichend konkret für die vorliegende Situation, so ist sie verbindlich.
- **Regelungen der Patientenverfügung:** Mit einer Patientenverfügung wird von einwilligungsfähigen Volljährigen schriftlich im Voraus bestimmten medizinischen Maßnahmen in bestimmten Lebens- bzw. Krankheitsumständen eine Zustimmung oder Ablehnung erteilt. Die Verfügung hat kein „Verfallsdatum", kann jederzeit formlos widerrufen werden und ist unabhängig vom Krankheitsstadium nach Prüfung durch den Betreuer/Bevollmächtigten verbindlich. Liegt keine Patientenverfügung vor, so ist der mutmaßliche Wille zu ermitteln. In § 1901b BGB ist eine **dialogische Verpflichtung für Arzt und Betreuer** enthalten: Demnach muss der Arzt zunächst die medizinischen Möglichkeiten (d.h. Indikation und Prognose) prüfen und diese dann zusammen mit dem Betreuer auf der Basis des vorausverfügten Patientenwillens erörtern. Es ist zu entscheiden, ob die Inhalte der Verfügung auf die *konkrete* Situation anwendbar sind. Im Bedarfsfall sind weitere Angehörige und Nahestehende zu beteiligen.

Das Betreuungsgericht muss bei Therapiebegrenzungen nicht hinzugezogen werden, wenn im Rahmen des Dialogs zwischen Arzt und Betreuer Konsens besteht. Im Dissensfall ist das Betreuungsgericht einzuschalten. Dessen Beschluss wird erst 2 Wochen nach Bekanntgabe wirksam (§ 287 FamFG).

- Die durch einen vom Patienten bestimmten **Bevollmächtigten** (in Gesundheitsangelegenheiten) vertretungsweise getroffenen Entscheidungen sind zu respektieren und besonders dann gut nachvollziehbar, wenn sie durch eine Patientenverfügung untermauert werden können. Im Fall einer bestehenden schriftlichen, vom Patienten unterschriebenen Bevollmächtigung ist die Errichtung einer Betreuung nicht erforderlich.
- Mit einer **Betreuungsverfügung** kann ein Patient eine vom Betreuungsgericht zu berücksichtigende Person benennen.
- Liegt keine der genannten Vorsorgen vor, so wird vom Gericht ein Betreuer eingesetzt.
- Eine ausgewogene Handlungsanleitung bieten die *„Hinweise und Empfehlungen zum Umgang mit Vorsorgevollmacht und Patientenverfügung in im ärztlichen Alltag"* der Bundesärztekammer und der Zentralen Ethikkommission bei der Bundesärztekammer (Stand 25.10.2018) sowie das Positionspapier der Sektion Ethik der DIVI „Therapiezieländerung und Therapiebegrenzung in der Intensivmedizin" (2012) [3].

! Internet-Tipp

Gute Informationen und Downloads zum Thema **Patientenvorsorge** finden sich auf der Webseite des Bayerischen Staatsministeriums der Justiz: www.justiz.bayern.de → unter den Links „Bürgerservice" → „Broschüren".

5.6.5 Die unterschiedlichen intensivmedizinischen Situationen der Beatmung

Die Situation, in der sich ein Patient befindet, bei dem der Beginn oder die Fortsetzung einer Beatmung entschieden werden muss, sollte eindeutig definiert werden, auch im Hinblick auf eine Diskussion über einen eventuellen Therapieverzicht oder -abbruch bzw. eine Therapielimitierung.

So kann es sich in Anlehnung an die Terminologie der „Grundsätze der Bundesärztekammer zur ärztlichen Sterbebegleitung" (2011) handeln um eine:

1. Beatmung als unmittelbar lebensrettende Maßnahme ohne oder mit nur minimaler Kenntnis der Prognose.
2. Beatmung in einem Sterbevorgang, d. h. einem „irreversiblen Versagen einer oder mehrerer vitaler Funktionen, bei denen der Eintritt des Todes in kurzer Zeit zu erwarten ist" (Sterbeprozess).
3. Beatmung bei einer Erkrankung mit infauster Prognose, bei der sich der Patient (noch) nicht im Sterben befindet, aber nach ärztlicher Erkenntnis aller Voraussicht nach in absehbarer Zeit sterben wird.
4. Beatmung bei schwerster zerebraler Schädigung und kognitiven Funktionsstörungen, an der der Patient trotz generell schlechter Prognose nicht zwangsläufig in absehbarer Zeit stirbt (z. B. apallisches Syndrom).

Grundsätzlich gibt es keine (v. a. auch keine juristische) Verpflichtung, in aussichtsloser medizinischer Situation eine Beatmung zu beginnen oder fortzuführen, d.h., die **medizinische Indikation** ist die Voraussetzung für die Legalität einer Beatmung. So kann Patientenautonomie nicht bedeuten, dass von Patienten medizinisch sinnlose, wenngleich auch kurzfristig lebensrettende Maßnahmen eingefordert werden können. Der Arzt ist z.B. – auch nach Auffassung der Rechtsprechung – nicht verpflichtet, eine medizinisch unangemessene Beatmung aufgrund der potenziellen Lebensverlängerung auf Geheiß des Patienten oder seiner Angehörigen durchzuführen. So entschied das LG Karlsruhe 1991 (30.8.1991; AZ: 10 O 291/91), dass ein geforderter Anschluss eines Patienten in der Terminalphase eines Bronchialkarzinoms an ein Beatmungsgerät nicht verlangt werden könne.

Im Prozess des Sterbens (siehe oben) kann z.B. nach einer Formulierung der Bundesärztekammer (BÄK) Therapiebegrenzung oder -abbruch (z.B. Abbruch einer Beatmung) geboten sein und eine palliative Versorgung in den Vordergrund treten. Bei den o.g. Situationen Punkt 3 und 4 kommt nach der Auffassung der BÄK eine Änderung des Therapieziels und die Unterlassung lebenserhaltender Maßnahmen in Betracht, wenn im Fall von Punkt 3 die Krankheit weit fortgeschritten ist und eine lebenserhaltende Therapie nur Leiden verlängert bzw. im Fall von Punkt 4 der unwiderrufliche Ausfall weiterer vitaler Organfunktionen die Entscheidung rechtfertigt, auf den Einsatz technischer Hilfsmittel zu verzichten, wobei die Änderung des Therapieziels hin zur Palliativbehandlung dem Willen des Patienten entsprechen muss. Bei einwilligungs- oder äußerungsunfähigen Patienten ist eine kritische Indikationsstellung wichtig und ansonsten auf den verfügten oder den mutmaßlichen Willen abzuheben.

5.6.6 Rechtliche Bewertung unterschiedlicher Formen der Sterbehilfe

Das Recht kennt den Begriff der **„Sterbehilfe“** nicht. Die bestehende Verpflichtung zu lebensverlängernden Maßnahmen (Garantenstellung des Arztes; z.B. § 13 StGB) gilt nicht absolut und tritt (außer beim Suizidversuch) hinter das Selbstbestimmungsrecht des Patienten zurück. Erlaubt ist die sog. **„passive Sterbehilfe“** im Sinne von Verzicht/Abbruch einer Beatmung, wenn mit dieser ein Sterbeprozess verlängert würde oder wenn bei Erkrankungen, bei denen ein bewusstes und selbstbewusstes Leben nicht mehr möglich ist, ein entsprechend geäußerter oder „mutmaßlicher“ Wille vorliegt oder wenn eine Indikation angesichts des Krankheitsverlaufs nicht mehr gegeben ist.

Auch die Inkaufnahme eines ungewollten früheren Eintritt des Todes durch Palliativmaßnahmen wie z.B. durch schmerzlindernde Analgetika und/oder Sedativa ist erlaubt („indirekte aktive Sterbehilfe“) – wenngleich hier auch ein problematischer „Graubereich“ zur verbotenen aktiven Sterbehilfe (Frage von Dosis und Ziel der Sedierung) vermutet werden kann. Entscheidend ist die Intention des Anordnenden oder Verabreichenden, die nicht den „Tod des Patienten“, sondern bestenfalls die „Inkaufnahme“ des früheren Todeseintritts beinhalten darf. Wenn invasiv beatmete Patienten mit neuromuskulären Erkrankungen z.B. ALS (▶ 5.6.8) eine Weiterbeatmung ablehnen, können beim palliativen Weaning zur Vermeidung von schwerer angstbegleiteter Dyspnoe hohe Dosen von Morphin und Benzodiazepinen (meist Lorazepam) notwendig werden.

Die **Beihilfe zum Suizid,** die bis 2015 in Deutschland generell straffrei war, ist nach Einführung des neuen Paragraphen 217 StGB im Falle der sog. „geschäftsmäßigen“ Förderung der Selbsttötung strafbar. Anders als der Wortlaut vermuten lässt, bedeutet des Wort „geschäftsmäßig" nicht, dass man „Geschäfte" mit der Beihilfe macht (das wäre in der juristischen Diktion „gewerbsmäßig"), sondern dass das Beihilfehandeln „auf Wiederholung angelegt" ist, was dem ärztlichen Handeln innewohnt, so dass hier noch Unsicherheit der rechtlichen Situation für den Arzt besteht (z.B. bei der Beherbergung eines „Sterbefastenden" in einer Palliativstation). Die Muster-Berufsordnung für Ärzte verbietet im § 16 die ärztliche Beihilfe zum Suizid mit dem Passus „Sie dürfen keine Hilfe zur Selbsttötung leisten". Allerdings haben einige Landesärztekammern das Verbot der Suizidbeihilfe innerhalb des § 16 nicht übernommen (z.B. Bayern). In der Landesärztekammer Westfalen-Lippe ist das apodiktische „dürfen" des Verbotssatzes durch ein „sollen" ersetzt worden. **Verboten** ist nach § 216 StGB eindeutig die sog. aktive Sterbehilfe im Sinne der Tötung z.B. auf Verlangen, also z.B. durch gezielte Gabe von Medikamenten in tödlicher Dosis.

5.6.7 Patientenautonomie und Aufklärung

Der schlagwortartig bezeichnete Paradigmenwechsel vom „ärztlichen Paternalismus" zur **„Patientenautonomie"** bedeutet nicht, dass der Arzt bei schwierigen Fragen bei vitalen Maßnahmen wie z.B. Beatmung seine Sachkompetenz und Verantwortung nicht wahrnehmen sollte und in einer unverbindlichen Pluralität dem Patienten Angebote an „Möglichkeiten" unterbreitet.

Im Gegenteil: Die von ihm vertretene Information und Position bildet erst die Grundlage der Entscheidungsfähigkeit eines damit informierten und aufgeklärten Patienten im Sinne des „Informed Consent". Die ärztliche Haltung muss sich nicht auf eine allgemeine distanziert deskriptiv-fachliche Ebene zurückziehen und braucht normative Elemente (z.B. „väterlich wohlmeinende Bevormundung") nicht zu verbergen. Patientenautonomie lässt auch eine zu fordernde „Ethics of Care" zu, eine fürsorgliche Haltung, die allerdings nicht ohne eine Berücksichtigung des Willens und der Wünsche des Patienten praktiziert werden darf.

5.6.8 Sondersituation: Beatmung bei chronischen (z.T. progredienten) neuromuskulären Erkrankungen

Bei chronischen – meist auch progredienten – neuromuskulären, aber auch bei respiratorischen Erkrankungen muss bereits vor der respiratorischen Dekompensation eine gute und umfassende Aufklärung über die respiratorischen Konsequenzen als Bestandteil der (z.T. palliativen) Therapie durchgeführt werden, bevor es zur meist absehbaren Dekompensation und dem dann notfallmäßigen Agieren (z.B. ungewollte Intubation) kommt. Eine bei chronischen progredienten Erkrankungen vorbereitende Kommunikation über den „Ernstfall" der respiratorischen Insuffizienz ist die Aufgabe eines „Advanced Care Planning".

Idealerweise erfolgt die Anbindung solcher Patienten an Spezialsprechstunden (z.B. in „neuromuskulären Zentren" oder Heimbeatmungsambulanzen) bereits in einer frühen Krankheitsphase.

- Dabei sind hinsichtlich der Prognose Mindestinformationen z.B. über die Progredienz der Erkrankung unabdingbar.
- Die Möglichkeiten palliativer Unterstützungen, z.B. bei der amyotrophen Lateralskerose (ALS), sind zu betonen.
- Spätestens beim Auftreten erster respiratorischer Probleme muss eine Aufklärung über die Terminalphase der jeweiligen Krankheit erfolgen.

- Da fast alle Patienten und auch oft Ärzte Angst vor einem quälenden Erstickungstod bei ALS haben, ist die Information wichtig, dass es ohne Beatmung meistens über eine Hypoventilation und die damit verbundene Hyperkapnie („CO_2-Narkose") zu einem Todeseintritt während des Nachtschlafs kommt.
- Die medikamentösen Möglichkeiten der Anxiolyse und Sedierung (insbesondere für den Fall einer vom Patienten später nicht mehr gewünschten Weiterbeatmung) müssen herausgestellt und organisiert werden.
- Im Fall einer gewünschten Beatmung bei ALS muss vor allem das primäre Ziel der Symptomlinderung durch eine möglichst nichtinvasive häusliche Maskenbeatmung und nicht die Lebensverlängerung angesprochen werden!

Nur wenn offen der weitere wahrscheinliche Krankheitsverlauf unter den Alternativen „ohne Beatmung", „nichtinvasive Beatmung" und „invasive Beatmung" besprochen wird, kann ein Patient seine Entscheidung verantwortungsvoll fällen (Zeit nehmen, Zeit zum Nachdenken lassen, Emotionen zulassen und ansprechen, eigene Betroffenheit und Anteilnahme nicht verbergen). Findet die Aufklärung auf der Intensivstation statt, müssen ausreichende Kommunikationsmöglichkeiten auch mit intubierten Patienten geschaffen werden (z. B. Buchstabentafel, Bildertafel).

5.6.9 Beendigung der Beatmung (palliatives Weaning)

Ethische Bewertung – Tun oder Unterlassen?

Oft wird von Ärzten oder dem Pflegepersonal ein moralischer Unterschied zwischen dem Nichtbeginnen einer Beatmung und ihrem **Abbruch** (terminale Extubation, **„palliatives Weaning"**) gesehen. Allerdings handelt es sich bei der „Wegnahme" einer nicht mehr adäquaten Therapie um keine andere Entscheidung als die, in der gleichen Situation eine Beatmung nicht zu beginnen. „Passiv bleiben und passiv werden" in analoger Situation unterscheiden sich ethisch-moralisch und juristisch nicht, wenn die zur Debatte stehenden Maßnahmen – also z. B. eine Beatmung – nicht (mehr) indiziert sind und/oder nicht (mehr) dem Willen des Patienten entsprechen. Dies hat der Bundesgerichtshof 2010 im konkreten Fall einer Diskonnektion einer PEG-Sonde unterstrichen (2 StR 454/09) und das „Nicht-Beginnen" und „Beenden" im Begriff des erlaubten Therapieabbruchs zusammengefasst.

Eine Diskonnektion vom Beatmungsgerät auf Wunsch des Patienten oder bei infauster Situation stellt zwar ein Handeln dar; dieses Handeln stellt jedoch keine aktive Sterbehilfe bzw. Tötung auf Verlangen dar, sondern wird in der ethischen Terminologie als „Geschehenlassen durch Handlung" („GDH-Theorie") gewertet.

Praxis der terminalen Extubation (palliatives Weaning)

Nach Klärung der ethischen und rechtlichen Situation bedeutet die Durchführung einer terminalen/palliativen Extubation mehr als nur das „Herausziehen" des Tubus. In jedem Fall muss eine Belastung des Patienten z. B. durch wahrgenommene Dyspnoe vermieden werden. Dazu wird folgender Algorithmus vorgeschlagen:

- **6 h vor der Exubation:** Abstellen der Sondenernährung; Reduktion der Infusionsmenge auf 25 ml/h zur Reduktion der terminalen Rasselatmung. Bei Hyperhydratation Gabe von Furosemid je nach Ausprägung 40–500 mg. Gabe von 100 mg Methylprednisolon zur Vermeidung des Postextubations-Stridors.
- **Fortsetzung einer vorherigen suffizienten Analgosedierung:** Midazolam oder Propofol (Sedierung) und Morphin oder Fentanyl (in den Dosierungen zur Analgesie und Linderung des respiratorischen Distress).

- **Bei unzureichender/fehlender Analgosedierung:** Midazolam 0,1–0,3 mg/kg KG bzw. Propofol 20–50 mg Boli bis zum Erreichen einer ausreichenden Sedierung und Morphin 0,1 mg/kg KG i. v. als Boli zur Unterdrückung der Dyspnoe. Anschließend Fortsetzung mit Spritzenpumpe.
- **30 min vor Extubation:** 20 mg Butylscopolamin i. v. zur Unterdrückung der Bronchialsekretion mit terminaler Rasselatmung; erneute Gabe von 100 mg Methylprednisolon i. v.
- **Diskonnektion vom Respirator mit angefeuchteter Atemluft.**
- **Extubation.**

Literatur

[1] S3-Leitlinie Invasive Beatmung und Einsatz extrakorporaler Verfahren bei akuter respiratorischer Insuffizienz Stand 4.12.2017 https://www.awmf.org/uploads/tx_szleitlinien/001-021l_S3_Invasive_Beatmung_2017-12.pdf

[2] Beauchamp T L und Childress J F: Principles of Biomedical Ethics. 7. Aufl., Oxford University Press; 2013

[3] Deutsche Interdisziplinäre Vereinigung für Intensiv- und Notfallmedizin (DIVI), Sektion Ethik. Positionspapier: Therapiezieländerung und Therapiebegrenzung in der Intensivmedizin (Stand 2012). https://www.divi.de/empfehlungen/publikationen/ethik/357-therapiezielaenderung-und-therapiebegrenzung/file

6 Beatmung in besonderen Fällen

T. Bein und G. Laier-Groeneveld

6.1 Beatmung bei (schwer) adipösen Patienten

T. Bein und G. Laier-Groeneveld

6.1.1 Veränderungen des respiratorischen und kardiovaskulären Systems bei Adipositas

Die Schweregradeinteilung der Adipositas basiert auf dem Body Mass Index (BMI = Quotient aus Gewicht [kg] und Körpergröße [cm] zum Quadrat = kg : cm^2). Als Adipositas gilt ein BMI von 30–34,9, als schwere Adipositas ein BMI ≥ 35.

Typische **Veränderungen des respiratorischen Systems bei Adipositas** sind bedeutsam für die Beatmungsstrategie. Adipöse Menschen sind durch folgende Befunde charakterisiert:

- Gewichtsabhängige Abnahme der funktionellen Residualkapazität (FRC) und des exspiratorischen Reservevolumens.
- Eingeschränkte Dehnbarkeit (Compliance) des respiratorischen Systems und Erhöhung des Atemwegswiderstands: Adipöse Patienten leisten eine höhere Atemarbeit.
- Verschluss der kleinen Atemwege: Veränderung der *closing capacity* im Sinne eines deutlich erhöhten *airway closure*.
- Kollapsneigung des Lungenparenchyms: raschere und ausgeprägte Atelektasenbildung.
- Erhöhte Belastung der muskulären Atempumpe.
- Erhöhter intraabdomineller Druck.

! Veränderungen des respiratorischen Systems sind relevant für das Management von adipösen Patienten im Rahmen der Narkose- oder Intensivbeatmung. Die bereits in Rückenposition unter Spontanatmung um ca. 25 % **eingeschränkte FRC** kann sich während Beatmung nochmals um ca. 20 % reduzieren. Eine erhöhte und ausgeprägte Kollapsneigung des Lungenparenchyms mit Atelektasenbildung ist die Folge.

Kardiovaskuläre Veränderungen bei Adipositas:

- Hypertension
- Myokardhypertrophie
- Kompensierte Herzinsuffiznez
- Koronare Herzekrankung
- Systemische Atherosklerose

6.1.2 Auswirkungen auf die Beatmung

Die Intubation von (schwer) adipösen Patienten kann deutlich erschwert sein. Hier ist die sorgfältige vorherige Evaluation und angepasste Lagerung dringend zu beachten, um die plötzliche Konfrontation mit einer schwierigen Atemwegssituation zu vermeiden. Die Beatmung selbst führt häufig – in Abhängigkeit von der Ausprägung der Adipositas – zu typischen pathophysiologischen Auswirkungen (▶ Abb. 6.1):

- Erhöhter intraabdomineller Druck: Aspirationsgefahr, Diaphragmanahe Atelektasen
- Geringere O_2-Speicherkapazität während der Präoxygenierung, geringe Apnoetoleranz, rascher Sättigungsabfall

- (Ausgeprägte) Oxygenierungsstörung nach Einleitung der Beatmung durch rasche Atelektasenbildung (bis zu 50 % des Lungenparenchyms) und Erhöhung des intrapulmonalen Shunts
- Erhöhte Neigung zu Hyperkapnie durch erhöhtes funktionelles Totraumvolumen
- Zusätzliche erschwerende Faktoren während bariatrischer oder laparoskopischer Eingriffe

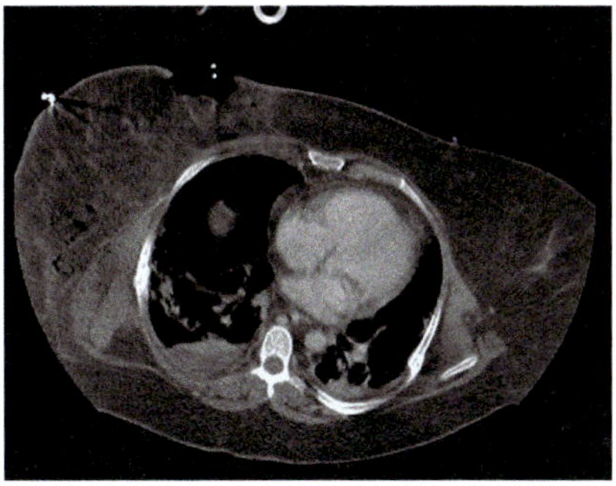

Abb. 6.1 CT einer Patientin mit Adipositas per magna (BMI > 50) kurz nach der Narkoseeinleitung: Zunehmende Atelektasen im dorso-basalen Bereich. [M396]

6.1.3 Beatmungsmanagement bei Adipositas

Für die Beatmung von adipösen Patienten sind zwei Strategien von besonderer Bedeutung:

1. Maßnahmen zur Aufrechterhaltung eines ausreichenden Gasaustauschs
2. Einhaltung der lungenprotektiven Prinzipien (▶ 1.4.5)

Maßnahmen zur Verbesserung des pulmonalen Gasaustauschs

Adipöse Patienten benötigen sowohl für die Narkosebeatmung als auch während der Intensivbehandlung einen **ausreichenden PEEP** (> 10 cm H_2O). In Studien wurde gezeigt, dass niedrigere PEEP-Werte eine dauerhafte Hypoxämiegefahr bedeuten. Allerdings ist bei der Wahl eines höheren PEEP-Werts auf die möglichen Auswirkungen auf eine (ohnehin schon eingeschränkte) Funktion des kardiovaskulären Systems zu achten.

Bei adipösen Patienten wird nach wie vor die Bedeutung eines **Rekrutierungsmanövers** („open lung approach") diskutiert. Im perioperativen Setting wurden positive Erfahrungen mit einer *kurzzeitigen* Erhöhung des Atemwegsdruckes bis 40 cm H_2O beschrieben. Es kann jedoch auch hierunter zu Hypotension und Arrhythmien kommen.

! Grundsätzlich sollen adipöse Patienten mit einem PEEP nicht unter 10 cm H_2O beatmet werden. Zusätzlich kann perioperativ ein kurzzeitiges Rekrutierungsmanöver (Atemwegsdruck 40 cm H_2O für < 10 Sekunden) durchgeführt werden, bei längerer Dauer muss mit schwerwiegenden kardiovaskulären Komplikationen (Hypotension, Bradykardie, Arrhythmien) gerechnet werden.

Lungenprotektive Beatmung bei adipösen Patienten

Man ist intuitiv geneigt, adipöse Patienten mit höheren VT zu beatmen, da der Gesamteindruck eine entsprechende Notwendigkeit offensichtlich suggeriert. Aber auch – und gerade beim Adipösen – richtet sich das Tidalvolumen ausschließlich nach der durch die Körpergröße vorgegeben Formel (▶ 4.1). Die Frage, ob übergewichtige Patienten insgesamt ein gleiches Risiko für eine beatmungsassoziierte

Lungenschädigung aufweisen wie normalgewichtige Patienten, ist immer noch Gegenstand kontroverser Diskussion (durch kontroverse Studienergebnisse). Darüber hinaus wird häufig beschrieben, dass unter lungenprotektiver Begrenzung des Tidalvolumens die Verhinderung einer ausgeprägten Hyperkapnie/Azidose bei adipösen Patienten noch schwieriger ist als bei Normalgewichtigen. Dieser Problematik muss durch Einstellung einer höheren Atemfrequenz Rechnung getragen werden.

! Allgemeine Prinzipien der Beatmung übergewichtiger Patienten:
- PEEP (positiv-endexspiratorischer Druck) > 10 cm H_2O
- Intermittierende Rekruitment-Manöver („open the lung")
- Druckgesteuerter Beatmungsmodus
- Lungenprotektive Reduktion des Tidalvolumens
- Permissive Hyperkapnie
- Frühe Integration von Spontanatmung
- Lagerung mit erhöhtem Oberkörper (24 Stunden!)
- Hyperoxie vermeiden ($S_aO_2 \leq 95\,\%$)

Weaning und Post-Extubationsphase

Die **Entwöhnung von der Beatmung** sollte auch (und gerade!) bei diesen Patienten protokollbasiert erfolgen.

Da in den ersten Tagen nach Beatmung erhebliche Komplikationen bzw. eine erneute respiratorische Insuffizienz auftreten können, sind folgende **Hinweise für die Post-Extubationsphase** zu beachten:
- Konsequente Atemtherapie
- Opioide/Sedierung und Sauerstoff zurückhaltend! ($S_aO_2 \leq 94\,\%$): Pathologische Reduktion des Atemantriebs kann sowohl bei Hyperoxie als auch bei geringen Dosen von Opioiden oder Benzodiazepinen eintreten
- Oberkörper-Hochlagerung (auch nachts!)
- Adäquate Ernährung (Magensonde)
- Ausreichende Diurese
- **Cave:** Pathologisches Schlafmuster!

6.2 Beatmung bei exazerbierter chronisch-obstruktiver Lungenerkrankung (COPD)

T. Bein

Die Beatmung von Patienten mit exazerbierter COPD erfordert pathophysiologische Kenntnisse, um auf diese bedrohliche Situation adäquat zu reagieren. Die primäre Ursache einer akuten schweren obstruktiven Ventilationsstörung ist zumeist eine durch inflammatorische und mechanische Trigger ausgelöste Einengung der Atemwege. Da die COPD durch eine nicht reversible und fortschreitende Obstruktion gekennzeichnet ist, ist die Exazerbation eine akute weitere Verschlechterung der Grundsituation – meist durch Infektionen ausgelöst. Die ohnehin schon erhöhte Atemarbeit von COPD-Patienten kann in der Exazerbation einen kritischen Punkt mit Versagen der muskulären Atempumpe erreichen. Die **Pathophysiologie der akut exazerbierten COPD** ist folgendermaßen gekennzeichnet:

- Akute (weitere) Obstruktion der Atemwege mit Erhöhung des bronchialen Widerstands
- Dynamische Überblähung (Air Trapping, Intrinsic-PEEP [$PEEP_i$] ▶ 1.4.8), Totraumerhöhung
- Akute respiratorische Insuffizienz, Hyperkapnie
- Akute Insuffizienz der muskulären Atempumpe
- Hämodynamische Instabilität

Die **Beatmungsstrategie** bei diesen Patienten muss diese pathophysiologischen Besonderheiten berücksichtigen, da die kritische Situation durch ein falsches Beatmungsmanagement verschärft werden kann. Folgendes ist bei der Beatmung dieser Patienten zu berücksichtigen:

- **Intrinsischer PEEP ($PEEP_i$):** Der $PEEP_i$ ist ein Parameter für das Ausmaß der Überblähung. Überblähung bedeutet, dass das respiratorische System sich auf dem oberen, flachen Abschnitt der Druck-Volumenkurve befindet (wie ein bereits aufgeblasener Luftballon). Die Überblähung bzw. $PEEP_i$ entsteht durch unvollständige Exspiration mit residualer Luft am Ende der Exspiration. Dieses Phänomen kann sich von Atemzug zu Atemzug „aufschaukeln". $PEEP_i$ kann während Beatmung dynamisch durch verschiedene Beatmungsparameter beeinflusst werden: Tidalvolumen, I:E-Verhältnis, Beatmungsfrequenz. $PEEP_i$ kann bei vielen Beatmungsgeräten näherungsweise gemessen werden (kurzer exspiratorischer Hold).
- **Erschöpfung der muskulären Atempumpe (Muscle Fatigue):** Viele Patienten mit exazerbierter COPD zeigen eine schwere Erschöpfung der Atemmuskulatur. Häufig ist ein Therapieversuch mit nichtinvasiver Beatmung (NIV) erfolgreich, da hierdurch die Atemmuskulatur entlastet wird. Allerdings gibt es etliche NIV-Versager. In diesen Fällen ist es wichtig, den richtigen Zeitpunkt zur Beendigung der NIV mit konsekutiver Intubation und Sedierung zu beachten.
- **Schwere akute Obstruktion:** Die akute Verengung der Atemwege ist ein weiteres pathophysiologisches Merkmal der exazerbierten COPD. Dies ist besonders bei der Einstellung des I:E-Verhältnisses und der Beatmungsfrequenz zu beachten, da eine erhebliche Verkürzung der Exspirationsphase zu einem weiteren Air Trapping mit Verstärkung der Überblähung beitragen kann.

Aus den geschilderten typischen pathophysiologischen Veränderungen im Rahmen der exazerbierten COPD ergeben sich folgende **Grundsätze für die Beatmung:**

- Zusätzlich zum üblichen Monitoring der Beatmung sind bei exazerbierter COPD die engmaschige Erfassung des intrinsischen PEEP ($PEEP_i$) sowie der Flusskurven über das Display des Beatmungsgerätes notwendig.
- Der PEEP sollte bei etwa 75 % des $PEEP_i$ eingestellt werden.
- Lungenprotektive Einstellung des Tidalvolumens. Eine Verlängerung der Exspirationsphase kann sinnvoll sein (I:E = 1:1.5) → Kontrolle der Flusskurve über Display: vollständiges Ende des Gasflusses bei End-Exspiration oder Abbruch mit unvollständiger Exspiration (= Air Trapping).
- Bei schwerster Exazerbation kann zur Entlastung der Atempumpe zunächst eine kontrollierte Beatmung sinnvoll sein → zeitnah die Umstellung auf unterstützte Spontanatmung erwägen. **Achtung:** Dys-Synchronie zwischen Patient und Respirator vermeiden!

6.3 Prinzipien der Beatmung in Schockraum oder Notaufnahme

T. Bein

Die Primärbehandlung von **beatmeten Patienten in Notaufnahme oder Schockraum** ist keine seltene Maßnahme. Die Übernahme von durch den Notarzt akut intubierten Unfallopfern oder kritisch Kranken anderer Ursache oder von Patienten, die bereits auf anderen Intensivstationen beatmet wurden, ist inzwischen das „täglich Brot" jeder Notaufnahme von größeren Kliniken. Bei akut beatmeten, kritisch erkrankten Patienten, die im außerklinischen Bereich unmittelbar versorgt wurden, sind einige besondere **Prinzipien des Beatmungsmanagements** zu beachten:

- Unter Notfallbedingungen eingebrachte orotracheale Tuben bzw. Katheter oder Thoraxdrainagen müssen umgehend auf korrekte Platzierung überprüft werden.
- Patienten mit akutem Lungenversagen auf traumatischer (Poly- oder Thoraxtrauma) oder nicht-traumatischer Basis (Pneumonie, Aspiration) müssen von Beginn an *lungenprotektiv beatmet* werden! Die „Weiche" für die Ausbildung eines ARDS wird innerhalb der ersten 48 h gestellt: In der schweren akuten Inflammations-Situation der Lunge bietet ein konsequentes frühes lungenprotektives Management (Limitierung des Tidalvolumens, adäquater PEEP) die Chance, die Schwere des Lungenversagens abzumildern und zu verkürzen.
- Die Wahl eines *adäquaten PEEP*, d. h. ausreichend hohen PEEP, kann bei Patienten im akuten Schocksyndrom wegen kritischer Einschränkung des kardiozirkulatorischen Systems erschwert sein. Hier ist eine Balance aus ausreichend hohem PEEP-Level und der Vermeidung einer weiteren Beeinträchtigung der Hämodynamik anzustreben.
- Im akuten Schocksyndrom ist neben der Gefahr der Hypoxämie auch die Gefahr einer Hyperkapnie hoch. Auch hier muss durch eine besonnene Beatmungseinstellung mit Ausbalancierung von Tidalvoumen und Atemfrequenz eine *moderate Hyperkapnie* angestrebt werden (Ausnahme: akute zerebrale Schädigung) mit den akzeptierten Richtwerten: $p_aCO_2 \leq 55$ mmHg und/oder arterieller pH > 7.25.

! **Grundsätze für die Beatmung in Schockraum oder Notaufnahme** für akut aufgenommene Patienten mit respiratorischer Insuffizienz:

- Von Beginn an lungenprotektiv beatmen
- Einen PEEP-Wert von mindestens 5 cm H_2O wählen als Balance zwischen adäquater Rekrutierung und Vermeidung einer hämodynamischen Beeinträchtigung
- Eine moderate Hyperkapnie zulassen (Ausnahme: akute zerebrale Läsion)

6.4 Beatmung bei akuten zerebralen Läsionen

T. Bein

Die Behandlung von **Patienten mit akuten zerebralen Läsionen** traumatischer oder nicht-traumatischer Genese stellt den Notfall- und Intensivmediziner vor besondere Herausforderungen, da hier zwei Behandlungsprinzipien zusammentreffen, die möglicherweise in Konkurrenz stehen bzw. unvereinbar erscheinen (▶ Abb. 6.2). Während bei *akuter respiratorischer Insuffizienz/ARDS* die Lungenprotektion mit moderater permissiver Hyperkapnie eine hohe Priorität hat, ist in der Frühphase der *akuten zerebralen Schädigung* die strikte Einhaltung einer Normokapnie geboten,

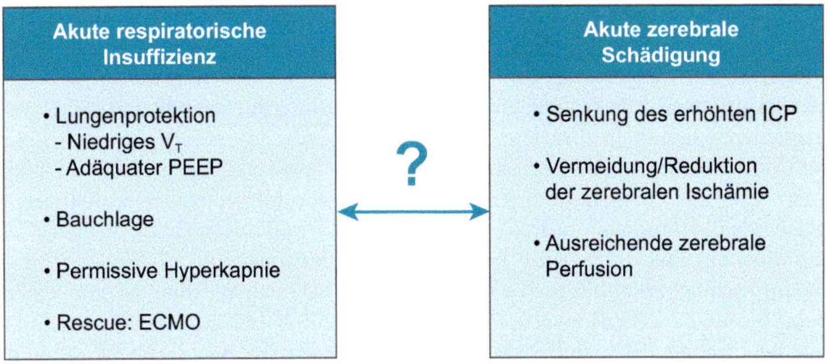

Abb. 6.2 Unterschiedliche Behandlungsprinzipien bei akuter respiratorischer Insuffizienz und akuter zerebraler Läsion. [L157]

da unter Hyperkapnie/Azidose eine Dilatation der zerebralen Gefäße mit (weiterem) Anstieg des intrakraniellen Druckes (ICP) zu beobachten ist. Allerdings führt die Anwendung des Gegenteils, nämlich einer Hyperventilation mit Hypokapnie und Alkalose – wie es früher zur Hirndrucksenkung propagiert wurde, zu einer kritischen Senkung der Hirnperfusion. Daher wird dieses Konzept nicht mehr empfohlen.

Bei moderat-schwerem ARDS wird die Durchführung der Bauchlage empfohlen. Unter dieser Lagerung kann es zu (unbemerkten) kritischen Anstiegen des Hirndrucks kommen. Es empfiehlt sich daher, die Bauchlagerung nur unter Hirndruck-Monitoring durchzuführen.

Grundsätze für die Beatmung von Patienten mit akuter respiratorischer Insuffizienz /ARDS und akuter zerebraler Schädigung:

- Die Balance zwischen Lungenprotektion und Zerebroprotektion erfordert ein gut durchdachtes Beatmungsmanagement.
- Es gelten die Prinzipien der lungenprotektiven Beatmung, aber *ohne permissive Hyperkapnie*. In der Frühphase ist eine strikte Normokapnie einzuhalten. Hier muss ein Kompromiss zwischen zwei Prinzipien gesucht werden. Auch die Hyperventilation mit Hypokapnie ist zu vermeiden (Drosselung der Hirnperfusion!).
- Auch bei diesen Patienten ist ein adäquater PEEP zu wählen. Bis zu einem Wert von 12 cm H_2O besteht meist keine Gefahr für eine weitere zerebrale Schädigung.
- Eine Bauchlagerung soll nur unter Hirndruck-Monitoring (ICP-Sonde) durchgeführt werden.
- Besteht die Indikation zur ECMO als „rescue“, muss diese in der Frühphase einer zerebralen Schädigung ohne Antikoagulation durchgeführt werden, da ansonsten das Risiko einer (erneuten) zerebralen Blutung erheblich erhöht ist.

6.5 Atmungsentlastende Beatmung (Außerklinische Beatmung)

G. Laier-Groeneveld

Der Begriff **„Heimbeatmung“** hat sich mit Zunahme der außerklinischen Beatmungsmedizin etabliert. Hierunter wird die therapeutische **atmungsentlastende Beatmung** bei chronischen Erkrankungen, aber auch die intensivmedizinische Beatmung in der 1:1 Intensivbetreuung und in Beatmungs-Wohngemeinschaften verstanden. Die Bezeichnung ist zunächst nur eine „Ortsbestimmung“ und zeigt, dass selbst Intensivbeatmung auch außerhalb von Kliniken etabliert ist. Exakter ist der Begriff **„Intermittierende Selbstbeatmung (ISB)“**, da es sich um eine passive, atmungsentlastende Beatmung handelt, die täglich und stundenweise (intermittierend) und daher vom Betroffenen selbst (Selbstbeatmung) angewandt werden muss, um eine anhaltende Funktionsverbesserung der Atmungsfähigkeit zu bewirken. Sie ist sowohl nichtinvasiv aber auch invasiv über Tubus und Tracheotomie einetzbar. Die atmungsentlastende Beatmung mit ausreichend hohen Beatmungsvolumina, normalem pCO_2 ohne oder mit niedrigem PEEP konkurriert mit der lungenprotektiven Beatmung. Bei chronisch hyperkapnischer COPD und bei COPD nach Weaning ist eine Verbesserung bezüglich Lebenserwartung und Lebensqualität belegt. Die atmungsentlastende Beatmung wird auch bei akuter Atmungsinsuffizienz eingesetzt. Sie soll in der Klinik und zu Hause so stattfinden, dass sich eine Funktionsverbesserung der Atmung mit möglichst Normokapnie unter Beatmung und unter Spontanatmung ergibt. Bei richtiger Indikation wird durch die „kontinuierliche“ ISB das erneute Auftreten einer hyperkapnischen Atmungsinsuffizienz vermieden.

6

Die **Indikation zur ISB** wird gestellt, wenn als Folge einer Überlastung der Atempumpe bei einer thorakalen Grunderkrankung (neuromuskuläre Erkrankung, Myopathie, auch nach Langzeitbeatmung, Thoraxdeformität, Lungenerkrankung und Atemantriebsstörung) eine arterielle Hyperkapnie mit entsprechenden Beschwerden wie Kopfschmerzen, Einschlafneigung, Leistungsminderung usw. eingetreten ist. **Art und Dauer der ISB** sind von der Einschränkung der Atmungsfähigkeit abhängig und müssen individuell festgelegt werden.

- Der größte Gewinn an Beschwerdeminderung, Lebensqualität und Lebenserwartung ist bei stabileren **neuromuskulären Erkrankungen** (Myopathien, spinale Muskelerkrankungen, Folgen der Poliomyelitis, Muskeldystrophie Duchenne etc.) und Thoraxdeformitäten (Skoliose, Posttuberkulosesyndrom etc.) zu erwarten, allerdings erst beim Auftreten von Beschwerden und Hyperkapnie.
- Bei der **chronisch obstruktiven Lungenerkrankung** (COPD) ist der Nutzen der ISB im Rahmen einer akuten Verschlechterung mit Hyperkapnie am besten gesichert. In diesem Fall ist sie der Tubusbeatmung hinsichtlich Komplikationen und Überlebensrate überlegen und muss statt Intubation durchgeführt werden. Bei der chronischen Hyperkapnie reduziert sich die Einjahressterblichkeit von 33 auf 12 % hochsignifikant. Auch bei Hyperkapnie nach Langzeitbeatmung ist die Besserung signifikant und die Indikation belegt. Normokapnische COPD-Patienten profitieren selten.
- Die nichtinvasive Beatmung von Patienten mit rasch progredienter **amyotrophischer Lateralsklerose (ALS)** erfordert hohe Expertise, insbesondere wenn bulbäre Beschwerden bestehen (Sprachstörungen, Schluckstörungen, Beeinträchtigung des Mundschlusses). Es kommt jedoch auch hier zu einer deutlichen Beschwerdelinderung und einer Verlängerung der Lebenserwartung, so dass sie durchgeführt werden sollte. Mit fortschreitender Grunderkrankung erlebt der Erkrankte jedoch einen zunehmenden Funktionsverlust.
- Patienten mit **Myasthenia gravis** oder rezidivierenden schweren Asthmaanfällen profitieren ebenfalls.
- Bei Mukoviszidose, Lungenfibrose und COPD kann als **Überbrückung zur Lungentransplantation** ebenfalls nichtinvasiv beatmet werden.
- Bei allen Formen der akuten Atmungsinsuffizienz können sowohl eine atmungsentlastende Beatmung als auch eine NIV erfolgreich eingesetzt werden.

Eine wichtige Indikation zur ISB ist eine bevorstehende Operation bei o.g. thorakalen Erkrankungen, um postoperativ den Luftröhrenschnitt sowie die schwierige Entwöhnungsphase vom Respirator zu vermeiden. Dabei ist die ISB allen anderen Verfahren überlegen.

Kontraindikationen gibt es nicht, denn nach Absetzen der Beatmung tritt der vorherige Zustand wieder ein. Bei sehr geringer Spontanatmungsfähigkeit muss jedoch Intubationsbereitschaft bestehen. Es kann zu Blähungen und bei kontinuierlichem Einsatz zu Ulzera auf der Nase kommen.

Die Beatmung sollte mittels Druck- oder Volumenvorgabe und einer entsprechenden Beatmungsfrequenz eine weitestgehende **Entlastung der Atmungspumpe** des Patienten bewirken. Dies ist erkennbar an einer Abnahme der Hyperkapnie und, wenn möglich, einer Normalisierung des pCO_2 unter Beatmung. Sedativa sind dann nicht notwendig, weder bei invasiver noch bei nichtinvasiver Beatmung. Erfolgskriterium ist das Verschwinden der Beschwerden, eine beschwerdefreie passive Beatmung und eine Abnahme bzw. besser eine Normalisierung der Hyperkapnie (pCO_2) unter Spontanatmung.

Die **Adaptation an die Beatmung** erfordert Erfahrung und viel Zuwendung, um die richtige Beatmungseinstellung zu finden (hohes Atemzugvolumen und niedrige Atemfrequenz) und den Patienten anzuleiten, sich entspannt beatmen zu lassen. Zwei Möglichkeiten der Adaptation werden empfohlen:

- Das Einüben der vollständig passiven Beatmung mit hohen Atemzugvolumina bzw. Beatmungsdrücken, wobei alle Atemzüge vollständig vom Beatmungsgerät geleistet werden sollen.
- Die Anpassung des Atemmusters an das Atemmuster des Patienten und die sukzessive Steigerung von Druck bzw. Volumen, bis eine passive Beatmung erreicht wird.

Das Erfolgskriterium, der Abfall des pCO_2, sollte überwacht werden. Mit einem Tiefschlaf-Rebound und deutlich erhöhter Weckschwelle muss zu Beatmungsbeginn gerechnet werden, ebenso mit einer Leckage (durch den geöffneten Mund) und einer Zunahme der Hyperkapnie im Schlaf. Geringe Leckagen sind üblich und können durch eine höhere Geräteeinstellung ausgeglichen werden. Kommt es zu ausgeprägter Leckage im Schlaf, kann dies vorübergehend eine ständige Überwachung, eine Mund-Nasen-Maske oder die manuelle Mundstütze notwendig machen, wenn der pCO_2 ohne solche Maßnahmen bedrohlich ansteigt. **Nebenwirkungen,** z.B. Drucknekrosen durch die Maske und Blähungen infolge Luftschluckens, sind im weiteren Verlauf selten limitierend.

Die ISB als nichtinvasive atmungsentlastende Beatmung kann sowohl frühzeitig im Verlauf der Atmungsinsuffizienz außerhalb der Intensivstation als auch unter Beachtung der Erfolgskriterien als Alternative zur invasiven Beatmung (Intubation) bei allen Erkrankungen eingesetzt werden. So lassen sich die Überlebensrate verbessern sowie die Komplikationsrate und die Dauer des Krankenhausaufenthalts vermindern.

! Je schwerer die Ateminsuffizienz, desto engmaschiger muss die notwendige **Überwachung von Beatmungsqualität und pCO_2** erfolgen, um bei einer Verschlechterung die Beatmung zu optimieren und rechtzeitig invasiv beatmen zu können.

Ist ein Übergang auf ein invasives Verfahren (Intubation) erforderlich, gelingt nach entsprechender Befundverbesserung jedoch meist ein frühzeitiger Rücktransfer zur nichtinvasiven Beatmung, ohne dass eine Tracheotomie notwendig wird.

Medizinische Erkenntnisse und neue technische Entwicklungen von Beatmungsgeräten sowie Nasen- oder Mund-Nasen-Masken haben in den vergangenen Jahren die Möglichkeiten der nichtinvasiven Beatmung deutlich verbessert (▶ 2.14). Zur Verfügung stehen unterschiedlich konfektionierte und individuell angefertigte Masken sowie flexible handliche Beatmungsgeräte, die für die ISB besser geeignet sind als die Intensivrespiratoren. Die Alarmphilosophie ist auf die Heimbeatmung abgestimmt (Alarmunterdrückung bei Leckage). Multiple Kombinationen sind möglich, um die Beatmung an die Bedürfnisse optimal anzupassen, wie variable Beatmungsfrequenz, Volumen- oder Druckvorgabe, Mindestvolumengarantie, variabler Inspirationsfluss und In-/Exspirationsverhältnis, zeit- oder flussgesteuertes Exspirationssignal. Die Geräte benötigen eine Stromquelle, aber keinen Druckgasanschluss, verfügen in der Regel über eine Batterie und können über einen 12-V-Anschluss im Auto oder am Rollstuhl betrieben werden.

In die Heimbeatmung sind z. T. (Beatmungs-)medizinische Laien (z. B. Kostenträger, Handel, Pflegepersonen und Betroffene) mit unterschiedlichen Fachkenntnissen involviert. Dies kann zu kommunikativen Missverständnissen und in Folge auch zu schwerwiegenden Fehlversorgungen führen. Aus diesem Grund müssen der Betroffene und alle evtl. betreuenden Pflegepersonen von einem **Heimbeatmungszentrum** gründlich in die Durchführung der Beatmung ihres Patienten, in das Beatmungsgerät, in die möglichen Fehlfunktionen und Komplikationen, in die Überwachung und die Wartungs- und Pflegeaufgaben (Beatmungspflege) eingewiesen werden. Bei direkter Entlassung aus einer Intensivstation besteht fast immer ein erheblicher Verbesserungsbedarf.

Wie in der Klinik, so ist auch bei der Heimbeatmung grundsätzlich zwischen einer lebenserhaltenden Beatmung (invasiv über die Tracheotomie oder fast dauerhaft über eine Maske) und einer die Atmungspumpe entlastenden therapeutischen Beatmung (vorwiegend nichtinvasiv mittels Maske) hinsichtlich des Überwachungsaufwands und einer notwendigen Intensivbeatmungspflege zu unterscheiden. Art, Umfang und Qualität der beatmungstechnischen Ausstattung sowie der personellen Betreuung (Beatmungspflege) sind vom Zustand und den individuellen Bedürfnissen des jeweiligen Patienten abhängig: Dies geht bis zur 1:1 Intensivpflege durch qualifiziertes Personal oder gleichwertig durch kompetente Betroffene zusammen mit zuverlässigem Assistenzpersonal (persönliche Assistenz). Außerklinische Intensivbeatmung, in der Regel ohne Ärzte, erfordert Eigenverantwortlichkeit des Betreuungsumfelds, eine enge Anbindung an ein kompetentes Beatmungszentrum, welches eine optimale Versorgung herstellt und unterhält. Hierzu gehören die Beatmung, das Sekretmanagement, die Ernährung, die Mobilität und die Medikation. Dann ist die außerklinische Intensivmedizin sicher und über Jahre stabil. Die meisten Heimbeatmeten führen jedoch die ISB eigenständig ohne jegliche fremde Hilfe durch. Folgende Faktoren bestimmen das **Ausmaß der Beatmungspflege:**

- Grad der allgemeinen Hilfebedürftigkeit (z. B. [Klein-]Kinder, Grad der Muskelschwäche, Lähmungshöhe, Bewusstseinszustand) → personelle und technische Überwachung
- Beatmungsdauer pro 24 h sowie Spontanatmungsfähigkeit (Dauer der Spontanatmung ohne Angstzustände bzw. gesundheitliche Gefährdung) → 2. Beatmungsgerät, Batterie, Anwesenheitsbereitschaft
- Gefährdungsgrad (Beatmungs- bzw. Kreislaufstabilität, Progredienz der Grunderkrankung, Infektgefährdung) → technische und personelle Überwachungsmodalitäten, Anwesenheitsbereitschaft, enge Anbindung an Beatmungszentrum
- Psychische Verfassung → fachliche Betreuung

- Mobilität (Rollstuhl) → Rollstuhlanbau/batteriebetriebene Geräte
- Kommunikationsfähigkeit (z. B. Sprechfähigkeit, sonstige Mitteilungsfähigkeit) → Kommunikationshilfen, alternative Mitteilungsmöglichkeiten
- Familiäres Umfeld/häusliche Situation → Selbstversorgung, Familienpflege, persönliche Assistenz, Intensivbeatmungspflege

Obwohl es sich bei der Heimbeatmung um eine intensivmedizinische Behandlung handelt, sind intensivstationäre Bedingungen weder notwendig noch wünschenswert. Das Beatmungszentrum gewährleistet Stabilität und Sicherheit:

- Grundregeln der Medizin und Technik (z. B. Hygiene, Sicherheit, fachliche Betreuung) sowie die Vorschriften des jeweiligen Geräteherstellers sind einzuhalten.
- Da die hygienischen Anforderungen an das Beatmungssystems im „Heimbereich" mit denen unter Intensivstationsbedingungen nicht vergleichbar sind, ist eine Desinfektion des Beatmungszubehörs auch im Fall einer Infektion nicht notwendig. Eine Desinfektion des Beatmungszubehörs sollte wegen der inhalativen Belastung der Atemwege nicht durchgeführt werden.
- Ein Austausch des Beatmungszubehörs ist erst bei einer Funktionsminderung notwendig. Die Haltbarkeit von Trachealkanüle, Beatmungsschläuchen und Filtern kann Wochen und Monate betragen.
- Bei außerklinischer Beatmung erweisen sich „künstliche Nasen" leichter handhabbar und von gleicher Effizienz wie beheizbare Anfeuchter. Da maskenbeatmete Patienten keine Anfeuchtung benötigen, empfiehlt sich der patientennahe Einsatz von Wärmefeuchtigkeitstauschern (*Heat and Moisture Exchanger* [HME], „künstliche Nase" ▶ 8.6) nur bei über ein Tracheostoma beatmete Patienten.
- Die einschlägigen gesetzlichen Vorschriften des Medizinproduktegesetzes (MPG) und der Medizinprodukte-Betreiberverordnung (MPBetreibV) sind auch im außerklinischen Bereich anzuwenden (▶ 5.1). Das bedeutet im Wesentlichen, dass eine Änderung der Beatmungseinstellung, des Beatmungszubehörs und des Beatmungszugangs nur unter der Verantwortung eines nach diesen Gesetzen eingewiesenen und fachkundigen Arztes erfolgen darf und dass Beatmungsgeräte nur von eingewiesenen und fachkundigen Anwendern (Arzt und Pflege) mit vom Hersteller zugelassenem Zubehör benutzt werden dürfen.
- Für eine patientenorientierte Vorbereitung und Realisierung außerklinischer ISB ist eine gute Zusammenarbeit von Patienten, Angehörigen und Mitarbeitern der beteiligten Fachkreise mit dem Heimbeatmungszentrum innerhalb und außerhalb der Klinik unabdingbar. Die entlassende Klinik ist auch für die Stabilität der außerklinischen Versorgung verantwortlich, da die außerklinische Beatmung in der Regel ohne Ärzte stattfindet. Eine Anbindung an ein Beatmungszentrum wird daher gefordert.

7 Fallbeispiele

T. Bein, S.G. Sakka, T. Köhnlein, G. Laier-Groenveld und B. Landsleitner

7.1 Akutes Lungenversagen nach Trauma

T. Bein

Situation

Motorradfahrer nach Verkehrsunfall mit **posttraumatischem ARDS.** Körpergröße = 187 cm (→ Normalgewicht = 87 kg), Körpergewicht = 110 kg → BMI = 31,5 kg/m^2.

Eine Woche nach Unfall → Verschlechterung des pulmonalen Gasaustauschs. Im CT diffuse Transparenzminderung (▶ Abb. 7.1).

Beatmungseinstellung

Druckkontrollierte Beatmung mit:

- F_iO_2 = 0,8
- PEEP = 12 mbar
- p_{insp} = 12 mbar über PEEP
- V_T = 380 ml
- AF = 25/min
- I:E = 1:1
- AMV = 9,5 l/min

Blutgaswerte

- p_aO_2 = 74 mmHg
- p_aCO_2 = 56 mmHg
- pH = 7,30

Problematik

- Beginnende Hypoxämie (p_aO_2/F_iO_2-Quotient = 92,5 → schweres ARDS nach Berlin-Klassifikation)
- Zunehmende Hyperkapnie/Azidose

Problemlösung

Handlungsoptionenen ▶ Tab. 7.1

- Erhöhung PEEP auf 18 mbar nach F_iO_2-PEEP-Tabelle, weitere Titrierung des PEEP nach diesem Konzept
- Erhöhung von p_{insp} auf 15 mbar → Steigerung V_T auf 490 ml, keine Änderung von AF, AMV jetzt 12,5 l/min
- Bauchlagerung

Beatmungseinstellung

- F_iO_2 = 0,6
- PEEP = 14 mbar
- p_{insp} = 15 mbar über PEEP
- V_T = 500 ml
- AF = 25/min
- I:E = 1:1

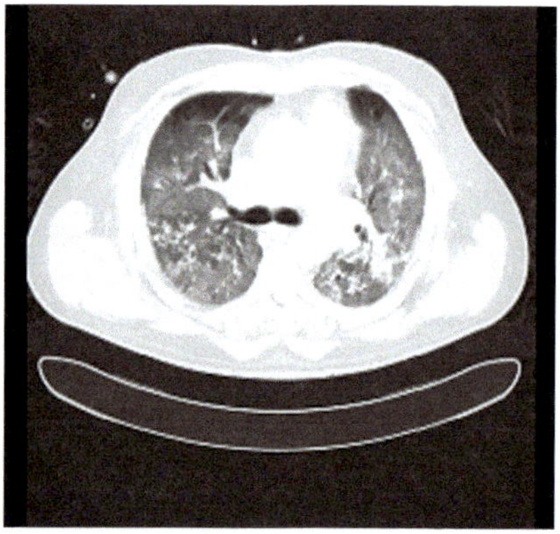

Abb. 7.1 Posttraumatisches ARDS. Eine Woche nach dem Unfall zeigt das CT eine diffuse Transparenzminderung. [M396]

Tab. 7.1 Handlungsoptionen zur Verbesserung des pulmonalen Gasaustauschs bei schwerem ARDS.

Maßnahme	Ziel	Assoziierte Probleme
PEEP-Erhöhung z. B. nach F_iO_2-PEEP-Tabelle auf 18 mbar	Verbesserung der Oxygenierung durch Rekrutierung von Lungenparenchym	Gefahr der Überblähung, mögliche Reduktion der kardiovaskulären Stabilität
Erhöhung von p_{insp} zur Steigerung von V_T auf ein (noch) lungenprotektives Niveau (6 × 87 kg = 520 ml)	AMV-Steigerung zur Reduktion der Hyperkapnie	Keine, da die Beatmung dem lungenprotektiven Konzept (6 ml/kg IKG) entspricht. P_{max} sollte 35 mbar nicht überschreiten!
AF-Steigerung von 25 auf 30 / min	AMV-Steigerung zur Reduktion der Hyperkapnie	Gefahr der dynamischen Überblähung bei Verkürzung der Exspirationsphase → Bildschirm des Beatmungsmonitors beobachten
Bauchlagerung	Verbesserung der Oxygenierung	Lagerungsassoziierte Komplikationen, Maßnahme nur durch routiniertes Personal

Blutgaswerte

- p_aO_2 = 96 mmHg
- p_aCO_2 = 49 mmHg
- pH = 7,36

7.2 Akutes Lungen- und Nierenversagen

T. Bein

Situation

72-jährige Patientin mit schwerer Pneumonie und chronischer Niereninsuffizienz, die zu Hause mit Dyspnoe und Bewusstseinstrübung aufgefunden wurde. Intubation durch Notarzt. Im CT Zeichen der **schweren Überwässerung und Pneumonie** (Legionella pneumoniae). Intensivbehandlung. Körpergröße = 164 cm. Sofortiger Beginn einer Antibiotikatherapie.

Während der Intensivbehandlung weitere Verschlechterung der pulmonalen Situation. Kreatinin 4,8 mg/dl. Ausscheidung < 1 l/Tag. Flüssigkeitsbilanz + 3,5 l, kontinuierliche Noradrenalin-Infusion mit 0,22 µg/kg/min, darunter mittlerer arterieller Druck = 64 mmHg. Das Thorax-CT zeigt eine massive diffuse Flüssigkeitseinlagerung (▶ Abb. 7.2).

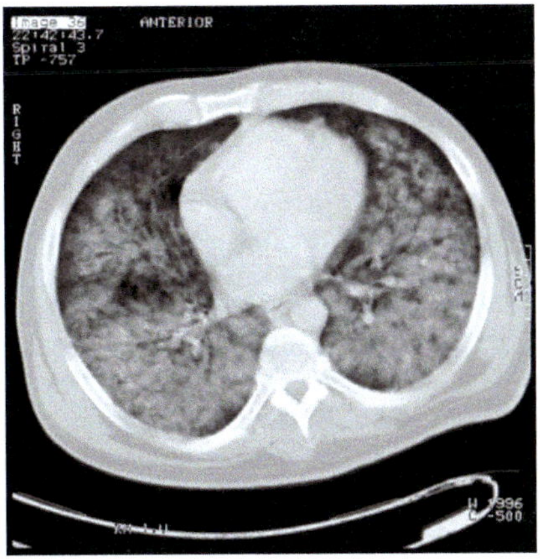

Abb. 7.2 Thorax-CT: Massive diffuse Flüssigkeitseinlagerung. [M396]

Beatmungseinstellung

Druckkontrollierte Beatmung mit:

- F_iO_2 = 1,0

- PEEP = 8 mbar
- p_{insp} = 40 mbar
- V_T = 350 ml
- AF = 25/min
- I:E = 1:1
- AMV = 8,7 l/min

Blutgaswerte

- p_aO_2 = 56 mmHg
- p_aCO_2 = 41 mmHg
- pH = 7,28

Problematik

- Hypoxämie
- Barotrauma (p_{insp})
- Metabolisch-renale Azidose
- Beginnendes Nierenversagen („acute-on-chronic")

Problemlösung

Handlungsoptionen ▶ Tab. 7.2

- Beginn Hämofiltration mit geringem Flüssigkeitsentzug
- Erhöhung PEEP auf 12 cm H_2O
- (Temporäre) V_T-Erhöhung auf 400 ml

Beatmungseinstellung

Druckkontrollierte Beatmung mit:

- F_iO_2 = 1,0
- PEEP = 12 mbar
- p_{insp} = 45 mbar
- V_T = 400 ml
- AF = 25/min
- I:E = 1:1
- AMV = 10,0 l/min

Blutgaswerte

- p_aO_2 = 78 mmHg
- p_aCO_2 = 33 mmHg
- pH = 7,35

Tab. 7.2 Handlungsoptionen zur Verbesserung des pulmonalen Gasaustauschs bei beginnendem Nierenversagen.

Maßnahme	Ziel	Assoziierte Probleme
Erhöhung des PEEP ≥ 14 cm H_2O	Rekrutierung, Verbesserung der Oxygenierung	Verstärkung des Barotraumas, Verschlechterung der Hämodynamik
Kontinuierliche Hämofiltration mit Flüssigkeitsentzug	Reduktion des Lungenödems, Verbesserung des Gasaustauschs	Hämodynamische Instabilität bei Entzug
Moderate Hyperventilation durch Erhöhung von V_T und AF	Respiratorische Kompensation der metabolisch-renalen Azidose	Verschlechterung der Oxygenierung, fehlende Lungenprotektion

Bei Verbesserung unter Flüssigkeitsentzug: schrittweise Reduktion der Invasivität der Beatmung → Lungenprotektion.

7.3 Schädel-Hirntrauma und akutes Lungenversagen

T. Bein

Situation

45-jährige Patientin mit **SHT** (Sturz aus 10 m Höhe in suizidaler Absicht), vom Notarzt bei tiefer Bewusstlosigkeit (Glasgow Coma Scale = 5) intubiert. Im Schockraum sieht man ein epidurales Hämatom und eine **akute traumatische Lungenschädigung.** Nach neurochirurgischer Versorgung beginnt die Intensivbehandlung. Das Gehirn zeigt sich nach einigen Tagen noch geschädigt (▶ Abb. 7.3), klinisch und radiologisch besteht ein moderates ARDS (p_aO_2/F_iO_2 = 134 mbar, ▶ Abb. 7.4).

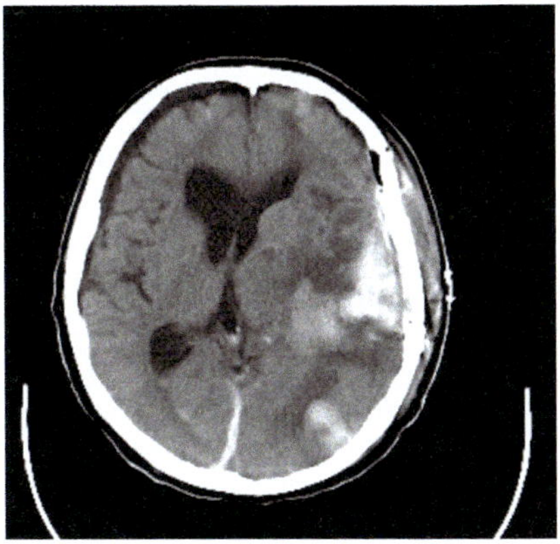

Abb. 7.3 Zustand nach Trepanation und Entlastung eines Epiduralhämatoms links. Die linke Hemisphäre ist geschwollen mit geringer Mittellinienverlagerung. [M396]

Körpergröße = 162 cm, intrakranieller Druck = 16 mmHg.

Beatmungseinstellung

Volumenkontrollierte Beatmung mit:

- F_iO_2 = 0,6
- PEEP = 10 mbar
- p_{insp} = 37 mbar
- V_T = 420 ml
- AF = 20/min
- I:E = 1:1
- AMV = 8,4 l/min

Blutgaswerte

- p_aO_2 = 61 mmHg
- S_aO_2 = 92 %
- p_aCO_2 = 31 mmHg
- pH = 7,49

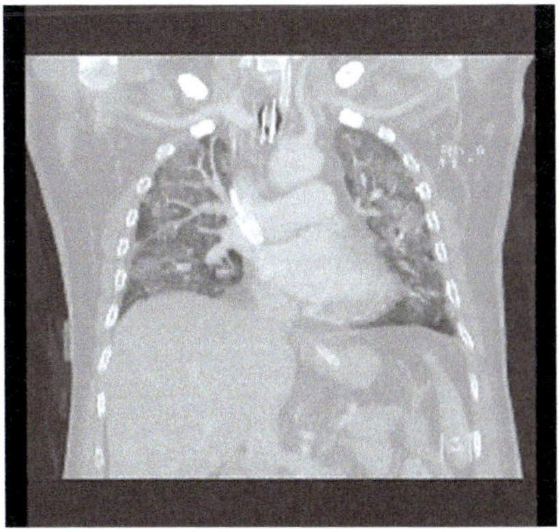

Abb. 7.4 Thorax-CT: Diffuse Transparenzminderung im Sinne eines moderaten ARDS. [M396]

Problematik

- Relative Hypoxämie bei SHT
- V_T nicht (vollständig) lungenprotektiv
- Barotrauma (p_{insp} > 30 mbar)
- Leichte Hyperventilation mit beginnender Hypokapnie und Alkalose

Tab. 7.3 Handlungsoptionen zur Verbesserung des Gasaustauschs bei SHT und ARDS.

Maßnahme	Ziel	Assoziierte Probleme
PEEP-Erhöhung, z. B. auf 14 cm H_2O	Rekrutierung von Lungenparenchym, Verbesserung der Oxygenierung	ICP-Anstieg möglich
Angepasste Reduktion von V_T auf 350 ml	Lungenprotektion	Hyperkapnie, Azidose → ICP-Anstieg möglich
Beatmung in Bauchlage > 12 h	Lungenprotektion, Verbesserung der Oxygenierung	ICP-Anstieg während Bauchlagerung möglich

Problemlösung

Handlungsoptionen ▶ Tab. 7.3

Erhöhung des PEEP auf 14 cm H_2O führt zum ICP-Anstieg (20 mbar) → Entscheidung zur Bauchlagerung mit erhöhtem Oberkörper (20°). Reduktion von V_T auf 350 ml, Erhöhung der AF auf 22/min.

Beatmungseinstellung

- F_iO_2 = 0,4
- PEEP = 10 mbar
- p_{insp} = 30 mbar
- V_T = 350 ml
- AF = 22/min
- I:E = 1:1
- AMV = 7,7 l/min

Blutgaswerte

- p_aO_2 = 84 mmHg
- S_aO_2 = 96 %
- p_aCO_2 = 38 mmHg
- pH = 7,39

7.4 Beatmungseinstellung beim akuten Lungenversagen während ECMO-Therapie

T. Bein

Situation

Eine 44-jährige Frau mit Typ-I Diabetes erleidet ein schwerstes **akutes Lungenversagen** auf dem Boden einer H1N1-Influenza-Pneumonie. Sie wird kontrolliert beatmet, unter Ausschöpfung aller Behandlungsmöglichkeiten bleibt sie schwer hypoxämisch (s_aO_2 < 80 %), das Thorax-CT zeigt einen fast vollständigen Kollaps des Lungengewebes (▶ Abb. 7.5), sodass eine veno-venöse ECMO-Therapie begonnen wird.

Beatmungseinstellung vor ECMO

- F_iO_2 = 1,0
- PEEP = 18 mbar
- p_{insp} = 40 mbar
- V_T = 450 ml
- AF = 22/min

- I:E = 1:1
- AMV = 7,2 l/min

Blutgaswerte vor ECMO

- p_aO_2 = 49 mmHg
- S_aO_2 = 79 %
- p_aCO_2 = 61 mmHg
- pH = 7,21

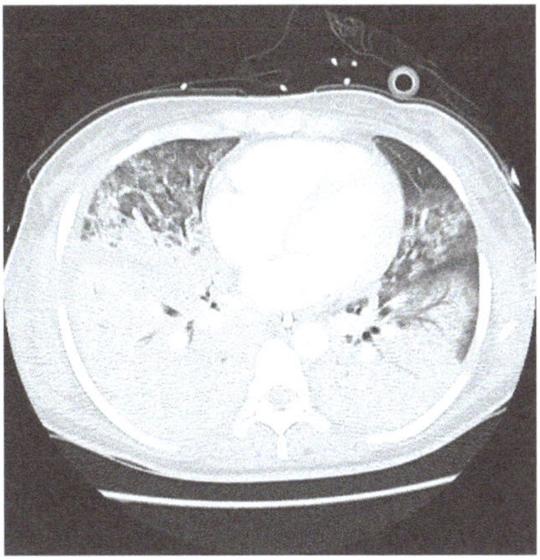

Abb. 7.5 Thorax-CT: fast vollständiger Kollaps des Lungengewebes unter massiver H1N1-Influenza. [M396]

Problemlösung

ECMO-Therapie mit veno-venöser Kanülierung (V. femoralis/V. jugularis interna) und folgenden **Einstellungen:**

- Extrakorporaler Blutfluss = 3,2 l/min
- ECMO-F_iO_2 = 1,0
- O_2-Sweep-Gasfluss = 8 l/min

Beatmungsstrategie:

- Reduktion von V_T auf ein (supra-)lungenprotektives Level
- Reduktion der AF < 18/min
- Ausreichend hoher PEEP

Ziele der Beatmung unter ECMO:

- Ausreichende Oxygenierung ($S_aO_2 \geq 90$ %)
- Moderate Hyperkapnie ($p_aCO_2 \leq 50$ mmHg, pH ≥ 7,25)
- Maximale Lungenprotektion
- Frühzeitiger Beginn unterstützter Spontanatmung ≥ 72 h nach ARDS-Beginn

Beatmungseinstellung während ECMO

Volumenkontrollierte Beatmung mit:

- F_iO_2 = 0,6
- PEEP = 12 mbar
- p_{insp} = 28 mbar
- V_T = 320 ml
- AF = 15/min
- I:E = 1:1
- AMV = 4,8 l/min

Blutgaswerte während ECMO

- p_aO_2 = 86 mmHg
- S_aO_2 = 94 %
- p_aCO_2 = 49 mmHg
- pH = 7,31

7.5 Schwierige Entwöhnung

S.G. Sakka

Situation

74-jähriger männlicher Patient nach elektiver Nabelhernienplastik und Bauchwandrekonstruktion mit Netzeinlage (Sublaytechnik) bei Nabelhernie und supraumbilikaler

Rektusdiastase (ca. 4 × 15 cm). *Vorerkrankungen:* Koronare 3-Gefäßerkrankung mit dualer Thrombozytenfunktionshemmung nach Einlage eines Drug-Eluting-Stents, COPD bei zentrilobulärem Lungenemphysem, Morbus Parkinson.

Nach zunächst unkompliziertem Verlauf abdominelle Nachblutung (Bauchdeckenhämatom) mit Transfusionspflichtigkeit und Entwicklung einer respiratorischen Insuffizienz → NIV-Unterstützung. Operative Revision am Tag 7. Postoperative Aufnahme auf die Intensivstation bei Vasopressor- und Beatmungspflichtigkeit.

Beatmungseinstellung

Druckkontrollierte Beatmung mit:
- $F_iO_2 = 0,6$
- PEEP = 8 mbar
- p_{insp} = 17 mbar über PEEP
- V_T = 465 ml (ideales Körpergewicht 79 kg)
- I:E = 1:1,5
- AF = 18/min
- AMV = 8,4 l/min

Blutgaswerte
- p_aO_2 = 80 mmHg
- p_aCO_2 = 57 mmHg
- HCO_3^- = 33,1 mmol/l
- pH = 7,37

Problematik

Wie am Bikarbonat ablesbar, lagen demnach bereits im Vorfeld kompensatorische Mechanismen zur Aufrechterhaltung eines physiologischen pH-Werts bei Hyperkapnie vor. Im Rahmen einer Pneumonie (K. pneumoniae) kommt es zu einer zunehmenden Hyperkapnie mit Azidose. Vor dem Hintergrund der vorbekannten lungenstrukturellen Erkrankung (▶Abb. 7.6) entwickelt sich ein erhöhter respiratorischer Aufwand.

Problemlösung

Erhöhung des p_{insp} und der Atemfrequenz. Hierunter Normokapnie, ausgeglichene BGA.

Beatmungseinstellung

Druckkontrollierte Beatmung mit:
- $F_iO_2 = 0,4$
- PEEP = 8 mbar
- p_{insp} = 20 mbar über PEEP
- V_T = 470 ml
- I:E = 1:1,5
- AF = 22/min
- AMV = 10,3 l/min

Blutgasanalyse
- p_aO_2 = 85 mmHg
- p_aCO_2 = 52 mmHg
- pH = 7,39

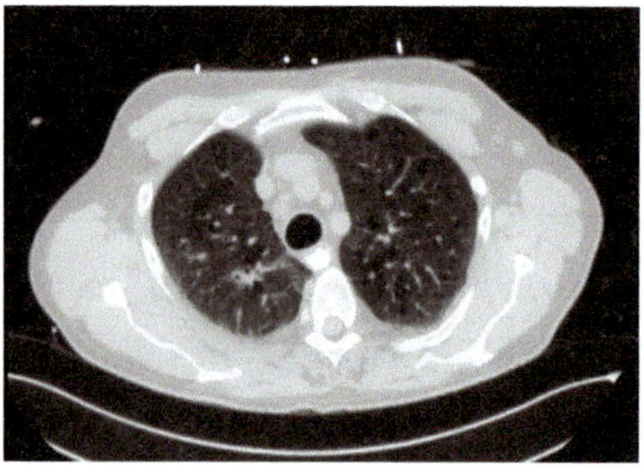

Abb. 7.6 Thorax-CT eines Patienten mit Pneumonie bei vorbestehender COPD. [T612]

Verlauf

Nach Beginn einer adäquaten Therapie der Pneumonie mit Piperacillin/Tazobactam erfolgt am 3. Tag die Extubation. Allerdings bleibt die anschließende NIV-Therapie frustran → Reintubation 10 Stunden nach der Extubation. Der Morbus Parkinson und ein ausgeprägtes postoperatives Delir erschweren den weiteren Verlauf. Am Tag 7 nach der Reintubation erfolgt komplikationslos die perkutan-dilatative Tracheotomie. Schrittweises Abtrainieren vom Respirator, Verlegung auf eine Weaning-Station.

7.6 Pneumonie bei Adipositas per magna

S.G. Sakka

Situation

43-jährige Patientin (BMI 48,8 kg/m^2) wird von einem externen Krankenhaus nach einem zerebralen Infarkt mit Hemiparese aufgrund eines großen Sacraldekubitus zugewiesen. Sie ist primär wach, adäquat und unter Gabe von 4 l O_2/min via Nasensonde respiratorisch suffizient. Die Patientin wird operiert. Im Wundabstrich finden sich K. pneumoniae, E. coli und Proteus mirabilis (sämtlich Piperacillin/Tazobactam empfindlich). Zwei Tage später wird die Patientin respiratorpflichtig.

Beatmungseinstellung

Druckkontrollierte Beatmung mit:

- F_iO_2 = 0,7
- PEEP = 8 mbar
- p_{insp} = 20 mbar über PEEP
- V_T = 325 ml (ideales Körpergewicht 52 kg)
- I:E = 1:2
- AF = 20/min
- AMV = 6,5 l/min

Blutgaswerte

- p_aO_2 = 95 mmHg
- p_aCO_2 = 55 mmHg
- HCO_3^- = 30,6 mmol/l
- pH = 7,35

Problematik

Nach Intubation bei schwierigem Atemweg erfolgt eine CT, diese erbringt eine Pneumonie (▶ Abb. 7.7). Mikrobiologisch erfolgt im Trachealsekret der Nachweis von Pseudomonas aeruginosa (Piperacillin- und Cephalosporin-Resistenz). Nach 8-tägiger Gabe von Ciprofloxacin wird die anti-infektive Therapie beendet.

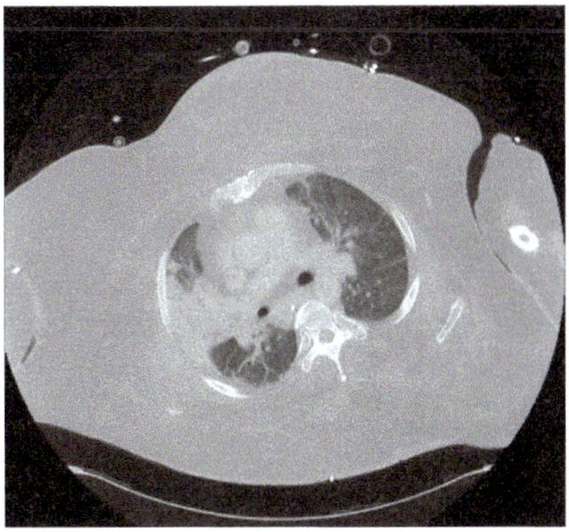

Abb. 7.7 Thorax-CT einer Patientin mit Pneumonie und Adipositas per magna. [T612]

Problemlösung

Veränderung der Beatmungseinstellung als druckkontrollierte Beatmung mit:

- $F_iO_2 = 0{,}6$
- PEEP = 8 mbar
- p_{insp} = 20 mbar über PEEP
- V_T = 325 ml (ideales Körpergewicht 52 kg)
- I:E = 1:2
- AF = 20/min
- AMV = 6,5 l/min

Blutgaswerte

- p_aO_2 = 95 mmHg
- p_aCO_2 = 53 mmHg
- HCO_3^- = 30,6 mmol/l
- pH = 7,37

Verlauf

Die Patientin wird aufgrund der neurologischen Symptomatik und Adipositas permagna plastisch tracheostomiert. Die Entwöhnung vom Respirator gelingt, allerdings entwickelt die Patienten bei Abszedierung in die Oberschenkel mit erneuten operativen Eingriffen eine erneute Pneumonie (Nachweis 4MRGN Pseudomonas aeruginosa), so dass eine Therapie mit Colistin und hochdosiert Meropenem erfolgt. Nach plastischer Deckung des sakralen Defekts mittels Lappenchirurgie kann die Patientin schrittweise vom Respirator entwöhnt und letztlich spontan atmend via Trachealkanüle (extralang bei Tracheomalazie) an der „feuchten Nase" in eine Rehabilitationseinrichtung verlegt werden.

7.7 Akutes Lungenödem nach anaphylaktischem Schock

S.G. Sakka

Situation

Ein 55-jähriger Mann erleidet im Rahmen von Gartenarbeiten einen Wespenstich. Er klagt unmittelbar über neurologische Symptome und Atemnot. Der Notarzt verabreicht Adrenalin i. m., Prednisolon und Ranitidin i. v. Während des Transports ins Krankenhaus erhält der Patient 2.000 ml kristalline Infusionslösung über zwei periphere Venenzugänge.

Bei Aufnahme besteht eine respiratorische Insuffizienz (s_pO_2 80 % unter 8 l O_2/min über eine Maske), der Patient ist kreislaufinsuffizient (Herzfrequenz 140/min, RR 85/45 mmHg) und bewusstseinsgetrübt. Er wird orotracheal intubiert und bei Vasopressorpflichtigkeit mit einem Zentralvenenkatheter (linke V. jug. interna) versorgt. Das unmittelbar danach angefertigte Röntgenbild des Thorax zeigt ein **Lungenödem** (▶ Abb. 7.8).

Beatmungseinstellung

Druckkontrollierte Beatmung mit:

- $F_iO_2 = 0{,}6$
- PEEP = 12 mbar
- p_{insp} = 22 mbar über PEEP

- V_T = 300 ml
- I:E = 1:1,5
- AF = 18/min
- AMV = 5,4 l/min

Blutgaswerte
- p_aO_2 = 83 mmHg
- p_aCO_2 = 59 mmHg
- pH = 7,33

Problematik

Flüssigkeitsextravasation mit respiratorischer Azidose bei deutlicher Abnahme der statischen Compliance auf 30 ml/mbar.

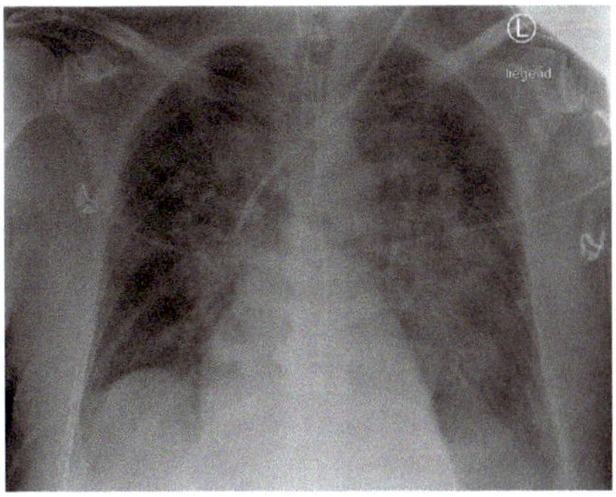

Abb. 7.8 Röntgen-Thorax: Lungenödem. [T612]

Problemlösung

Es erfolgt die Anlage eines femoralarteriellen PiCCO™-Katheters zur differenzierten Volumen- und Katecholamintherapie. Die Messwerte zeigen ein erhebliches Kapillarleck, wie am extravaskulären Lungenwasser (23 ml/kg) abzulesen ist. Es erfolgt eine Erhöhung des PEEP und P_{insp}.

Beatmungseinstellung

Druckkontrollierte Beatmung mit:
- F_iO_2 = 0,5
- PEEP = 13 mbar
- p_{insp} = 26 mbar über PEEP
- V_T = 400 ml
- I:E = 1:1,5
- AF = 20/min AMV = 8,0 l/min

Blutgaswerte
- p_aO_2 = 95 mmHg
- p_aCO_2 = 53 mmHg
- HCO_3^- = 30,6 mmol/l
- pH = 7,37

Verlauf

Im Rahmen der Behandlung wird das Konzept der permissiven Hyperkapnie verfolgt. Unter aggressivem Flüssigkeitsentzug durch forcierte Diurese gelingt die Extubation am Tag 5 nach der Aufnahme.

7.8 COPD

T. Köhnlein

Situation

Bei einem 63-jährigen Patienten mit langjähriger Raucheranamnese kam es in den letzten Monaten wiederholt zu Exazerbationen. Bekannt sind eine schwere KHK, arterielle Hypertonie, Adipositas und Diabetes mellitus.

Während Spontanatmung zeigt der Patient eine hochgradige Ruhedyspnoe, Orthopnoe, massiven Husten und putriden Auswurf. Pektanginöse Beschwerden bestehen nicht. Auskultatorisch sind ein spastisches Atemgeräusch und grobblasige RG über der gesamten Lunge zu hören. Der Patient ist hyperton und tachykard (RR 170/100 mmHg, Puls 112/min), die Atemfrequenz liegt bei 31/ min, s_pO_2 = 83 % unter 4 l O_2/min.

Kapilläre Blutgaswerte

- pH = 7,32
- pO_2 = 59 mmHg
- pCO_2 = 56 mmHg
- HCO_3^- = 38,1 mmol/l
- BE = -7 mmol/l

Problematik

- Akute Exazerbation der bekannten COPD, DD zusätzlich Pneumonie
- Atemmuskelpumpen-Schwäche bei COPD und langjährigem Lungenemphysem, jetzt dekompensiert

Problemlösung

Handlungsoptionen. Abwägung: Intubation sichert Atemweg und Beatmung, erlaubt rasche Sekretelimination aus den Atemwegen, ist jedoch mit hohem nosokomialen Infektionsrisiko und Weaning-Problemen verbunden. Nichtinvasive Beatmung mit ähnlichem Beatmungseffekt, jedoch deutlich niedrigerem Risiko für weitere Infekte, kein Weaning, jedoch erschwerte Sekret-Clearance.

Beatmungseinstellung

- Nichtinvasive Beatmung als primärer Beatmungsversuch. Mund-Nasenmaske, Ganzgesichtsmaske oder Beatmungshelm.
- Beatmungsmodus: druckunterstützt, assistiert oder assistiert/kontrolliert:
  - p_{insp} langsam bis ca. 25 mbar steigern.
  - p_{exsp} 6–10 mbar.
  - Mindestfrequenz anfangs 31/min (entspricht kontrollierter Beatmung), später Reduzierung mit klinischer Besserung, „steiler" Anstieg der Inspirationsflanke (0,1 Sek.).
- Sauerstoffanteil: initial 50 %, sobald s_aO_2-Besserung → rasche Reduktion der O_2-Gabe, Sättigungsziel: 90 %.
- Beatmungsbeginn sofort nach klinischen Kriterien, auch vor dem Vorliegen von Blutgaswerten.
- Die Beatmung unterstützt sowohl die Ventilation als auch die Hämodynamik (Vorlast- und Nachlastsenkung).
- Engmaschige Überwachung des Patienten: Bei stagnierend schlechten Blutgasen, schlechter Kooperation oder Bewusstseinseintrübung muss auf invasive Beatmung umgestiegen werden.
- Nach Vorliegen von Röntgenbild und Laborergebnissen ggf. verzögerungsfreier Beginn einer Antibiotikatherapie, zusätzlich zu antiinflammatorischer und inhalativer bronchodilatativer Therapie.

7.9 Asthma bronchiale

T. Köhnlein

Situation

Eine 32-Jährige mit bekanntem, häufig nicht-kontrolliertem Asthma bronchiale, Raucherin, klagt über Husten, schaumigen und teilweise auch purulenten Auswurf, Fieber bis 38,7 °C und progrediente Ruhedyspnoe seit einigen Tagen.

Die Atemfrequenz unter Spontanatmung liegt bei 35/min, die Patientin zeigt eine Ortho- und erhebliche Ruhedyspnoe, expiratorisches Giemen und verlängertes Expirium. RR = 171/105 mm Hg, Puls = 119/min.

Blutgaswerte (kapillär bei Raumluftatmung)
- p_aO_2 = 56,3 mmHg
- p_aCO_2 = 27,2 mmHg
- pH = 7,601
- HCO_3^- = 16,4 mmol/l
- BE = 3,04 mmol/l

Problematik
- Akute, wahrscheinlich infektbedingte Exazerbation des bekannten Asthmas
- Respiratorische Dekompensation

Problemlösung
Handlungsoptionen:
- Sofortiger Beatmungsbeginn, um Erschöpfung der Atemmuskelpumpe zu vermeiden.
- Nichtinvasive Beatmung als primäre Therapieoption.
- Beatmung mit Druck-Vorgabe, initial versuchsweise kontrolliert. Für wache oder nur gering sedierte NIV-Patienten ist eine assistierte Beatmung häufig besser tolerierbar.

Beatmungseinstellung
- NIV mit Mund-Nasen- oder Ganzgesichtsmaske.
- p_{insp} bis ca. 20 mbar steigern, p_{exsp}: 4–6 mbar, Mindestfrequenz anfangs 35/min, nach wenigen Minuten effektiver Beatmung Reduktion und Orientierung an der Eigenatemfrequenz. „Steiler“ Anstieg der Inspirationsflanke (0,1 Sek.).
- Sauerstoffgabe mit initial 50 %, sobald s_aO_2-Besserung erfolgt ist → rasche Reduktion der O_2-Gabe, Sättigungsziel: 90 %.
- Engmaschige Überwachung der Patientin: Bei stagnierend schlechten Blutgasen, schlechter Kooperation oder Bewusstseinseintrübung muss eine invasive Beatmung erwogen werden.
- Verzögerungsfreier Beginn einer antiinflammatorischen und inhalativen bronchodilatativen Therapie, bei Nachweis von relevanter Infektion auch empirische Antibiotika-Therapie.

7.10 Akute respiratorische Insuffizienz unklarer Ursache

G. Laier-Groenveld

Situation
Ein 63-jähriger zyanotischer Patient wird von zu Hause mit dem Notarzt eingeliefert, grob orientiert, reagiert aber sehr verlangsamt. Kein Arztkontakt in den letzten 15 Jahren.

Blutgasanalyse
- pO_2 = 55 mmHg (mit Sauerstoff)
- pCO_2 = 86 mmHg,

- pH = 7,2
- HCO_3^- = 42 mmol/l

Problematik

- Akute respiratorische Azidose auf dem Boden einer chronischen Hyperkapnie bei erhöhtem HCO_3^-. Die wahrscheinlichste Diagnose ist eine COPD sowie eine Rechtsherzinsuffizienz mit Unterschenkelödemen und Pleuraerguss.
- Röntgenologisch Verschattung des rechtes Unterfelds (DD Infiltrat oder Erguss). Kein Fieber, CrP erhöht, PCT normal.

Problemlösung

Handlungsoptionen ▶ Tab. 7.4

Sofortige Einleitung einer nichtinvasiven Beatmung zur Unterstützung der Ventilation, antiobstruktive Therapie inhalativ, ersatzweise i. v. mit ß-Sympathomimetika, Steroiden und i. v.-Diuretika, zunächst keine Antibiotika-Therapie.

Beatmungseinstellung

- Mund-Nasenmaske, assistierte Beatmung mit Druckvorgabe, Titration des Inspirationsdrucks so hoch wie es toleriert wird (20 bis ca. 30 mbar) um hohe Atemzugvolumina zu erreichen. Ziel ist eine Besserung der Azidose und damit auch eine Senkung des $pCO_2 < 44$ mmHg
- PEEP = 4–6 mbar
- Atemfrequenz > 20/min
- Inspirationszeit = 0,1 bis max 0,5 Sek
- Sauerstoff 3 l/min

Blutgasanalyse nach 3 Stunden Beatmung

- pO_2 = 68 mmHg (mit Sauerstoff)
- pCO_2 = 39 mmHg
- pH = 7,56
- s_aO_2 = 93 %

Verlauf

Normokapnie unter Beatmung. Beim Umstellen auf Spontanatmung Anstieg des pCO_2 nach 15 min auf 82 mmHg, daher Dauerbeatmung mit kurzen Pausen.

Tab. 7.4 Handlungsoptionen bei akuter respiratorischer Insuffizienz.

Maßnahme	Ziel	Assoziierte Probleme
Nichtinvasive Beatmung	Besserung der Ventilation	Unzureichende Beatmung und Intubation, Druckstellen durch Maske, Aerophagie
Intubation und kontrollierte Beatmung	Beseitigung der Hyperkapnie	Höhere Letalität, Beatmungskomplikationen Langzeitbeatmung und Tracheotomie
Sauerstoffgabe	Besserung der S_aO_2	Reduzierter Atemantrie
Medikamentöse Therapie	Besserung der COPD, Rekompensation der Rechtsherzinsuffizienz	Hypokaliämie, Tachykardie, Hyperglykämie
Antibiotika-Therapie	Behandlung des Infektes	Unwirksamkeit bei der häufig viral bedingten Exzerbation, Resistenzentwicklung, Durchfälle, Keimselektion

Im Verlauf negative Bilanzierung von 1000 ml pro Tag und Resorption des Pleuraergusses, rückläufiges Infiltrat, kein Fieber → weiterhin keine Antibiotika-Therapie. Tägliche Zunahmen der Spontanatmungsdauer und Normokapnie unter Spontanatmung ab dem 4. Tag. Entlassung mit der Diagnose COPD IV, Risikoklasse D, FeV_1 28 % vom Soll mit antiobstruktiver und diuretischer Therapie. Bei erneuter Hyperkapnie außerklinische nichtinvasive Beatmung nachts und 2 Stunden tagsüber.

Beatmungseinstellung: Druckvorgabe (APCV) mit Volumengarantie

- p_{insp} 25–30 mmHg
- V_T = mindestens 0,5 l
- AF = 18/min (kontrollierte Beatmung, wenn toleriert)
- Indikation zur Langzeitsauerstofftherapie prüfen.

Blutgasanalyse:

- pCO_2 = 36 mmHg unter Beatmung bzw. 41 mmHg bei Spontanatmung
- HCO_3^- = 24 mmol/l
- pH = 7,42

7.11 Problematische Maskeneinleitung beim Säugling

B. Landsleitner

Situation

Ein 3-monatiger Säugling (5 kg KG) soll zur Leistenherniotomie eine Allgemeinanästhesie erhalten. Nach intravenöser Narkoseeinleitung wird nach dem Einschlafen des Kindes bis zur Anschlagszeit des Relaxans manuell maskenbeatmet. Das APL-Ventil (Adjustable Pressure Limitation Valve = Druckbegrenzungsventil) ist auf 20 mbar eingestellt, die Beatmungsfrequenz liegt bei ca. 30/min.

Problematik

Die anfänglich deutlich sichtbaren Thoraxexkursionen werden im Verlauf deutlich schlechter, es kommt zum Abfall der Sauerstoffsättigung auf 88 %. Auch nach Optimierung der Lagerung (Neutralposition) und Einlage eines Guedeltubus bessert sich die Situation nicht, es kommt zum weiteren Sättigungsabfall auf 70 %. Jetzt fällt eine deutliche Vorwölbung im Epigastrium auf.

Problemlösung

Handlungsoptionen ▶ Tab. 7.5

Der Magen wird mit einem Absaugkatheter sondiert, dabei entleert sich hörbar Luft. Um eine erneute gastrale Luftsufflation zu vermeiden wird die Handbeatmung beendet und auf maschinelle **druckkontrollierte Beatmung** (PCV) umgestellt:

- F_iO_2 = 1,0
- Δp 10 mbar, PEEP 5 mbar → p_{insp} = 15 mbar
- AF 30/min
- I:E = 1:2

Durch die zuverlässige Druckbegrenzung (hier: 15 mbar) wird der Ösophagusverschlussdruck nicht mehr überschritten. Mit der freiwerdenden Hand kann ein Doppel-C-Griff angewendet werden – die Maske lässt sich so besser abdichten und der Atemweg besser freihalten.

Tab. 7.5 Handlungsoptionen bei insuffizienter Maskenbeatmung des Säuglings während der Einleitung einer Allgemeinanästhesie.

Maßnahme	Ziel	Assoziierte Probleme
Sofortige Intubation	• Vermeidung weiterer Luftinsufflation in den Magen • Sichere Belüftung der Lunge	• Weiterer Sättigungsabfall während der Intubation • Erhöhter Stress • Desaströser Verlauf, falls die Intubation nicht sofort gelingt
Einlage einer Larynxmaske	• Geringere Mageninsufflation • Bessere Belüftung der Lunge	Compliance evtl. so schlecht, dass die Beatmung nur mit erhöhtem Druck gelingt → Leckage → weitere Mageninsufflation
Absaugung des Magens und anschließende drucklimitierte Maskenbeatmung	• Reduzierung des abdominellen Drucks • Verbesserung der Lungencompliance	Unterbrechung der Maskenbeatmung und kurzfristig weiterer Sättigungsabfall

7

Nun zeigen sich seitengleiche Thoraxexkursionen, die Sättigung steigt auf 95 %. Der anschließende Intubationsversuch gelingt problemlos. Wegen der durch den erhöhten intraabdominellen Druck verursachten Atelektasen muss die Lunge jetzt noch rekrutiert werden: Mit mehreren längeren Handbeatmungshüben (Inspirationshalt) wird die Lunge gebläht.

Mit identischen Beatmungseinstellungen zeigten sich jetzt folgende **Werte:**

- s_pO_2 = 98 %, p_ECO_2 = 39 mmHg
- V_T = 35 ml, AMV = 1050 ml/min

7.12 Beatmungsproblem beim intubierten Kind

B. Landsleitner

Situation

Auf der pädiatrischen Intensivstation wird die Einlieferung eines ca. 1-jährigen Kindes (10 kg KG) mit Z. n. Krampfanfall angekündigt.

Das Kind ist mit einem geblockten Tubus ID 4,0 mm intubiert und wird vom Notarzt handbeatmet. Die Beatmungsfrequenz liegt bei 40-50/min. Das Kind bewegt sich und beißt gelegentlich auf den Tubus. Der Intensivarzt entscheidet sich für eine schnelle Umlagerung und Sedierung des Kindes.

Problematik

Nach Umlagerung, Sedierung und Anschluss an das Beatmungsgerät kommt es zum raschen Sättigungsabfall auf 50 %, in der Kapnografie kann kein CO_2 detektiert werden.

Problemlösung

Bei allen Beatmungsproblemen mit einem künstlichen Atemweges muss sofort strukturiert nach möglichen Ursachen gesucht werden. Dafür empfiehlt sich die Verwendung des DOPES-Akronyms (▶ Tab. 7.6).

In diesem Fall zeigen sich keine Thoraxexkursionen. Ohne sichere tracheale Tubuslage ist eine weitere Abarbeitung des Akronyms nicht sinnvoll. Deshalb

Tab. 7.6 DOPES-Akronym.

Problem	Maßnahme	
D	Dislokation des Atemwegs	Replatzierung, ggf. Maskenbeatmung
O	Obstruktion von Atemweg/Atemsystem	Absaugung/Wechsel Atemsystem
P	Pneumothorax/pulmonales Problem	Entlastungspunktion/Bronchospasmolyse
E	Equipmentversagen	Manuelle Beatmung/Ersatzgerät
S	Stomach (Magenüberblähung)	Absaugung des Magens

sofortige Entfernung des Trachealtubus und Maskenbeatmung. Darunter zeigen sich seitengleiche Thoraxexkursionen, die Sättigung beginnt langsam zu steigen. Nach Stabilisierung des Patienten und regelrechter Narkoseeinleitung erfolgt eine problemlose Intubation.

Es wird eine **druckregulierte-volumenkontrollierte** (PRVC-) **Beatmung** eingestellt:

- $F_iO_2 = 0{,}3$
- Δp 10 mbar, PEEP 5 mbar → $p_{max} = 15$ mbar
- AF 30/min
- I:E = 1:2

Mit dieser Beatmungseinstellung zeigen sich folgende Werte:

- $s_pO_2 = 98\,\%$, $p_ECO_2 = 41\,mmHg$
- $p_{insp} = 18$ mbar, AMV = 1750 ml/min

7.13 Beatmung eines Kindes in der präklinischen Notfallmedizin

B. Landsleitner

Situation

Ein Rettungsteam wird zu einem 2½-jährigen Kind (15 kg KG) mit akuter Atemnot gerufen. Das Kind hat seit Tagen einen bronchopulmonalen Infekt. Die Eltern berichten über frühere schwere Krupp-Anfälle; heute haben sie bereits seit Stunden Adrenalin inhalieren lassen ohne erkennbaren Erfolg.

Die Atemfrequenz beträgt ca. 60/min, das Kind kann kaum mehr sprechen und es sind tiefe inspiratorische Einziehungen epigastrisch, jugulär und interkostal zu erkennen. Ein deutlicher inspiratorischer Stridor ist ohne Stethoskop hörbar.

Das Team versucht nochmals eine Adrenalin-Inhalation mittels Sauerstoff-Verneblermaske.

Problematik

Die pulsoxymetrische Sättigung beträgt 82 % trotz Sauerstoffinhalation; das Kind wird zunehmend somnolent, das Atemgeräusch wird leiser.

Problemlösung

Handlungsoptionen (▸ Tab. 7.7).

Tab. 7.7 Handlungsoptionen bei akuter Atemnot eines Kleinkinds mit bronchopulmonalem Infekt.

Maßnahme	Ziel	Assoziierte Probleme
Sofortige Narkoseeinleitung und Intubation	• Übernahme der Atemarbeit durch das Beatmungsgerät • Verbesserung der O_2-Bilanz • Sicherung von Atemweg, Oxygenierung und Ventilation	• Weiterer Sättigungsabfall während der Intubation • Aspirationsgefahr • Bradykardie/Asystolie • Fehlintubation • Fehldosierungen
Assistierte Beatmung über Maske	• Übernahme der Atemarbeit • Verbesserung der O_2-Bilanz • Sicherung von Oxygenierung und Ventilation	• Aspirationsgefahr • Erfolglosigkeit
Rascher Transport in die Kinderklinik unter hochdosierter Sauerstofftherapie	• Verbesserung der Therapiemöglichkeiten • Therapie durch Kinderarzt	• Aspirationsrisiko • Erfolglosigkeit • Desaströse Verschlechterung mit Reanimation

Das Team entschließt sich zur assistierten Beatmung – zunächst als Beutel-Maske-Beatmung, die sich an der Inspiration des Patienten orientiert und diese unterstützt. Erstaunlicherweise toleriert der kleine Patient das problemlos, nach einigen Minuten wird die Atemfrequenz etwas langsamer, die Sättigung steigt auf 88 %. Währenddessen wird ein geeignetes Beatmungsgerät vorbereitet und die Einweg-Maske („Toddler") mittels eines Schlauchverbands am Kopf fixiert. Die **maschinelle nichtinvasive Beatmung** (NIV) wird als *Pressure Support Ventilation* (PSV) eigestellt:

- $F_iO_2 = 1{,}0$
- Δp 10 mbar, PEEP 4 mbar → p_{max} = 14 mbar
- Inspirationstrigger = 1 l/min
- Exspirationstrigger = 25 % vom inspiratorischen Spitzenflow

Unter dieser NIV zeigen sich folgende Werte:

- s_pO_2 = 92 %
- p_ECO_2 = 37 mmHg
- Spontanatemfrequenz sinkt auf 30/min

Das Kind wird wacher, toleriert aber die NIV während des Transports.

8 Pflegerische Aspekte bei beatmeten Patienten

U.v. Hintzenstern, C. Fricke und A. Obermayer

8.1 Allgemeine Problematik

U. v. Hintzenstern und C. Fricke

Jede Form der Beatmung bringt einschneidende Veränderungen im Umgang bzw. Verhältnis zwischen dem betroffenen Patienten und dem zuständigen Behandlungsteam mit sich:

- Die Atmung des Patienten, eine existenzielle Körperfunktion, wird teilweise, u. U. sogar vollständig von einem Beatmungsgerät übernommen („der Patient ist der Maschine schicksalhaft ausgeliefert"). An der Schnittstelle zwischen Patient und Maschine steht das Behandlungsteam.
- Ein beatmeter Patient ist immer spezifischen Gefahren und Risiken ausgesetzt. Etwaige Probleme und Gefährdungen des Patienten wie Obstruktionen im Beatmungssystem, Infektionen oder kardiopulmonale Störungen, müssen möglichst umgehend erkannt und behoben werden.
- Die besondere Situation des beatmeten Patienten schafft spezielle pflegerische Anforderungen und benötigt ein entsprechendes Engagement, da dem Behandlungsteam ein vielfältiges Aufgabenspektrum abverlangt wird, so z. B. eingeschränkte Kommunikationsmöglichkeiten (▶ 5.3), Übernahme alltäglicher Verrichtungen des Patienten, patientenorientierte Analgosedierung (nicht nach „Schema F", sondern „mit Fingerspitzengefühl"!) oder gezielte Unterstützung bei der Entwöhnung vom Beatmungsgerät durch begleitende Erklärungen und entsprechende Führung des Patienten.
- Der Umgang mit Angehörigen und Besuchern von Beatmungspatienten verlangt relativ viel Zeit und Einfühlungsvermögen.

8.2 Pflegerische Kenntnisse

U. v. Hintzenstern und C. Fricke

Um beatmete Patienten adäquat versorgen zu können, müssen die Pflegenden – neben umfassenden pflegerischen Grundkenntnissen – über spezifisches Wissen verfügen, insbesondere bezüglich:

- Anatomie, Physiologie und Pathophysiologie des Atmungssystems (▶ 1.1 und ▶ 1.2)
- Pulmonaler Krankheitsbilder bzw. Erkrankungen, die mit Störungen der Atemfunktion einhergehen
- Beatmungsformen
- Medikamentenkunde (Analgetika, Sedativa)
- Medizinprodukte (Beatmungsgeräte, -systeme, Monitoring, Absaugung, Inhalation)

8.3 Pflegerische Besonderheiten

U. v. Hintzenstern und C. Fricke

8.3.1 Allgemeine Tätigkeiten

- Maximale Grundpflege mit allen Prophylaxen
- Überwachung der Vital- und Beatmungsparameter (Artefakte?)
- Intensive Krankenbeobachtung und Beobachtung der Atmung, insbesondere auf beatmungstypische Komplikationen achten

- Besondere Sorgfalt bei der Positionierung (Lagerung) und Mobilisation, häufiger Lagewechsel, evtl. (z. B. bei ARDS) Bauchlagerung oder kinetische Therapielagerung im Drehbett (Rotorest®)
- Permanente und konsequente Beachtung der Hygienerichtlinen, um nosokomiale Infektionen zu vermeiden
- Direktes Ansprechen des Patienten vor jeder pflegerischen Maßnahme (auch wenn er analgosediert ist!) und Information über beabsichtigte Pflegemaßnahmen
- Beobachten des Patienten auch bei Besuchen, Reaktionen des Patienten beobachten und dokumentieren

8.3.2 Mund- und Tubus-/Tracheostomapflege

Eine **Mund- und Tubuspflege** sollte alle 8 h und zusätzlich bei Bedarf durchgeführt werden. Die Überprüfung des Cuffdrucks erfolgt im selben Rhythmus.

Mundpflege bei oraler Intubation

Ziele:
- Erhalt und Wiederherstellung einer physiologischen Mundflora
- Reduzierung der Gefahr einer nosokomialen Pneumonie
- Aspirationsschutz
- Reduzierung von Druckschäden und Hautläsionen (Dekubiti, Rhagaden, intratracheal)
- Patientenwohlbefinden

Komplikationen:
- Tubusfehllage → einseitig Belüftung
- Tubusdislokation → Extubation
- Aspiration
- Verletzungen, Schleimhautblutungen
- Auftreten von Druckulzera durch Fehlpositionierung des Tubus
- Stressreaktionen des Patienten → Schmerzen bei Tubusmanipulation

Durchführung:
- Immer Sicherung des Tubus durch eine Hand → besser: 2. Person
- Nach Möglichkeit in 30°-Oberkörperhochlage
- Cuff kontrollieren und zur Aspirationsprophylaxe 20 mmHg über Spitzendruck blocken
- Tubusfixierung lösen und Sicherung des Tubus
- Sekret aus Mund- und Nasenraum absaugen und Mundraum inspizieren
- Reinigung von Zunge, Zähnen und Mundraum mittels aseptischer Lösung (z. B. Octenidol®, Chlorhexidin®)
- Umlagerung des Tubus auf andere Seite → Tubustiefe kontrollieren
- Tubus sicher fixieren
- Cuffkontrolle und Reduzierung auf 25 mmHg
- Lagekontrolle durch Auskultation

Tracheostomapflege

Ist der Patient tracheotomiert, wird die Mundpflege genau wie bei einem oral intubierten Patienten durchgeführt (siehe oben, Tubusumlagerung entfällt). Auch der Cuffdruck wird regelmäßig kontrolliert, um Aspirationen zu vermeiden.

Die **Tracheostomapflege** entspricht einem chirurgischen Verbandswechsel und erfolgt unter aseptischen Bedingungen. Das Wundareal um das Tracheostoma wird mit einem Wunddesinfektionmittel gereinigt und anschließend z. B. mit einer sterilen Kompresse und neuem Fixierband versorgt (▶ Abb. 8.1).

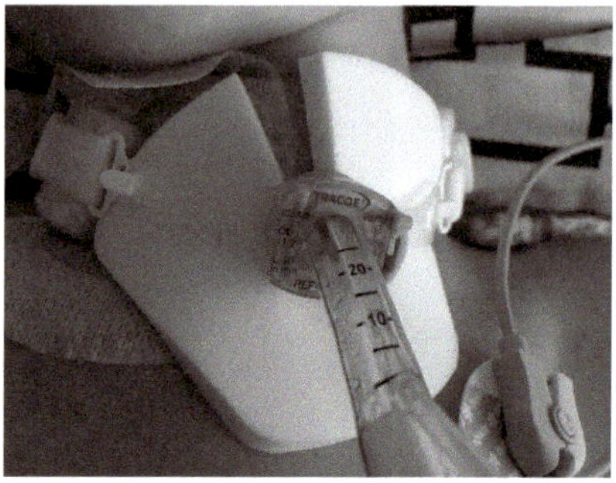

Abb. 8.1 Tracheostomaverband. [P571]

! Sicherheitsmaßnahmen bei tracheotomierten Patienten

Immer in Bereitschaft halten:

- Funktionstüchtige Absauganlage mit angeschlossenem Absaugkatheter
- Spekulum zum Spreizen des Tracheostomas
- Ersatztrachealkanülen mit gleichem ID sowie eine Nummer kleiner und größer
- Intubationsausrüstung

Notfall: Atemnot bei Patienten mit Tracheostoma

Meist Verlegung der Kanüle, des Tracheostomas oder der Trachea durch Schleim oder Borken aufgrund unzureichender Atemluftbefeuchtung; seltener durch Tumorwachstum, Schleimhautödem oder fehlplatzierte Kanüle.

Sofortmaßnahmen:

- O_2-Insufflation
- Kanüle mit dicklumigem, flexiblem Katheter absaugen
- Falls keine Besserung: ca. 20 ml NaCl 0,9 % in das Tracheostoma spritzen, absaugen bzw. abhusten lassen
- Bei Verwendung mehrteiliger Kanülen ggf. Innenkanüle wechseln bzw. herausnehmen, reinigen und wieder einsetzen
- Falls keine Besserung: Kanüle umgehend wechseln (vorher abgeschnittenen Absaugkatheter als Platzhalter und Schiene einbringen), Tracheostoma und Trachea absaugen
- Bei diesen Maßnahmen nicht analog sedieren, um Spontanatmung zu erhalten!
- Falls keine Besserung: V. a. tumoröse / ödematöse Trachealstenose → Kortison i. v., ggf. Intubation über das Stoma, evtl. mit Kindertubus
- Wenn alle Maßnahmen scheitern: Trachealkanüle entfernen, Tracheostama abdecken und orotracheal intubieren, falls möglich, HNO-Arzt hinzuziehen
- Frisch angelegte perkutan-dilatative Tracheostomata kollabieren oft bei Entfernung der Trachealkanüle → Weichteile z. B. mit Nasenspekulum, Klemme o. ä. offenhalten

Tubusfixierung

Der Tubus gilt als Gold-Standard für das Offenhalten und die Sicherung der Atemwege. Entsprechend wichtig ist die **Fixierung des Tubus,** die mit großer Sorgfalt durchgeführt werden muss. Entscheidend ist nicht die Methode der Tubusfixierung, sondern dass er zwingend gut fixiert ist, um eine Lageveränderung oder eine ungewollte Extubation zu vermeiden. Die Fixation sollte jederzeit ohne größeren Aufwand gelöst werden können und so wenig Schaden wie möglich beim Patienten verursachen (Cave: Dekubitusgefahr).

In der Praxis haben sich verschiedene Methoden der Tubusfixierung etabliert (▶ Tab. 8.1).

Die Fixierung von oralen Tuben kann sehr unterschiedlich sein, sollte aber Stations- und Krankenhausintern standardisiert sein. Sie soll die sichere Ventilation des Patienten gewährleisten. Bei wachen, beatmeten Patienten im agitierten Zustand, im Delir oder im Entzugssyndrom ist die **Gefahr der Selbstextubation** erhöht! Auch eine sehr sichere Fixierung des Patienten bietet keine Garantie für die Verhinderung

Tab. 8.1 Methoden der Tubusfixierung.

Methode	Indikation	Vorteile	Nachteile
Pflasterstreifen ▶ Abb. 8.3	• Kurzfristige Fixierung • Kurze OP-Dauer • OP mit Umlagerung • Nasale Intubation	• Günstig • Schnell • Sehr sicher	• Lagekorrektur fast nicht möglich • Gefahr der Dislokation bei Pflasterentfernung • Hautirritationen • Verschmutzt schnell → oft häufiger Wechsel erforderlich • Nicht geeignet bei behaarten Hautarealen
Tg-Schlauchverband ▶ Abb. 8.2	Kurz- und langfristige Fixierung	• Günstig • Schnell • Lagekorrektur leicht möglich	• Rhagaden- und Dekubitusgefahr bei Langzeitanwendung • Quetschungen von Hautgefäßen und -nerven bei zu enger Fixierung • Handhabung erfordert Übung
Pflasterfixations-Set	• Langfristige, sichere Fixierung (Intensivpatient) • Lange OP-Dauer • OP mit Umlagerung	• Sicher • Schnell • Geringere Dekubitusgefahr	• Teuer • Lagekorrektur nur durch neue Fixierung möglich • Technik der Anwendung muss eingeübt werden • Schlechter Halt bei stark schwitzender oder behaarter Haut
Tubusfixier-Set (mit Fixierzwinge)	• Langfristige, sichere Fixierung (Intensivpatient) • Lange OP-Dauer • OP mit Umlagerung • Evtl. im Notarzteinsatz	• Sicher • Schnell • Lagekorrektur leicht und sicher möglich	• Teuerste Variante • Dekubitusgefahr bei Langzeitanwendung • Technik der Anwendung muss eingeübt werden (Gefahr der Dislokation groß) • Gefahr der mechanischen Schädigungen des Tubus mit Einengung des Lumens
Polsterbänder mit Klettverschluss	Langfristige Fixierung (Intensivpatient)	• Einfache Handhabung • Geringe Gefahr von Druckstellen	• Dehnbar • Schlechter Halt bei vermehrter Sekretion

8

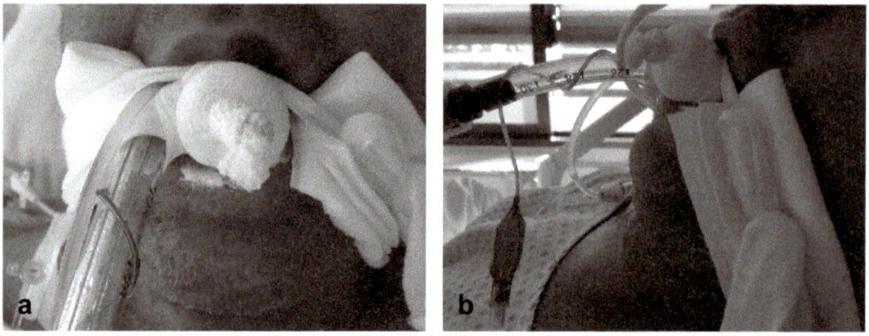

Abb. 8.2 Orale Tubusfixierung mit Tg-Schlauchband. Ansicht von vorn/oben (a) und seitlich (b). [P571]

dieses gefährlichen Zwischenfalls → agitierte Patienten nicht aus den Augen lassen! Die Tubusfixierung bei neurochirurgischen Patienten sollte nicht zu festgezogen sein, um den venösen Rückstrom nicht zu behindern.

! Besonderheit beim nasal intubierten Patienten

- Spezielle/gesonderte Fixierung des Tubus
- Schnellere und leichtere Dislokation möglich
- Erhöhtes Risiko für Druckulzera im Nasen-/Rachenraum
- Erhöhtes nasales Blutungsrisiko (→ Antikoagulation beachten)
- Geringere Tubus-ID (→ Innendurchmesser)

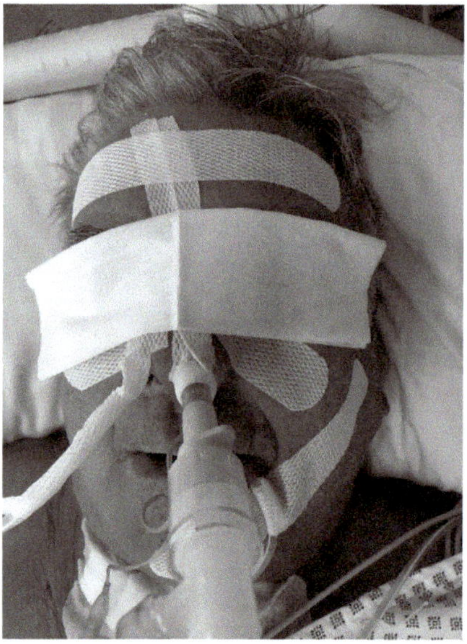

Abb. 8.3 Nasale Tubusfixierung mit Pflasterstreifen. [P571]

8.3.3 Endotracheales Absaugen

Das **endotracheale Absaugen** über den Tubus oder die Trachealkanüle muss fachgerecht, unter streng aseptischen Bedingungen und so schonend wie möglich durchgeführt werden. Diese Maßnahme erfolgt bei eindeutiger Indikation und nicht routinemäßig, aber mind. einmal pro Schicht. Der Absaugvorgang sollte nicht länger als 10–15 Sek. dauern. Die Vitalparameter sind kontinuierlich zu beobachten.

Ziele:

- Adäquate Oxygenierung
- Ausreichende Ventilation
- Gewährleistung eines freien Atemweges

Komplikationen:

- Behinderung der Atmung
- Schleimhautverletzungen und -blutungen durch Schädigung → Infektionen
- Atelektasenbildung
- Dislokation von Tubus oder Trachealkanüle
- Hustenreiz
- Stressreaktionen → Entgleisung der Vitalfunktionen
- Infektionen

Indikationen:

- Hör- und sichtbare Sekrete
- Rasselgeräusche oder verminderte Atemgeräusche bei Auskultation
- Sinkende Sauerstoffsättigung
- Verschlechterung der Blutgaswerte
- Tachypnoe
- Geringes Atemminutenvolumen
- Erhöhung des Atemwegsdrucks

8.3.4 Lagerungstherapien

Die regelmäßige **Umlagerung des Patienten** zur Dekubitusprophylaxe optimiert zugleich auch die respiratorische Situation von beatmeten Patienten durch eine bessere Belüftung und Durchblutung der Lungenareale.

Bei jedem Lagerungswechsel müssen die Vital- und Beatmungsparameter genauestens beobachtet werden. Ein weiteres Augenmerk während des Lagerungsvorgangs liegt auf den Zugängen (z.B. ZVK, arterielle Kanüle), der Atemwegssicherung sowie Ableitungen (Drainagen, Magensonde, Blasenverweilkatheder), um Diskonnektionen/Dislokation zu vermeiden. Aus diesen Gründen soll eine Lagerung durch mindestens zwei Pflegekräfte erfolgen.

Nach Durchführung von Lagerungsmaßnahmen kann es zunächst zu einer Verschlechterung der Hämodynamik und Respiration kommen, zudem kann die Umlagerung auch eine Stressreaktion des Patienten herbeiführen.

135°-Seitenlagerung/Bauchlagerung

Die **135°-Seitenlagerung** oder die komplette **Bauchlagerung** kann bei schwerer respiratorischer Insuffizienz wie einem moderaten bis schweren ARDS unter detaillierter Nutzen-/Risikoanalyse durchgeführt werden.

Ziel ist die Verbesserung der Oxygenierung und des Ventilations-Perfusions-Verhältnisses.

Abhängig von der Schwere der Erkrankung sollte die Dauer der 135°-Seitenlage/Bauchlage mindestens 12 Stunden betragen. Sie kann unter Umständen bis zu 24 Stunden belassen werden.

Kontraindikationen werden unterschieden in:

- *Absolut:* instabile Wirbelkörperfrakturen, SHT ohne intrakranielle Druckmessung, akutes Schocksyndrom, hämodynamische Instabilität
- *Relativ:* instabiler Thorax, offenes Abdomen

Komplikationen:

- Extubation, Tubusfehllage
- Diskonnektion von Zugängen, Ableitungen

- Dekubiti (Gesicht, Thorax, Füße)
- Gesichtsödeme

Vorbereitung:
- Abklärung, über welche Seite gedreht werden soll
- Ggf. Sedierung erhöhen
- Lagerungshilfsmittel bereitstellen
- Endotracheal absaugen, geschlossenes Absaugsystem anbringen, Cuff überblocken
- Enterale Ernährung pausieren, Magensonde ableiten
- Zu- und Ableitungen sicher fixieren, ggf. umlagern Richtung Kopf oder Füße
- Nicht benötigte Kabel entfernen
- Tubus-, Mund-, Nasen- und Augenpflege, intensive Hautpflege

Durchführung:
- Positionierung der Helfer (Arzt an Kopf, 1 Pflegende auf der Bettseite, zu der gedreht wird, 2 Pflegende gegenüber)
- Arzt sichert Atemweg, Pflegekräfte drehen
- Nach Kommando vom Arzt wird über den Arm auf die gegenüberliegende Seite gedreht
- Lagerungshilfsmittel werden unter Thorax, Becken und Bein gelegt
- Kopf seitlich lagern, oben liegenden Arm und oben liegendes Bein leicht anwinkeln, unten liegenden Arm am Körper anlegen
- Diskonnektiertes Monitoring neu anbringen, Zu- und Ableitungen überprüfen
- Lunge auskultieren, Cuffdruck überprüfen

Während der Dauer der Lagerung sind pflegerische Maßnahmen nur eingeschränkt möglich. Extremitäten sollten regelmäßig minimal durchbewegt und umgelagert werden; regelmäßiges Absaugen, da vermehrte Sekretbildung in Bauchlage.

8.4 Hilfestellungen für den beatmeten Patienten

Problem → Maßnahme

U. v. Hintzenstern und C. Fricke

Wird bei beatmeten Patienten die Sedierung reduziert, tritt zuerst meistens ein unruhiger Zustand ein. Patienten wissen oft nicht was passiert ist oder wo sie sich befinden. Dadurch entsteht ein **Gefühl von großer Angst**, welches sich auch in Veränderungen der Vitalparameter (HF ↑, RR ↑) zeigen kann. Diese Angst kann unterschiedliche Gründe haben:

- Allgemeines Gefühl der **Angst, Unsicherheit und Hilflosigkeit** → Patienten immer wieder gut zusprechen und aufklären, dass Intubation und Beatmung vorübergehende Maßnahmen sind. Dem Patienten eine positive Perspektive bieten (dass bei ausreichender Atmung und Besserung der Grundkrankheit die Beatmung beendet und ggf. die Extubation erfolgen kann).
- Gefühl des **Lufthungers,** evtl. Erstickungsängste trotz ausreichender Beatmung (BGA o. B.) → Beatmungsgerät überprüfen und ggf. Einstellungen ändern, Patienten beruhigen, evtl. sedieren.
- Gefühl der **Abhängigkeit:**
  - Von der Technik (Beatmungsgerät) → den Patienten über die Beatmungstherapie und deren physische und psychische Auswirkungen informieren.
  - Vom Behandlungsteam → Vertrauensbasis schaffen, Persönlichkeit des Patienten achten, ihn in die Therapie „einbinden".

- **Angst:**
  - Vor *technischen Störungen* → nach Möglichkeit ständige Anwesenheit in Bettnähe.
  - Vor *Bedienungsfehlern* des Personals → Vertrauen und Kompetenz ausstrahlen und demonstrieren, eigene Unsicherheiten nicht auf Patienten projizieren; Probleme mit der Einstellung sofort korrigieren und erläutern; eventuelle Fehler nicht vor dem Patienten besprechen.
  - Vor *bleibendem Sprachverlust* → Ursachen der momentanen Sprachunfähigkeit erläutern und alternative Kommunikationsmittel anbieten (▶ 5.3.2). Darauf hinweisen, dass das Sprechen nach der Extubation oder Dekanülierung wieder möglich ist.
- Beunruhigung durch **Alarme** → Alarme patientenadäquat einstellen, d. h. unnötige Alarme vermeiden. Alarmursachen zügig beheben und erklären.
- Beeinträchtigung der **Bewegungsfreiheit** → Informationen über die Ursachen der Bewegungseinschränkung geben, Beatmungsgerät und Zubehör so positionieren, dass eine größtmögliche Bewegungsfreiheit entsteht. Beatmete Patienten können auch in den Lehnstuhl mobilisiert werden!
- **Schlafentzug** → für ausreichende Ruhezeiten sorgen, Tag-Nacht-Rhythmus erhalten oder wiederherstellen, ggf. Patienten nachts leicht sedieren.
- **Reizarmut,** monotones Blickfeld → großzügige Besuchsregelung zulassen, dem Patienten Ablenkungen bieten (z. B. Fensterblick, persönliche Dinge wie Bilder, Talisman etc., Fernsehen, Radio, Vorlesen, Lektüre anbieten), Patienten möglichst frühzeitig mobilisieren.

Während der Aufwachphase ist aufgrund von mangelnden Mitteilungsmöglichkeiten des Patienten infolge Intubation, Tracheotomie (→Vermittlung von Sicherheit und Persönlichkeit) eine regelhafte, direkte und genaue **Kommunikation mit dem Patienten** von hoher Wichtigkeit. Bei analgosedierten Patienten ist dies nur bedingt möglich, aber trotzdem zu beachten:

- Persönliche, namentliche Anrede des Patienten, sich selbst zu Dienstbeginn mit Name und Funktion vorstellen
- Über Tätigkeiten, die vorgenommen werden, informieren und aufklären
- In einfachen Sätzen reden und auf Fachbegriffe weitestgehend verzichten
- Zeitliche und örtliche Orientierung schaffen durch Benennung von Tageszeit und Aufenthaltsort (→ Hilfsmittel: Uhr, Kalender in Nähe), ggf. auch mehrfach
- Hilfsmittel benutzen (→ Brille, Hörgerät, Schreib- und Kommunikationstafeln, ▶ 5.3.2)
- Non-verbale Kommunikationsmöglichkeiten erarbeiten (→ Augenzwinkern, Kopfschütteln, Händedruck)

8.5 Umgang mit Angehörigen und Besuchern

U. v. Hintzenstern und C. Fricke

Für **Angehörige** kann der Besuch auf der Intensivstation ein höchst unangenehmes Ereignis sein. Der Anblick eines beatmeten Patienten wird nicht selten als Schock empfunden. Daher ist es wichtig, auf derartige Probleme einzugehen und die Angehörigen insbesondere bei den ersten Besuchen entsprechend vorzubereiten und zu begleiten:

- Gegebenenfalls Anzahl der Besucher, Zeitpunkt und Dauer der Besuche festlegen.
- Angehörige erst nach allgemeinen Informationen (Zustand des Patienten, Sinn und Perspektive der Beatmungstherapie) und Hinweis auf den zu erwartenden

Anblick des Patienten ins Zimmer führen und in der ersten Zeit nicht allein lassen.

- Über die Kommunikationsmöglichkeiten und Wahrnehmungen von beatmeten Patienten informieren und ggf. entsprechende Materialien zur Verfügung stellen.
- Nach dem Besuch ggf. ein Gespräch zur „Nachbereitung" führen.
- Angehörige und Besucher stellen für den Patienten die entscheidende Verbindung zur Außenwelt her und können beruhigend einwirken:
  - Nach Möglichkeit daher insbesondere in der Entwöhnungsphase in die Beatmungstherapie miteinbeziehen.
  - Fotos mit positivem Erinnerungswert (z. B. Angehörige, Urlaubsszenen) oder selbstgemalte Bilder oder Texte („Papa, wir warten auf Dich!") der Kinder oder Enkel mitbringen lassen.
- Während des Besuchs auf Reaktionen des Patienten und Änderungen der Vitalparameter achten (Stress und Überforderung gerade bei neurochirurgischen Patienten vermeiden).

8.6 Atemgasklimatisierung

U. v. Hintzenstern und A. Obermayer

Erwärmung und Befeuchtung der Atemluft sind wichtige Aufgaben der oberen Atemwege. Bei intubierten und tracheotomierten Patienten muss die Sicherstellung physiologischer Wärme- und Feuchtigkeitsverhältnisse durch Maßnahmen der **Atemgasklimatisierung** vorgenommen werden.

Aus experimentellen Studien ist bekannt, dass eine fehlende Befeuchtung der Atemwege > 6 h zur irreversiblen Schädigung des mukoziliären Systems führen kann und damit die Schutzbarriere erheblich zerstört wird.

Aktive Systeme

- Mechanismus: Thermostatregulierte Erwärmung und Anreicherung der Inspirationsluft mit Feuchtigkeit bis zur Vollsättigung
- Nebenwirkungen: Risiko der Keimübertragung oder -ausbreitung, Bedienungsfehler oder Gerätefehlfunktionen
- Geräte: Sprudler, Verdampfer („Kaskade"), beheizte Beatmungsschläuche (v. a. in der Pädiatrie)

Bei Verneblern besteht bei längerem Einsatz die Gefahr der Überwässerung, sie werden daher nur noch zur Verneblung von Medikamentenaerosolen verwendet.

Passive Systeme (Wärme- und Feuchtigkeitstauscher)

Grundsätzlich unterschieden werden müssen Atemsystemfilter (▶ 8.7) von **Wärme- und Feuchtigkeitsaustauschern** *(Heat-and-moisture-exchanger, HME)*, die keinerlei Filterwirkung besitzen, sowie die Kombination aus HME und Filter (die üblicherweise verwendeten HME sind solche Kombinationen).

- Mechanismus: Speicherung von Wärme und Feuchtigkeit während der Exspiration im Wärme- und Feuchtigkeitsaustauscher (HME) und Rückgabe während der nächsten Inspiration.
- Nachteile:
  - Vernebelung von Medikamenten nicht möglich. Einzige Ausnahme: Filter mit (hydrophobem) gefälteltem, keramikbeschichtetem Glasfasermaterial.

– Partieller Verschluss durch Sekret, Kondenswasser oder Blut möglich (regelmäßiger Wechsel nach Herstellervorschrift).
– HME können den Totraum vergrößern und die (permissive) Hyperkapnie verstärken → bei ARDS-Patienten Aktivbefeuchtung empfohlen.

! Bei einer Beatmungszeit von mehr als 6 Stunden müssen die Patienten an ein System (aktiv oder passiv) angeschlossen werden, da es sonst zur Austrocknung und zum **Funktionsverlust der Zilien** kommt.

8.7 Atemsystemfilter

U. v. Hintzenstern und A. Obermayer

! **Internet-Tipp:**
www.bda.de/docman/alle-dokumente-fuer-suchindex/oeffentlich/empfehlungen/634-infektionspraevention-bei-der-narkosebeatmung-durch-einsatz-von-atemsystemfiltern/file.html „Infektionsprävention bei der Narkosebeatmung durch Einsatz von Atemfiltersystemen".

Problematik

- Ein signifikanter Rückgang nosokomialer Pneumonien aufgrund der Verwendung von Atemsystemfiltern (Wirkung nur auf die respiratorische Flora!) konnte bisher noch nicht definitiv nachgewiesen werden. *Mögliche Ursache:* Wichtige Erregerreservoire für die Entstehung einer Pneumonie bei beatmeten Patienten sind der Nasen-/Rachenraum, der subglottische Raum (→ Wahl des Tubus) sowie die gastrointestinale Flora (endogene Keimquellen), auf deren Ausbreitung ein Atemsystemfilter (Schutz vor exogenen Keimquellen, d. h. kontaminierten Teilen des Beatmungssystems, und vor endogenen Keimen, die mit der respiratorischen Flora des Patienten identisch sind) keinen Einfluss haben kann.
- Die üblicherweise verwendeten HME vereinen die Funktionen Wärme- und Feuchtigkeitsaustausch sowie Filterung.
- Bezüglich des Austauschs von Filtern und HME sind die Herstellerangaben zu beachten. Üblicherweise werden Atemsystemfilter in der Anästhesie nach jedem Patienten und im Intensivbereich alle 24 h gewechselt.
- Beim patientennahen Einsatz von HME ist der gleichzeitige Einsatz von heizbaren Atemgasanfeuchtern kontraindiziert, da durch die Wasserbelastung eine gefährliche Erhöhung der Filterwiderstände auftreten kann.

9 Beatmungspraxis bei Kindern

B. Landsleitner

- Die Beatmung von Kindern ist – außerhalb der neonatologischen Intensivmedizin – zunächst nicht grundsätzlich anders als bei Erwachsenen. Das Problem besteht eher darin, dass Nicht-Spezialisten aus Unsicherheit ihr bewährtes Beatmungswissen bei Kindern nicht anwenden.
- Dabei gibt es nur einige wenige anatomische, physiologische und pathophysiologische Besonderheiten beim AB-Management (Airway/Breathing-Management) von Kindern.

9.1 Anatomische Besonderheiten

- Der **Kopf** ist im Verhältnis zum Rumpf bei Säuglingen deutlich größer; in Rückenlage liegt der Kopf daher wie auf einem Kissen → Der Schulterbereich muss bei Säuglingen mittels *Schulterrolle* unterpolstert werden, um eine Neutralposition des Kopfs zu erzielen.
- Der **Kehlkopf** steht bei Säuglingen einen Wirbelkörper höher als beim Erwachsenen, die Epiglottis ist u-förmig und länger → Die laryngoskopische Sicht (ohne Kehlkopfmobilisation) und die Lagerung zur Masken-Beatmung (siehe oben) sind erschwert.
  - Kopfüberstreckung kann zur Atemwegsverlegung führen; die richtige Lagerung ist die *Neutralposition*.
  - Mittels eines Rachentubus kann eine effektive kontrollierte und assistierte Beatmung durchgeführt werden.
- Die **engste Stelle der Atemwege** befindet sich in Höhe des Ringknorpels → Ein Tubus, der die Stimmbänder passiert, kann trotzdem zu groß sein und darf keinesfalls mit Gewalt vorgeschoben werden!
- Die **Rippen** verlaufen bei Säuglingen nahezu senkrecht zur Wirbelsäule, stehen also horizontal und nicht schräg, wie beim Erwachsenen → Zwischenrippen- und Atemhilfsmuskulatur können die Rippen *nicht* anheben und somit keine Atemexkursion bewirken; das Zwerchfell übernimmt nahezu vollständig die Atemarbeit.
- Das **thorakale Skelett** des Säuglings ist weich und instabil → Erhöhte Atemarbeit ist an den typischen inspiratorischen Einziehungen (Rippen, Jugulum, Abdomen) leicht zu erkennen (paradoxe Atmung).
- Intraabdominelle Raumforderungen (z. B. Magenüberblähung durch Maskenbeatmung) führen zur Einschränkung der pulmonalen Compliance mit erhöhter Atemarbeit bzw. Beatmungsproblemen.
- Der **Durchmesser der Trachea** beträgt beim Neugeborenen ca. 4 mm, beim Kleinkind ca. 7 mm und beim Schulkind ca. 10 mm → Bereits geringe Schleimhautschwellungen (durch Infekt oder Intubation) führen zu einer signifikanten, oft auch klinisch relevanten Abnahme des Querschnitts und damit einer drastischen Zunahme der Atemarbeit (Beispiel: 1 mm tracheale Schleimhautschwellung bedeuten beim Säugling ca. 3-fache Resistance, beim Erwachsenen jedoch keine klinisch relevante Veränderung).
- Die **Länge der Trachea** beträgt beim Neugeborenen ca. 4 cm, beim Kleinkind ca. 5 cm und beim Schulkind ca. 6 cm (Erwachsene 10–12 cm) → Das Risiko von einseitiger Intubation, Tubusdislokation oder Blockung in der Stimmbandebene ist deutlich erhöht.
- Rechter und linker **Hauptbronchus** gehen im selben Winkel ab → Eine einseitige Intubation nach links ist ebenso wahrscheinlich wie nach rechts.

! Bei Spontanatmung deuten **thorakale Einziehungen** auf eine erhöhte Atemarbeit hin.
Die richtige **Lagerung zur Maskenbeatmung von Säuglingen und Kleinkindern** ist die Neutralposition des Kopfs mithilfe einer Schulterrolle.

9.2 Physiologische Besonderheiten

- Säuglinge sind **Nasenatmer** und nicht in der Lage, bei verstopfter Nase umgehend auf Mundatmung umzustellen → Eine behinderte Nasenatmung (z. B. bei Infekt) kann deshalb ein empfindliches Atemwegshindernis darstellen.
- Das **Atemzugvolumen** (V_T) mit 6-8 ml/kg KG und die pulmonale **Compliance** mit 1-2 ml/mbar sind alters*un*abhängig! → Mit einer druckkontrollierten Beatmung (PCV) lässt sich auch ohne Kenntnis physiologischer Normalwerte ein annähernd physiologisches altersentsprechendes V_T erzielen.
- Der **Sauerstoffverbrauch** eines Neugeborenen ist doppelt (ca. 6 ml/kg KG/min) so hoch, die **FRC** (Restvolumen nach Ausatmung = Sauerstoffreserve, ▶ 1.2.1) ist deutlich kleiner als bei Erwachsenen → Die *Apnoereserve* von Säuglingen ist deshalb sehr klein, das macht die Narkoseeinleitung zu einer viel zeitkritischeren Intervention als bei Erwachsenen.

! Kurzfristige Apnoen, z. B. im Rahmen einer Intubation, führen bei Säuglingen rasch zum Abfall der Sauerstoffsättigung (! (vgl. ▶ Abb. 9.1)

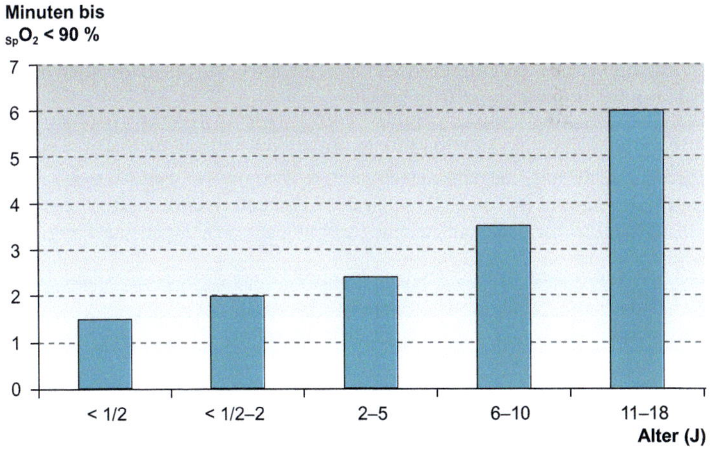

Abb. 9.1 Zeit bis zur Entsättigung < 90 % (min) gesunder Kinder nach 2 Minuten Präoxygenierung mit 100 % Sauerstoff (*modif.* n. [1]). [F1020-001, L157]

Fazit der anatomischen und physiologischen Besonderheiten: Neugeborene und Säuglinge sind für respiratorische Komplikationen prädisponiert!

9.3 Pathophysiologische Besonderheiten

- **Notfall- und Intensivmedizin:** Bei Kindern handelt es sich in der Regel nicht um einen protrahierten Krankheitsverlauf wie bei Erwachsenen (z. B. COPD, Herzinsuffizienz), sondern um ein Akutereignis (z. B. Krupp-Syndrom, Krampfanfall, Trauma) → Nicht-invasive Behandlungsstrategien (z. B. Sauerstoffgabe, Medikamentenverneblung, assistierte Beatmung) führen meist zur Stabilisierung der Situation – Narkoseeinleitung und invasive Beatmung sind dann vermeidbar.
- **Anästhesie:** Da Säuglingsnarkosen i.d.R. an spezialisierten Zentren durchgeführt werden, wird das nicht-spezialisierte Anästhesieteam v. a. bei HNO-Eingriffen mit kleineren Kindern konfrontiert → HNO-Routineeingriffe werden meist an Kindern mit rezidivierenden Atemwegsinfekten durchgeführt und bedürfen daher einer besonders sorgfältigen Planung (z. B. präoperative Salbutamolinhalation, großzügiger Einsatz der Larynxmaske, postoperative Überwachung).
- **Pädiatrische Intensivmedizin:** Hier spielen natürlich auch chronische Erkrankungen, die eine respiratorische Insuffizienz verursachen können, eine Rolle (z. B. Obstruktionen der oberen und unteren Atemwege, neurologische/neuromuskuläre Erkrankungen).
- **Neonatale Intensivmedizin:** Bei Frühgeborenen kann ein primärer Surfactantmangel zur stark verminderten Compliance führen. Zur Aufrechterhaltung der FRC (▶ 1.2.1) wird gleich nach der Geburt CPAP eingesetzt. Die Compliance kann durch die Applikation von Surfactant entscheidend verbessert werden.
- **Stridor** entsteht, wenn die Strömungsgeschwindigkeit von Luft an einer Engstelle stark ansteigt. Es handelt sich um ein **Frühsymptom der respiratorischen Insuffizienz** bei noch erhaltener Luftströmung und zu bewältigender Atemarbeit (▶ Tab. 9.1). → Nachlassender Stridor weist in der Regel auf eine bedrohliche Verschlechterung der klinischen Situation hin (zu große Atemarbeit mit Abnahme der Strömungsgeschwindigkeit).
- **Obstruktionen der Atemwege** beeinträchtigen zunächst die Atempumpe (Ventilationsstörung) und erhöhen die Atemarbeit. Tritt eine relevante Oxygenierungsstörung und damit eine sichtbare Zyanose auf, handelt es ich um ein Spätsymptom (▶ Tab. 9.1). → Für das Erkennen einer respiratorischen Insuffizienz ist die pulsoxymetrische Sättigung alleine nicht aussagefähig, da

Tab. 9.1 Früh- und Spätsymptome der respiratorischen Insuffizienz bei Kindern.

Frühsymptome	Spätsymptome
• Schwitzen • Nasenflügeln • Tachypnoe • Husten, Heiserkeit • Inspiratorischer Stridor • Inspiratorische Einziehungen • Exspiratorisches Giemen • Paradoxe Atmung / Inverse Atmung	• Zyanose • Motorische Unruhe • Bradypnoe • Lippenbissverletzungen • Bewusstseinstrübung • Geringe Thoraxexkursionen • Bradykardie • Schnappatmung

sie nur die Oxygenierung repräsentiert. Zusätzlich muss die Ventilation durch Beobachtung von Atemmechanik (Frequenz, Einziehungen) und Vigilanz sowie mittels Kapnografie beurteilt werden.
- Bei Frühgeborenen können **Anämien** zu einer erhöhten Inzidenz von Apnoen führen; die entsprechenden Hb-Grenzwerte sind aber in der Neonatologie in Diskussion.

9.4 Indikationen zur Intubation und Beatmung

In einer großen nordamerikanischen Kindernotaufnahme waren von 90.000 Patienten nur 0,16 % intubationspflichtig. Intubation und kontrollierte Beatmung von Kindern in Notfallsituationen sind also – in deutlichem Gegensatz zur Erwachsenen-Notfallmedizin – seltene Interventionen! In der gleichen Untersuchung fiel auf, dass es selbst unter den optimalen Bedingungen einer spezialisierten Notaufnahme in 30 % der Fälle zu relevanten Sättigungsabfällen und in knapp 50 % zu (später korrigierten) Tubusfehllagen kam.

> ! Die **Indikation für Intubation und invasive Beatmung** im Rahmen der notfallmedizinischen Versorgung von Kindern muss immer streng geprüft werden!

Ein allgemeingültiges Kriterium für die Indikation zur invasiven Beatmung existiert nicht – im Zweifelsfall sollte immer zunächst ein nichtinvasiver Therapieversuch unternommen werden. Bei fehlender klinischer Stabilisierung kann bei Überschreiten folgender **Orientierungswerte** eine maschinelle Beatmung in Betracht gezogen werden:
- $p_aO_2 < 65$ mmHg (8,7 kPa – entsprechend einer S_pO_2 von ca. 88 %) unter Sauerstoffzufuhr *oder*
- $p_aCO_2 > 60$ mmHg (8 kPa)

Ist dagegen eine Operation oder Intervention geplant, so gibt es zur Allgemeinanästhesie bei Kindern häufig keine Alternative. Allerdings muss dabei die Indikation zur endotrachealen Intubation stets geprüft werden – oft stellt die Larynxmaske eine nebenwirkungsärmere Alternative dar.

Indikationen zur Intubation und Beatmung:
- Allgemeinanästhesie bei laparoskopischen, thoraxchirurgischen oder großen operativen Eingriffen
- Bewusstseinstrübung GCS < 8 (unter sorgfältiger Risikoabwägung)
- Schweres Schädel-Hirn-Trauma bzw. Hirndruck anderer Ursache
- Traumata im Bereich der oberen Atemwege
- Respiratorische Erschöpfung (nach Therapieversuch)
- Anhaltend niedrige S_pO_2 (Pneumothorax ausgeschlossen)
- Hypoventilation/Hyperkapnie
- Schwere hämodynamische Instabilität
- Spezielle intensivmedizinische Indikationen (z. B. Kohlendioxidelimination, Nachlastreduktion, postoperative Nachbeatmung)

9.5 Besonderheiten der Narkoseeinleitung

Wie beim Erwachsenen gehören zu einer kontrollierten Narkoseeinleitung mindestens drei Medikamente: Hypnotikum, Analgetikum und Relaxans.

Bei Kindern sind außerdem einige wenige, aber entscheidende **Besonderheiten** zu berücksichtigen:

- Der anatomisch bedingte schwierige Atemweg ist viel seltener als beim Erwachsenen.
- Häufig dagegen ist die funktionelle Atemwegsverlegung: Laryngospasmus, Bronchospasmus, Husten, Erbrechen, Pressen.
- Jede Manipulation im Bereich der Atemwege kann bei unzureichender Bewusstseinsausschaltung (z. B. zu flache Narkose) zur funktionellen Atemwegsverlegung führen. → Eine invasive Atemwegssicherung (Tubus oder Larynxmaske) erfordert außerhalb einer Reanimationssituation immer eine Vollnarkose!
- Die Dosis der Narkosemedikamente muss vorab bestimmt (beispielsweise mittels kognitiver Dosierhilfen, z. B. pädiatrisches Notfalllineal) und dann vollständig appliziert werden. Eine Titration führt über eine zu flache Narkose zur funktionellen Atemwegsverlegung.
- Durch die geringe Apnoetoleranz (▸ 9.1) besteht die größte Gefahr durch Hypoxie und nicht durch Aspiration. → Bei Kindern erfolgt daher immer eine drucklimitierte Maskenbeatmung vom Einschlafen bis zum Eintritt der Muskelrelaxierung.

! **Merke:** „Leichte" Narkose ist gefährlich!

9.5.1 Vorbereitung der Narkoseeinleitung

- Maske auswählen (benachbarte Größen griffbereit)
- Präoxygenierung mit $F_iO_2 = 1{,}0$ und dichtsitzender Maske
- Kopflagerung in Neutralposition (Nackenrolle)
- Monitoring: S_pO_2, EKG, NIBP anschließen, Kapnografie ($etCO_2$) vorbereiten
- i. v.-/i. o.-Zugang prüfen und sichern
- Material vorbereiten:
  - Guedeltubus (Abmessung: Distanz Mundwinkel zum Kieferwinkel) plus die beiden benachbarten Größen
  - Endotrachealtubus und Zubehör (▸ 9.6) sowie Larynxmaske nach festgelegter Größe plus 2 Nachbargrößen
  - Standardzubehör: Gleitmittel, Führungsstab, Stethoskop, Cuffdruckmesser
  - Absaugpumpe mit konnektiertem großlumigen Absaugkatheter
  - Hilfsmittel zur Atemwegsfixierung
  - Beatmungsbeutel mit Manometer und PEEP-Ventil; geeignetes Beatmungsgerät mit Möglichkeit zur druckkontrollierten Beatmung
- Medikamente vorbereiten: Hypnotikum, Analgetikum, Relaxans, ggf. Notfallmedikamente (beschriftet)
- Teambriefing: Ablauf, Aufgaben und Plan B besprechen

! **Merke:** Narkoseeinleitung im Notfall immer mit Relaxans!

9.5.2 Einleitung der Narkose

- Vorbereitung prüfen; Absaugpumpe einschalten
- Hypnotikum injizieren

- Maske dicht aufsetzen, nach Sistieren der Spontanatmung gefühlvoll und drucklimitiert beatmen (Beatmungsspitzendruck < 20 mbar); Effektivität prüfen (sichtbare Thoraxexkursionen)
- Relaxans injizieren
- Analgetikum injizieren (fakultativ auch vor dem Hypnotikum; es besteht jedoch die Gefahr der Thoraxrigidität)
- Relaxans-Anschlagszeit abwarten; Intubationszeitpunkt rechtzeitig kommunizieren
- Intubation mit Tubus (Einführtiefe merken) oder Larynxmaske
- Lagekontrolle: Kapnografie, seitengleiche Thoraxexkursionen, Auskultation
- Fixierung des Atemweges (Einführtiefe dokumentieren)

! Nach Bewusstseinsverlust wird bis zum Eintritt der Relaxierung eine **druckbegrenzte Maskenbeatmung** durchgeführt. Lässt sich der vorgesehene Atemweg nicht zeitgerecht platzieren, wird diese vor einem Sättigungsabfall weitergeführt!

9.5.3 Nachbereitung

- Monitoring von Vitalparametern, Atemweg und Beatmung
- Anschluss eines geeigneten Beatmungsgeräts
- Bei Beatmungsproblemen systematisch mögliche Ursachen prüfen (DOPES-Akronym, ▶ Tab. 7.6):
  - Dislokation des Tubus (akzidentelle Extubation, einseitige Intubation)
  - Obstruktion von Tubus, Filter oder Beatmungsschläuchen
  - Pneumothorax
  - Equipmentversagen (Sauerstoffquelle, Beatmungsbeutel/-gerät)
  - Stomach = Magenüberblähung durch vorhergehende Maskenbeatmung
- Hypnotikum und Analgetikum zur Narkose-Aufrechterhaltung vorbereiten/injizieren
- F_iO_2 anpassen (Ziel: S_pO_2 94–98 %)
- Atemminutenvolumen anpassen (Ziel: $etCO_2$ 40 mmHg)

9.6 Intubation

Aufgrund der anatomischen Besonderheiten (▶ 9.1) wird die Intubation bei Säuglingen und Kleinkindern von Ungeübten oft als schwierig beschrieben. **Häufigste Fehler** sind:

- Laryngoskopgriff wird wie bei Erwachsenen distal gehalten → Einführen unter Sicht und gefühlvolles Verdrängen der (größeren) Zunge erschwert.
- Intubationsspatel wird nicht unter ständiger visueller Kontrolle und nicht streng in der Mittellinie vorgeschoben → Die (früher als beim Erwachsenen sichtbare) Epiglottis wird übersehen und der Spatel zu tief in den Ösophaguseingang eingeführt, bekannte Kehlkopfstrukturen fehlen (Grad IV nach Cormack und Lehane).
- Fehlende Kehlkopfmobilisation mit dem freien Finger oder durch eine Hilfsperson → Schlechte laryngoskopische Kehlkopfdarstellung (Grad II–III nach Cormack und Lehane).
- Teambriefing und Erarbeitung eines „Plan B" werden vergessen → Schlechte Teamarbeit und Assistenz, Stress, Zeitverzug, kritische Ereignisse.

9

- Lesebrille vergessen → Intubation misslingt, da die räumlichen Verhältnisse doch deutlich filigraner sind als beim Erwachsenen.

Bei guter Planung und Berücksichtigung der spezifischen Besonderheiten ist die Intubation meist einfacher als beim Erwachsenen, weil anatomisch fixierte Intubationsschwierigkeiten extrem selten sind.

Die Epiglottis kann im Kindesalter zur Erleichterung der Sicht aufgeladen werden, meist gelingt die Intubation aber auch ohne dieses Manöver.

!

- Die sichere Intubation von Säuglingen und Kleinkindern bedarf entsprechender Erfahrung → Ausreichendes Training ist unverzichtbar (z. B. Hospitation im Kinder-OP)!
- Bei fehlender Erfahrung gibt es immer effektive Alternativen (Masken-Beatmung, Larynxmaske, Rachentubus) → Suffiziente Oxygenierung und Ventilation lassen sich auch so erreichen!

9.6.1 Instrumentarium

Spatel

Für die Intubation von Früh- und Neugeborenen sollten gerade (Typ Foregger, Miller) und gebogene (Typ Macintosh) **Spatel** der Größen 00 und 0 vorgehalten werden, für Säuglinge und Kleinkinder braucht man die Größen 0 bis 2.

Man sollte primär den Spateltyp verwenden, den man gewohnt ist – Neonatologen und pädiatrische Intensivmediziner bevorzugen meist gerade Spatel, Anästhesisten und Notfallmediziner dagegen gebogene.

9

Tubus

- **Art:** Grundsätzlich werden gebogene Tuben (z. B. nach Magill) verwendet. Spiraltuben, vorgeformte Tuben und andere bleiben speziellen Indikationen vorbehalten. Durchsichtige, dünnwandige Tuben aus inertem Material (PVC, Silikon) sind zu bevorzugen. Eine Markierung für die Intubationstiefe (Stimmbandebene) sollte vorhanden sein. Die Längenmarkierungen müssen über die gesamte Länge des Tubus reichen.
  In der Notfallmedizin sollen **blockbare Tuben** verwendet werden. Diese sollen bestimmte **Qualitätsanforderungen** erfüllen (modifiziert nach [2]):
  - Zirkuläre, anatomisch basierte Intubationstiefenmarkierung.
  - Subglottisch cuff-freier Tubusschaft.
  - Kurzer, distal platzierter Hochvolumen-Niedrigdruck-Cuff.
  - Ultradünne, stabile Cuffmembran mit optimierten Dichtungseigenschaften.
  - Optimiertes ID/OD-Verhältnis, d. h. geringe Wandstärke des Tubusschafts.
  - Optimierte Weichheit des Tubusschafts bei minimierter Knickbarkeit.
  - Evidenzbasierte, klinisch geprüfte Tubusgrößenempfehlung durch den Hersteller.
  - Bereitstellung klinischer relevanter Informationen auf der Verpackung Aktuell entsprechen z. B. die Modelle Microcuff® (Fa. Avanos) und Shiley™ Hi-Contour® (Fa. Medtronic) weitgehend diesen Anforderungen.
- **Größe:** Die korrekte Größe (Innendurchmesser) des Endotrachealtubus kann mithilfe von kognitiven Hilfen (▶ Abb. 9.2) bestimmt werden. In der Praxis

Länge (cm)	Alter (Jahre)	Gewicht (kg)	Larynxmaske	Standard-Tubus (ST)		Microcuff®-Tubus (MT)	Tubus-Einführtiefe	
			Größe	ungecufft	gecufft[1]		oral	nasal
				ID (mm)	ID (mm)	ID (mm)	(cm)	(cm)
45	0	2	1	3			7	9
50	0	3	1	3,5			9	11
68	0,5	8	1–1,5	3,5–4,0	3,0–3,5	3,0	11	13
76	1	10	1,5	4,0	3,5	3,5	12	15
88	2	13	2	4,5	4,0	4,0	13	16
97	3	15	2	4,5–5,0	4,0–4,5	4,0	13–14	16–17
105	4	17	2	5,0	4,5	4,5	14	
112	5	19	2	5,0–5,5	4,5–5,0	4,5	14–15	
116	6	22	2,5	5,5	5,0	5,0	15	
122	7	25	2,5	5,5–6,0	5,0–5,5	5,0	15–16	
129	8	28	2,5		5,5	5,5	16	
135	9	30	2,5		5,5–6,0	5,5	17	
140	10	32	3		6,0	6,0	18	
147	11	35	3		6,0-6,5	6,0	18–19	
153	12	38	3		6,5		19	
160	13	40	3		6,5–7,0		19–20	
165	14	43	3		7,0		20	

[1] im Notfall gecuffte Tuben bevorzugen; immer Cuff-Druckmesser einsetzen (max. 20 mbar!) [L157]

Abb. 9.2 Anhaltswerte für Größen künstlicher Atemwege und Tubus-Einführtiefen in Abhängigkeit von Körperlänge, Alter und Gewicht.

haben sich auch folgende Faustregeln bewährt, sofern keine abweichende Herstellerempfehlung besteht:

- Faustformel **Innendurchmesser** [mm] = Alter/4 + 4 für Kinder > 1 Jahr
- Kleinfinger-Regel: **Außendurchmesser** des Tubus entspricht dem Durchmesser des Kleinfinger-Endglieds des Kindes
  Ein passender Tubus lässt sich leicht in die subglottische Region vorschieben und bildet erst bei Beatmungsdrücken oberhalb 20 cmH_2O ein hörbares Luftleck. Der Tubus darf keinesfalls mit Gewalt vorgeschoben werden – ggf. wird die nächstkleinere Größe gewählt! Tuben benachbarter Größen müssen bereitliegen.

- **Einführtiefe:** Der Tubus sollte so weit vorgeschoben werden, bis die Markierung (Strich bzw. Oberrand der Flächenmarkierung) in Höhe der Stimmbänder liegt. Eine ständige Inspektion **während** der Intubation verhindert ein zu tiefes Einführen – sofort nach korrekter Platzierung wird die Einführtiefe an der Längenskalierung abgelesen und dem Team kommuniziert.

Cuff oder kein Cuff?

Ein Cuff bietet – auch bei Kindern – durch eine sichere Abdichtung zwischen Trachea und Tubus eine Reihe von **Vorteilen:**

- Vermeidung von Leckagen
- Vollständiger Aspirationsschutz
- Weniger Verletzungen und Umintubationen, weil die Tubusgröße eine Nummer kleiner gewählt werden kann

Damit es nicht zu Drucknekrosen kommt, müssen spezielle hochvolumige, dünnwandige Cuffs, die bereits bei geringen Drücken faltenfrei abdichten, verwendet werden (siehe oben). Die Kontrolle des Cuffdrucks über ein Manometer ist obligat (max. 25 mbar).

Früh- und Neugeborene werden regelhaft, Säuglinge und Kleinkinder bei Langzeitbeatmung meist mit ungecufften Tuben intubiert. Die Trachea wird durch einen passend gewählten Tubus (▶ Abb. 9.2) an der physiologischen Engstelle im subglottischen Raum zuverlässig abgedichtet.

9.6.2 Nasale oder orale Intubation?

Die **orale Intubation** kann leicht und rasch durchgeführt werden. Der Tubus wird achsengerecht direkt unter Sicht in die Trachea geschoben. Die orale Intubation ist das Standardverfahren für die meisten Operationen, kurzzeitige Beatmungen und den Notfall. Die Tubusfixierung ist jedoch, insbesondere bei sehr kleinen Kindern, nicht sehr sicher (Veränderung der relativen Position durch nachgiebige Wangen, mögliches Aushebeln bei Fixierung im Mundwinkel). Wegen der Gefahr des Zubeißens ist eine tiefe Sedierung erforderlich.

Bei **nasaler Intubation** trifft der Tubus in einem größeren Winkel auf den Kehlkopf als bei oraler, daher ist für das Einsetzen häufig eine Magillzange erforderlich. Das Vorschieben sollte gefühlvoll unter Rotation mit der Hand erfolgen. Blutungen aus den Nasenmuscheln können die nasale Intubation erheblich behindern. An der Nase kann der Tubus sehr sicher fixiert werden. Weil eine Verlegung des Lumens durch Beißen ausgeschlossen ist, kann die Sedierung flacher gehalten werden. In der Hand des Geübten kann der nasale Weg auch für die primäre Intubation verwendet werden.

! Der Tubus kann durch Beugen oder Strecken des Kopfs in seiner relativen Lage um 1–3 cm verändert werden → **akzidentelle Extubation** durch Beugen des Kopfs und **einseitige Intubation** durch Überstrecken sind nicht selten!

9.6.3 Komplikationen der Intubation

- **Fehlintubation des Ösophagus:** Nur die sorgfältige Intubation unter Sicht und ein abschließender Kontrollblick auf den zwischen den Stimmbändern verschwindenden Tubus rechtfertigen die Annahme einer korrekten Tubusplatzierung, die allerdings noch verifiziert werden muss. Ist dies nicht möglich oder bestehen Zweifel, so muss dies sofort an das Team kommuniziert werden! Bereits die erste Beatmung nach Intubation muss mittels Kapnografie überwacht werden. Ein eindeutiges CO_2-Signal gilt als Beweis der trachealen Tubuslage, ergänzend ist eine beatmungssynchrone seitengleiche Thoraxexkursion sichtbar. Ist nach wenigen Beatmungshüben keine CO_2-Kurve sichtbar, so muss von einer Fehlplatzierung ausgegangen, der Tubus entfernt und umgehend über Maske beatmet werden.
  Die Auskultation ist zur Tubuslagekontrolle *sehr unsicher*, da die Fortleitung der Strömungsgeräusche bei kleinen Kindern in die Irre führen kann. Strömungsgeräusche im Ösophagus können als Beatmungsgeräusch fehlinterpretiert werden!

! Der Einsatz der **Kapnografie zur Tubuslagekontrolle** sofort nach Intubation ist obligat – alle anderen Methoden sind *unsicher*!

- **Einseitige Intubation:** Durch Vorschieben des Tubus genau bis zur Platzierung der Markierung in Höhe der Stimmbänder und durch gewissenhafte Beobachtung einer seitengleichen, beatmungssynchronen Thoraxexkursion kann eine einseitige Intubation vermieden werden. Die vergleichende Auskultation beider Seiten (u. a. obere laterale Thoraxwand zur Vermeidung der Fehlinterpretation von fortgeleiteten Atemgeräuschen) sollte ergänzend eingesetzt werden. Nach Tubusfixierung soll eine erneute Lagekontrolle erfolgen. Bei Abfall der Sauerstoffsättigung, Anstieg des Beatmungsdrucks oder einseitiger Thoraxexkursion sollte immer auch an eine einseitige Intubation gedacht werden.

! Die Trachea eines Neugeborenen ist mit 4 cm sehr kurz!

- Die Einführung eines Fremdkörpers (z. B. Tubus) kann insbesondere bei Kindern mit chronischen Atemwegsinfekten (z. B. bei HNO-Operationen) nach Extubation zu vermehrten Atemwegskomplikationen führen.
- Je kleiner der Tubus, desto größer ist die Gefahr einer **Verlegung** durch zähes Sekret oder Blut. Bei jedem akuten Beatmungsdruckanstieg muss daran gedacht werden. Führt die Absaugung nicht zum Erfolg, muss – unter kontrollierten Bedingungen – umintubiert werden! Eine suffiziente Atemgasbefeuchtung ist daher auch im Kindesalter unerlässlich (▶ 8.6).
- **Spätfolgen** zu groß gewählter Tuben können Ödeme, Granulome und Nekrosen der Stimmbänder sein; subglottische Schäden und Stenosen gehen auf zu hohe Cuffdrucke und mechanische Irritationen zurück.
  Zu starker Druck des Laryngoskops auf die Kieferbögen kann bei Neugeborenen zur *Schädigung der Zahnanlagen* führen.
- Die in den meisten Fällen mit der Intubation verbundene Einleitung einer Allgemeinanästhesie hat besonders bei Säuglingen und Kleinkindern ein erhöhtes Risiko für Sättigungsabfälle, Laryngospasmus, Bronchospasmus, Bradykardie und Hypotension.

! Die **Narkoseeinleitung ist bei Säuglingen und Kleinkindern** besonders risikoreich und muss daher im Team geübt und – einschließlich des Zwischenfallmanagements – gut geplant werden!

9.6.4 Alternativen zur Intubation

Aufgrund der zahlreichen Risiken und Nebenwirkungen sollte immer über **Alternativen zur Intubation** nachgedacht werden:

- In der *Anästhesie:* Einsatz der Larynxmaske, sofern der geplante Eingriff dies zulässt; überbrückend Rachentubus
- In der *Notfallmedizin:* Einsatz von nichtinvasiver Ventilation, kontrollierter Maskenbeatmung, Larynxmaske, Rachentubus
- In der *Intensivmedizin:* Einsatz von High-Flow (▶ 2.13), nichtinvasiver Ventilation, Rachentubus

! Ein **Rachentubus** ist ein nasal eingeführter Trachealtubus, dessen Spitze im Rachen unmittelbar oberhalb des Kehlkopfs zu liegen kommt. Die richtige Einführtiefe entspricht der Distanz Nasenspitze – Ohrläppchen. Der Rachentubus kann immer als „Plan B" eingesetzt werden. Über ihn kann assistiert (z. B CPAP) und – bei Abdichtung von Mund und anderem Nasenloch – auch kontrolliert beatmet werden.

9.7 Beatmung

Die kontrollierte **Beatmung** sollte erfolgen mit einem Tidalvolumen von 6–8 ml/kg KG und einer in etwa physiologischen Atemfrequenz: Neugeborene ca. 40 /min, einjähriges Kind ca. 30 /min und 6-ähriges Kind ca. 20 /min.

Genauere Differenzierungen zunächst nicht erforderlich, Anpassungen ergeben sich dann sekundär aus dem Patientenmonitoring und der Blutgasanalyse (▶ Tab. 9.2).

9.7.1 Beatmungsgeräte in der Pädiatrie

Besonderheiten

Säuglinge und insbesondere Frühgeborene müssen mit niedrigen Tidalvolumina und hohen Frequenzen beatmet werden. Das war technisch lange Zeit nur mit zeitgesteuerten, druckbegrenzten Konstantflow-Beatmungsgeräten (Flowkontrollierte Beatmung ▶ 2.1.3) möglich. Dabei darf nicht vergessen werden, dass diese Geräte

Tab. 9.2 Normalwerte für Compliance, Tidalvolumen und Atemfrequenz in Abhängigkeit von Alter, Körperlänge und -gewicht.

Länge (cm)	Alter (Jahre)	Gewicht (kg)	Compliance (ml / mbar)	V_t (ml)	AF / min
50	0	3	5	21	40
68	0,5	8	12	56	35
76	1	10	15	70	30
88	2	13	20	91	25
97	3	15	23	105	25
105	4	17	26	119	25
112	5	19	29	133	25
116	6	22	33	154	20
122	7	25	38	175	20
129	8	28	42	196	20
135	9	30	45	210	20
140	10	32	48	224	18
147	11	35	53	245	18
153	12	38	57	266	18
160	13	40	60	280	16
165	14	43	65	301	16

anfangs nicht über Flowsensoren verfügten und eine Volumenmessung somit nicht möglich war – die Anwender mussten sich bei der Einstellung der Beatmungsparameter auf klinische Beobachtung und Blutgase stützen. Moderne Neonatalbeatmungsgeräte verfügen zwar über eine elektronische Flowregelung und eine Flowmessung, operieren aber nach wie vor mit einem Überschussflow in allen Phasen des Atemzyklus.

Außerhalb der neonatalen Intensivmedizin sind heutzutage einige Intensiv- und Anästhesiebeatmungsgeräte in der Lage, Kinder ab 3–5 kg KG, also reife Neugeborene, zu beatmen, sofern geeignete Schlauchsysteme und totraumreduzierte Komponenten verwendet werden.

Compliance-Korrektur

- **Problematik:** Während einer Inspiration wird Gas in allen unter dem Inspirationsdruck stehenden, gasführenden Teilen vom Respirator bis zum Tubus komprimiert. Das komprimierte Volumen steht dem Patienten nicht mehr zur Verfügung. Bei großer Compliance von Schlauchsystem und Gerätekomponenten und kleinen Tidalvolumina kann das komprimierte Volumen das Tidalvolumen um ein Mehrfaches übersteigen.
- **Praxis:** Die interne Compliance verschiedener Respiratoren und Schlauchsysteme schwankt zwischen < 1 und 4,5 ml/mbar. Bei einem Beatmungsdruck von 20 mbar werden damit – unabhängig vom Tidalvolumen – bis zu 90 ml Gas komprimiert. Neuere Geräte erfassen deshalb die Systemcompliance im Rahmen des Selbsttests und korrigieren diese automatisch. Nach jedem Wechsel von Systemkomponenten (z. B. Schlauchsystem) muss daher ein erneuter Selbsttest durchgeführt werden.

9

! Beatmungsgeräte und Schlauchsysteme für Kinder sollten während der Inspiration ein **möglichst kleines kompressibles Volumen** aufweisen. Ist dieses Volumen beträchtlich größer als das Volumen der kindlichen Lunge, muss davon ausgegangen werden, dass im Respirator mehr Gas komprimiert als in die kindliche Lunge insuffliert wird.

Totraum

Bei kleinen Tidalvolumina gewinnt der **Totraum des Atemsystems** an Bedeutung! Dies sind die Teile des Schlauchsystems, in denen ein bidirektionaler Gasfluss stattfindet, also Y-Stück plus patientenseitige Anbauten (z. B. Atemsystem- oder HME-Filter).

Rechenbeispiel: Beatmung eines 1-jährigen Kindes mit ca. 10 kg Körpergewicht:

- Metabolische CO_2-Produktion: $VCO_2 = 5{,}56 \times \text{Gewicht}^{1{,}05} = 62$ ml/min (Brody-Gleichung)
- Tidalvolumen (V_T) 7 ml/kg = 70 ml, Beatmungsfrequenz (AF) 30/min
- Der physiologische Totraum beträgt 2 ml/kg KG = 20 ml, der Totraum eines Atemsystemfilters (ASF) für Erwachsene 30 ml; Gesamt-Totraum (V_D) = 50 ml
- Der resultierende arterielle CO_2-Partialdruck lässt sich nach Einsetzen von VCO_2 und Wasserdampfkorrektur wie folgt berechnen:
  $p_aCO_2 = (713 \times VCO_2)/(AF \times (V_T - V_D) = 44206/30/\text{min} \times (70 - 50\,\text{ml}) = \mathbf{74\,mmHg}$
  → Das Kind wäre also alveolär hypoventiliert (respiratorische Azidose)!
- Setzt man dagegen einen ASF mit z. B. 10 ml Totraum ein, so ergibt sich annähernd Normoventilation:
  → $p_aCO_2 = 44206/\,(30/\text{min} \times (70 - 30\text{ml}) = \mathbf{37\,mmHg}$

- Es lohnt sich also, bei der Beatmung von Säuglingen und Kleinkindern über die Totraumproblematik nachzudenken, nur geeignete Atemsystemfilter einzusetzen und auf vermeidbaren Totraum jenseits des Y-Stücks (z. B. Schlauchverlängerungen, Winkelstücke) zu verzichten.

Gerätewahl

Die Beatmung kleiner Kinder (Frühgeborene, Neugeborene, kleine Säuglinge) erfolgt am besten mit speziellen **Neonatalbeatmungsgeräten** (z. B. zeitgesteuerten, druckbegrenzten Continuous-Flow-Beatmungsgeräten), bei denen ein weitgehend fließender Übergang zwischen kontrollierter Beatmung und Spontanatmung möglich ist. Durch den Einsatz moderner Flowsensoren ist die Messung von Compliance, Resistance, zahlreicher Druck- und Volumenparameter sowie die Triggerung assistierter Beatmungshübe möglich. Allerdings gibt es bis heute keinen wissenschaftlichen Nachweis, dass Volumenmessung und Triggerung den Behandlungserfolg verbessern – deshalb sind immer auch klinische Kriterien bei der Beurteilung des Beatmungsverfahrens einzusetzen.

Der Einsatz patientennaher Flowsensoren hat bei Frühgeborenen den Nachteil der Totraumerhöhung, weshalb auch andere technische Möglichkeiten zur Detektion einer Inspiration entwickelt wurden, z. B. Drucktrigger, Messung von Thoraximpedanz/-ausdehnung, Messung einer Abdominalbewegung oder Ableitung von Zwerchfellaktionspotenzialen (NAVA). Ein eindeutiger Wirksamkeitsbeweis steht allerdings auch für diese Methoden noch aus.

Kontrollierte Beatmungsformen

- **Druckkontrollierte Beatmung** (PCV, ▶ 2.1.2): Mit den ersten Neonatalbeatmungsgeräten (zeitgesteuert, druckbegrenzt, Konstantflow) war eine Einstellung von Inspirationsdruck, PEEP und Inspirationszeit erforderlich. Die Vorgabe des Inspirationsdrucks hat also eine lange Tradition in der Kinderbeatmung. Der Druck wurde so eingestellt, da sichtbare, beatmungssynchrone Thoraxexkursionen resultierten – das „Feintuning" der Beatmungsparameter erfolgte dann je nach Vitalparametern und Blutgasen. Spezifische *Vorteile der PCV bei Kindern:*
  - Kompensation von Leckagen (z. B. bei Verwendung ungeblockter Tuben)
  - „Automatische" Anpassung des Tidalvolumens, da durch die altersabhängige Compliance (1–2 ml/kg) bei normalem Inspirationsdruck (z. B. $\Delta p \cong 10$ mbar) immer ein annähernd physiologisches Tidalvolumen resultiert
  - Einerseits gezieltes Blähen, andererseits Vermeidung von Barotrauma oder Magenüberblähung (bei Maskenbeatmung) durch exakte Druckvorgabe möglich
  - **Volumenkontrollierte Beatmung** (VCV, ▶ 2.1.1): Der Fortschritt in der Mikroelektronik machte die Applikation kleiner Tidalvolumina, eine exspiratorische Volumenmessung und damit den sicheren Einsatz der VCV bei Kindern möglich.

  Die Weiterentwicklung in Form einer *druckgesteuerten, volumengarantierten Beatmung (PRVC)* vereinigt die Vorteile beider Beatmungsformen. Der Anwender wählt ein Tidalvolumen, der inspiratorische Druck ergibt sich aus den Eigenschaften des respiratorischen Systems, übersteigt aber voreingestellte Grenzen nicht. Spezifische *Vorteile* der volumengarantierten Beatmung bei Kindern:

- Reduktion von Hypoventilation und Sättigungsabfällen durch Volumengarantie
- Schonendere Beatmung und möglicherweise frühere Entwöhnung durch automatische Applikation des geringstmöglichen Beatmungsdrucks

- **High Frequency Oszillation Ventilation** (HFOV, ▶ 2.11.3): Mit der HFOV kann bei restriktiven Lungenerkrankungen in ausgewählten Fällen mittels spezieller Beatmungsgeräte bei Versagen konventioneller Beatmungsverfahren ein adäquater Gasaustausch sichergestellt werden. Die Beatmungsfrequenz liegt üblicherweise zwischen 10 und 15 Hz (600–900/min); dabei kommt es zu geringeren Druck- und Volumenschwankungen als bei konventioneller Beatmung. Dies funktioniert allerdings nur mit geeigneten Beatmungsgeräten, die einen adäquaten hochfrequenten Gasfluss generieren.

Kombinierte und assistierte Beatmungsformen

- **Assistiert-kontrollierte (A/C-) Beatmung** (▶ 2.2): Kontrollierte Beatmung, bei der die Atemarbeit fast komplett vom Beatmungsgerät übernommen wird und zusätzlich eine Auslösung des maschinellen Hubes auch durch den Patienten erfolgen kann. Technisch sehr einfache Form der kombinierten Beatmung, bei der die Gefahr der Hyperventilation besteht, wenn der Trigger durch Artefakte zu häufig ausgelöst wird.
- **Synchronisierte intermittierende maschinelle Beatmung** (SIMV, ▶ 2.3): Kontrollierte Beatmung, bei der eine Auslösung des zusätzlichen maschinellen Hubs nur innerhalb eines Erwartungszeitfensters erfolgen kann. Die Gefahr einer Hyperventilation ist hier geringer. Diese Beatmungsform hat in der Pädiatrie eine große Tradition, da sie die Integration der Spontanatmung ermöglichte auch wenn – technisch bedingt – nicht jede Inspiration vom Gerät erkannt wurde.
- **Pressure Support Ventilation** (PSV, ▶ 2.4): Bei einfacher A/C-Beatmung und SIMV kann das Kind wohl einen voreingestellten Atemhub auslösen, seine Charakteristik aber nicht beeinflussen. Bei PSV kann das Kind das Ende der Inspiration bestimmen; die Höhe des Inspirationsdrucks bestimmt den Grad der Übernahme der Atemarbeit. PSV kann natürlich auch als nichtinvasive Ventilation angewendet werden. gewinnt auch bei Kindern immer mehr an Bedeutung.
- **Proportional assistierende Ventilation** (PAV, ▶ 2.11.5): Die flexible Regulation des Atemwegdrucks entweder proportional zum inspiratorischen Fluss, zum inspirierten Volumen oder zu beidem reduziert die Atemarbeit zur Überwindung von Compliance und Resistance erheblich. Die Gerätesensorik erkennt fortlaufend Atemwegsdrücke und Flow, sodass Größe und Dauer der Inspiration als auch der Zeitpunkt der Exspiration vom Kind selbst bestimmt werden können. Diese Beatmung imitiert das physiologische Spontanatemmuster und verstärkt die Wirkung der Atemmuskulatur.
- **CPAP** (Continuous Positive Airway Pressure, ▶ 2.6): Nicht-invasive Beatmungsverfahren gewinnen auch bei Kindern ständig an Bedeutung. Durch CPAP kann bei erhaltener Eigenatmung die Gasaustauschfläche vergrößert und die Oxygenierung verbessert werden. In der Neonatologie wird CPAP meist über nasale Doppelkanülen (Prongs), Nasenmasken oder einen Rachentubus appliziert.

9.7.2 Spezifische Komplikationen der Beatmung

- Die Gefahr **hoher Beatmungsdrücke** oder **hoher Tidalvolumina** liegt in möglichen Verletzungen des empfindlichen kindlichen Lungenparenchyms durch Überblähung (Barotrauma oder Volutrauma). Folgen können *interstitielles Emphysem*, *Pneumothorax*, *Pneumomediastinum* und/oder *Pneumoperikard* sein.

9

> **!** Insbesondere bei Säuglingen muss bei plötzlicher Verschlechterung der Beatmungsparameter immer ein **Pneumothorax** ausgeschlossen werden!

- **Atelektasenbildung** durch:
  - Anwendung hoher F_IO_2 → Resorption von Sauerstoff → Atelektasen, wenn Alveolarbezirke schlecht belüftet werden (teilweise Verlegung durch Sekret).
  - Fehlen von PEEP → Alveolarkollaps während der Exspiration.
  - Narkoseeinleitung, Relaxierung, Lagerung zur OP → intraoperative Blähmanöver zur Rekrutierung minderbelüfteter Lungenareale erforderlich.
- Eine **Hyperventilation** muss unbedingt vermieden werden, da sie bereits kurzzeitig gravierende Folgen hat:
  - Mechanischen Belastung des Lungengewebes → Entwicklung einer bronchopulmonalen Dysplasie.
  - Hypokapnie → zerebrale Vasokonstriktion → zerebrale Ischämie → infantile Zerebralparesen/Hirnblutung.
- Ebenso kann eine **Hyperoxie** negative Folgen haben:
  - Verschlechterung der Gesamtprognose (z. B. nach Reanimation) bei Patienten aller Alterklassen.
  - Frühgeborenen-Retinopathie (retrolentale Fibroplasie) durch Anwendung hoher F_IO_2 bei Früh- und Neugeborenen über einen längeren Zeitraum.

9.7.3 Überwachung

9

- **Pulsoxymetrie:**
  - Nichtinvasives Standardverfahren, mit dem Oxygenierung, Pulsfrequenz und periphere Perfusion überwacht werden können. (CAVE: Hypoxämie, nicht jedoch Hyperoxie wird angezeigt!)
  - Um eine Hyperoxie zu vermeiden sollte bei einer S_pO_2 >96–98 % die Sauerstoffzufuhr reduziert werden.
- **Kapnografie:**
  - Stellt das – neben der Intubation unter Sicht – einzig sichere Verfahren zur Tubuslagekontrolle dar.
  - Korreliert bei hohen Beatmungsfrequenzen und niedrigen Tidalvolumina nicht immer gut mit dem p_aCO_2, stellt aber in diesem Fall zumindest einen wichtigen *Verlaufsparameter* dar. Die Validität der Messung ist bei modernen Geräten auch bei Neugeborenen akzeptabel und kann durch sinnvolle Anpassung der Beatmungsparameter (Tidalvolumen im oberen Normalbereich, Beatmungsfrequenz im unteren) weiter gesteigert werden.
- **Beatmungsparameter:**
  - Beatmungssynchrone, seitengleiche Thoraxexkursionen sind – unabhängig von allen Messwerten – ein gutes Indiz dafür, dass der Beatmungshub beim Kind ankommt. Fehlen sie, darf nicht auf den ersten Alarm gewartet, sondern muss sofort mit der Problemsuche begonnen werden!
  - Zu hohe Beatmungsdrucke und Tidalvolumina müssen vermeiden werden, um zahlreiche Komplikationen (z. B. Pneumothorax) zu vermeiden.
  - Eine Verschlechterung von Compliance und/oder Resistance muss durch sinnvolle Einstellung der Alarmgrenzen erkannt werden. Je nach Beatmungsform tritt entweder zuerst ein Druckanstieg (VCV) oder ein Volumenabfall (PCV) auf. Neuere Beatmungsgeräte zeigen die aktuelle Compliance direkt

an – dies ist bei kontrollierter Beatmung und geringer Leckage ein brauchbarer Verlaufsparameter.

- **Blutgasanalyse:**
  - Arterielle Analysen sind technisch schwierig (manchmal unmöglich) und verursachen einen relativ großen Blutverlust.
  - Venöse Analysen ergeben zwar eine brauchbare Aussage, bedürfen aber eines rückläufigen venösen Zugangs, was insbesondere bei Früh- und Neugeborenen nicht trivial ist. Bei liegendem ZVK kann aus der zentralvenösen Sättigung auf die Organperfussion rückgeschlossen werden – auch hier ist auf eine blutsparende Abnahme zu achten.
  - Kapilläre Analysen sind (bei mäßig sedierten Kind) schmerzhaft, ungenau (schlechte Korrelation p_aO_2, mäßig bei p_aCO_2) und insbesondere intraoperativ oft schwierig durchführbar.
    Eine Alternative stellt das transkutane, kontinuierliche Monitoring von pO_2 und pCO_2 dar, das in der neonatologischen Intensivmedizin ein Standardverfahren ist. Die Sensoren müssen jedoch kalibriert werden und messen nicht immer stabil, die intraoperative Anwendung ist nicht immer möglich.

9.7.4 Analgosedierung

Auch Kinder müssen unter Beatmung **analgosediert** werden. Grundsätzliche Unterschiede zu Erwachsenen gibt es dabei nicht (▶ 4.2).

- Als **Opioide** haben zwar Morphin (10–50 µg/kg KG/h) und Fentanyl die längste Tradition, es können aber ebenso Sufentanil oder für Kurzzeitsedierungen Remifentanil verwendet werden. Bewährt hat sich Morphin als Infusion in einer Dosierung von 10–50 µg/kg KG / h. Alle Opioide müssen nach längerer Zufuhr ausgeschlichen werden, damit eine Entzugssymptomatik den Erfolg der Weaning-Phase nicht beeinträchtigt.
- Als **Sedativum** wird meist Midazolam eingesetzt, für prozedurale Sedierungen auch Propofol.
- Bei schwieriger Analgosedierung oder als Alternative sollte an Clonidin, Dexmedetomidin und Esketamin gedacht werden.
- Esketamin kann auch zur prozeduralen Vertiefung der Sedierung verwendet werden und verhindert z. B. bei SHT sogar Hirndruckanstiege!
- Eine Relaxierung – außer zur Narkoseeinleitung – ist nur selten erforderlich (z. B. bei Katheterwechsel, Umintubation usw.), gelegentlich aber bei schwierigen Beatmungssituationen (Pressen) unumgänglich.

> ! **Unruhe und Gegenwehr** können Ausdruck einer unzulänglichen Beatmung sein. Deshalb erst die Beatmung kontrollieren und optimieren, bevor die Sedierung vertieft wird.

9.8 Drei Missverständnisse bei der Beatmung von Kindern

1. **„Zur Beatmung muss ein Kind immer intubiert werden."**
   Nein! Die Alternativen zur Intubation (Larynxmaske, NIV) spielen eher eine größere Rolle, weil die Intubation von Säuglingen und Kleinkindern mit mehr Risiken verbunden ist. In der Notfallmedizin ist die invasive Beatmung eine

9

Rarität, weil in der Regel die medikamentösen und nichtinvasiven Strategien zur Stabilisierung führen.

2. **„Die Beatmung kleiner Kinder erfolgt besser mit der Hand – das ist viel gefühlvoller“**
   Nein! Manuelle Beatmung führt selten zur Normoventilation. Hypo- und Hyperventilation können rasch gefährlich werden. Außerdem kann es durch die unzureichende Druckkontrolle entweder zum Barotrauma (▶ 1.4.3) oder zur Magenüberblähung (Maskenbeatmung) kommen. Die Drucklimitierung eines modernen, mikroprozessorgesteuerten Beatmungsgeräts ist in jedem Fall viel exakter als die der Handbeatmung.

> **!** Wirklich „gefühlvoll“ ist die drucklimitierte Beatmung mit einem modernen Beatmungsgerät und nicht die Handbeatmung!

3. **„Kinder brauchen ein spezielles I:E-Verhältnis“**
   Nein! Scheinbar bekommen viele Anästhesisten im Rahmen ihrer Ausbildung beigebracht, dass Kinder mit einem I:E-Verhältnis von 1:1 beatmet werden sollen, dies entspricht aber nicht den physiologischen Verhältnissen. In der Neonatologie würde für ein reifes Neugeborenes etwa eine Inspirationszeit von 0,4 s (zum Vergleich: bei Erwachsenen ca. 1-2 s) eingestellt. Bei einer Beatmungsfrequenz von 40/min und einem I:E-Verhältnis von 1:2 wäre die Inspirationszeit sogar 0,5 s – also ausreichend lang für eine vollständige Inspiration!

Literatur

[1] Patel R, Lenczyk M, Hannallah S, McGill WA (1994) Age and the onset of desaturation in apnoeic children. Can J Anaesth 41:771-774]

[2] Weiss M, Gerber AC. Geblockte Tuben bei Kindern – Rationaler und sicherer Einsatz. Anästhesiol Intensivmed Notfallmed Schmerzther 2012; 47: 232–237

Register

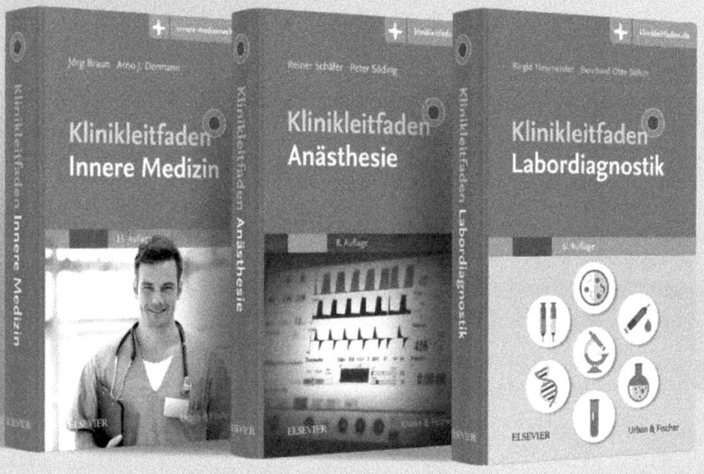
Jörg Braun Arno J. Dormann
Klinikleitfaden
Innere Medizin
Klinikleitfaden Innere Medizin
Reiner Schäfer Peter Söding
Klinikleitfaden
Anästhesie
Klinikleitfaden Anästhesie
Klinikleitfaden
Labordiagnostik
Klinikleitfaden Labordiagnostik
ELSEVIER
Urban & Fischer